全国医学类专业"十三五"规划创新教材

药理学实践教程

张　郴　蒋　琳　主编

中国出版集团公司

世界图书出版公司

广州·上海·西安·北京

图书在版编目（CIP）数据

药理学实践教程 / 张郴，蒋琳主编 . -- 广州：世
界图书出版广东有限公司，2020.8
ISBN 978-7-5192-7823-6

Ⅰ.①药… Ⅱ.①张… ②蒋… Ⅲ.①药理学—教材
Ⅳ.① R96

中国版本图书馆 CIP 数据核字（2020）第 160260 号

书　　名	药理学实践教程
	YAOLIXUE SHIJIAN JIAOCHENG
主　　编	张　郴　蒋　琳
责任编辑	曹桔方
装帧设计	张乾坤
责任技编	刘上锦
出版发行	世界图书出版广东有限公司
地　　址	广州市海珠区新港西路大江冲 25 号
邮　　编	510300
电　　话	020-84460408
网　　址	http://www.gdst.com.cn
邮　　箱	wpc_gdst@163.com
经　　销	各地新华书店
印　　刷	三河市天润建兴印务有限公司
开　　本	889 mm × 1194 mm　1/16
印　　张	17
字　　数	415 千字
版　　次	2020 年 8 月第 1 版　2022 年 11 月第 2 次印刷
国际书号	ISBN 978-7-5192-7823-6
定　　价	47.00 元

咨询、投稿：020-84460408　gdstchj@126.com

全国医学类专业"十三五"规划创新教材

《药理学实践教程》编委会

主　编　张　郴　蒋　琳

副主编　任小宇　刘　韬　阳　敬

编　委（以下排名不分先后）

孙雨诗	庄晨曦	刘　韬
张小东	张　郴	阳　敬
杨旭丽	蒋　琳	

前　言

　　《药理学实践教程》主要适合于药学、护理等医药相关专业学生在学习药理学课程中使用。药理学的学习需要理论基础、实验研究与临床应用的综合学习，本教材内容符合医、药、护理等各专业的岗位需求，不仅有助于药理学理论基础的学习，还有助于培养学生的思维能力、动手能力及严谨的工作态度。

　　本教材内容分为五部分：第一部分为药理学动物实验，第二部分为常用药物用药指导实训，第三部分为常见症状及疾病的用药指导，第四部分为临床合理用药知识，第五部分为习题。该书选择性地介绍了常用的动物实验基础知识及技术，选取临床常用药物进行用药指导实训，补充介绍临床常见疾病用药指导，汇总药理学首选药，介绍药品说明书的正确使用、特殊人群的用药指导、常用药品的正确使用方法等，并结合执业资格考试和职称考试要求编写了习题部分，内容广泛，重点突出，为学生毕业后的职业岗位需要奠定了良好的基础。

　　本教材内容丰富，理论与实践一体化，既是医药卫生类在校学生的药理学辅助教材，又可作为药理学教学的参考书。

　　本教材编写得到了红河卫生职业学院领导及行业专家的大力支持，且编写过程中参考引用了一些教材、专著、插图，在此表示衷心的感谢！由于编者水平有限，教材编写中如有不妥及错漏之处，恳请专家、老师及同学们提出宝贵意见，深表谢意！

编　者

2020年3月

目　　录

第一部分

药理学动物实验

实验课学生守则

（1）实验课前，认真预习有关内容，掌握相关的实验理论知识，明确实验目标及要求，了解基本原理、操作流程和操作方法。按要求穿戴工作服装和帽子。

（2）提前进入实验室，按时上课，不缺勤、不迟到、不早退，不带零食，服从老师指导和安排，自觉遵守实验室的规章制度，爱护公物，爱护仪器设备、实验动物及模型。

（3）以严谨的态度进行实验操作，仔细观察实验现象，准确记录实验结果，培养实事求是的科学态度，独立完成实验报告。

（4）认真观摩演示操作，规范进行实训操作练习，不怕苦、不怕累、不怕脏，做到嘴勤、脑勤、手勤、脚勤，扎扎实实地做好实验操作学习。

（5）尊重老师，团结同学，实验中充分体现人文关怀。加强职业道德教育，培养爱岗敬业、遵纪守法、诚实守信和文明礼貌的品德。

（6）注意节约实验耗材，注意节水、节电，损坏物品须向老师报告登记，必要时进行赔偿。实验完毕后，认真清点整理教学仪器设备及药品，整理复原，打扫好实验室卫生。经实验老师验收并得到允许后，方可离开实验室。

（7）有高度的安全防范意识，加强实验室的安全防护工作，严格遵守实验室安全操作规程，切实保证实验的工作安全。

实验一 常用实验动物的捉拿及给药方法

【目的】

（1）掌握实验动物的正确捉拿方法。

（2）学会实验动物的正确给药方法。

【操作方法】

1. 兔

（1）捉拿法：一只手抓住兔颈背部皮肤，将兔轻轻提起，另一只手托住臀部，使兔呈蹲坐姿势。切不可用手握持双耳提起兔子，以免损伤兔的耳缘血管。

（2）耳静脉注射法：将兔置于固定箱内，选择好耳缘静脉，用手指轻弹耳郭，或用酒精棉球涂擦皮肤，使血管扩张，注射部位从耳尖部开始。用左手拇指及环指捏住兔耳尖部，食指及中指夹住耳根，使耳郭展平，右手持注射器穿刺，成功后以拇指和环指固定针头和耳郭，然后注入药液。如推注有阻力，且局部变白，表明穿刺失败，应拔出针头，干棉球按压针眼处，向耳根部往前2 mm另行穿刺。注射容量：0.5 ~ 2 mL/kg。

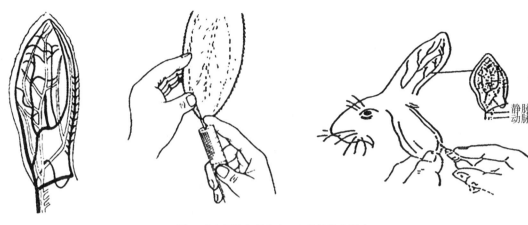

图1　家兔耳缘血管分布及耳缘静脉注射法

（3）皮下注射：通常选择颈背部皮下注射。操作者左手拇指、食指和中指提起颈背部皮肤，右手持注射器刺入皮下，松开皮肤注入药液。

（4）肌内注射：可选择臀部或上臂肌内注射，垂直进针，针尖达肌肉组织内。注射容量：0.5～2.0 mL/kg。

2. 蛙或蟾蜍

（1）捉拿法：通常用左手握持，以食指和中指夹住左前肢，大拇指压住右前肢，右手将下肢拉直并固定于无名指和小指之间。破坏大脑和脊髓时，左手拇指和中指夹持头部，食指按压嘴尖向下压头部，右手将探针经枕骨大孔向前刺入颅腔，左右摆动探针捣毁脑组织。如须破坏脊髓，破坏大脑后退回探针，刺入椎管即可。

（2）蛙淋巴囊给药法：蛙皮下有数个淋巴囊，注药后易吸收。但因其皮肤很薄，缺乏弹性，注射药液易自针眼漏出，故蛙淋巴囊注射法有一定的要求。做腹淋巴囊注射时，左手固定蛙四肢，将腹部朝上，右手持注射器，将注射器针头从蛙大腿上端刺入，经大腿肌层入腹壁肌层，然后再慢慢将针头进入腹壁皮下淋巴囊，注入药液。做胸部皮下淋巴注射时应将针头插入口腔底部，穿过下颌肌层，直达胸部皮下淋巴囊，注射容量：0.25～1.0毫升/只。

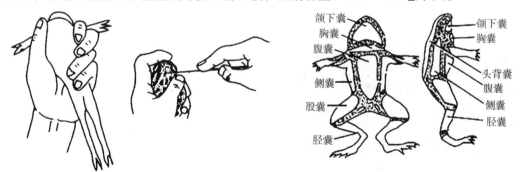

图2　蛙的捉拿及淋巴囊示意图

【附注】注射器的使用

检查注射器，拧紧针头，并使针尖斜面对着空筒的刻度。

1. 自安瓿内吸取药液

将安瓿顶端药液弹至体部；在安瓿颈部后划一锯痕（安瓿颈部有蓝色标记，则不需划痕），从划痕处折断；将注射器针头斜面向下置入液面以下，抽动活塞，吸取药液。

2.自密封瓶内吸取药液

用注射器吸入与所需药液等量的空气注入瓶内，倒转药瓶，使针尖在液面以下吸取所需药液，固定针栓，拔出针头。

3.粉剂药的吸取

用无菌生理盐水或注射用水或专用溶媒将结晶或粉剂药充分溶解后吸取。

4.排尽空气

针头垂直向上（食指固定针栓），轻拉活塞，使针头内药液流入注射器内，并使气泡聚集在乳头口，稍推活塞，驱出气体（勿浪费药液）。

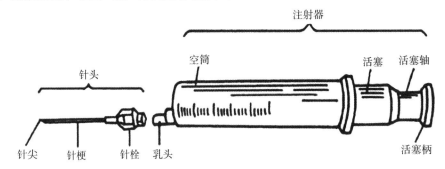

图3　注射器结构

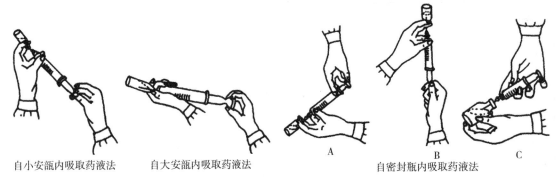

自小安瓿内吸取药液法　　　自大安瓿内吸取药液法　　　A　　　　B　　　　C
　　　　　　　　　　　　　　　　　　　　　　　　自密封瓶内吸取药液法

图4　吸药方法

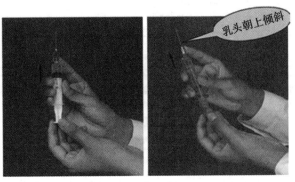

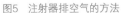

图5　注射器排空气的方法

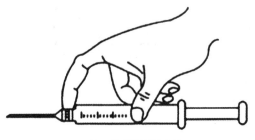

图6　注射器握持方法

实验二 给药途径对药物作用的影响（示教）

【目的】

（1）观察给药途径不同对药物作用的影响。

（2）掌握家兔的捉拿法，肌内注射和静脉注射法。

【方法】

取家兔2只，称体重后编号，观察其正常活动，呼吸情况和翻正反射，以0.5%地西泮溶液0.5 mL/kg的剂量分别给甲兔肌注、乙兔静注后，观察作用速度和强度的差异，填表中：

兔 号	体重/ kg	药物和用量	给药 剂量	给药 途径	翻正反射消 失时间	呼吸抑制程度	
						给药前 呼吸次数	给药后 呼吸次数
甲		0.5%地西泮溶 液0.5 mL/kg		肌注			
乙				静注			

【讨论题】

两兔用药后反应不同的原因是什么？临床用药时，同一药物在不同的给药途径时，为什么应用的剂量也不同？

实验三 药物的基本作用及类型

【目的】

（1）通过实验观察药物的兴奋作用与抑制作用。

（2）通过实验理解药物作用的类型。

【方法】

（1）取家兔一只，称体重_____kg。

（2）观察正常活动情况，如四肢站立、行走姿态等，并用针刺后肢，测有/无疼痛反应，结果_____反应。

（3）使兔自然俯卧，在尾部坐骨棘与股骨头间摸到一凹陷处，在一侧注入5%普鲁卡因溶液1 mL/kg，2~3 min后，观察和测试，注射药物一侧后肢_____（有/无）运动障碍，并用针刺看_____（有/无）疼痛反应。

（4）局部作用明显后，再肌注5%普鲁卡因溶液1 mL/kg，观察中毒症状可见：_____。

（5）当惊厥时，立即由耳缘静脉注射0.5%地西泮溶液0.5~1 mL/kg，至肌肉松弛为止。

【思考题】

（1）本实验中的抑制作用是由地西泮产生的 _____ 作用和由普鲁卡因产生的 _____ 作用。

（2）本实验中的选择作用表现在普鲁卡因的 _____ ，地西泮的 _____ 。

（3）你见到的普鲁卡因治疗作用是 _____ ，毒性反应是 _____ ，地西泮的治疗作用是 _____ 。

实验四　传出神经系统药物对兔瞳孔的作用

【目的】

观察拟胆碱药、抗胆碱药及拟肾上腺素药对瞳孔的作用，并分析各药的扩、缩瞳机理。

【方法】

（1）取家兔4只，测量瞳孔大小。

（2）将下眼睑拉成囊状，用手指将鼻泪管压住，分别滴入表中指定的药物2滴，使其存留约1 min后放下眼睑，任药液自行流出。

（3）经过5~10 min后，再次测量瞳孔，当瞳孔有变化后记下所测的结果：

兔　号	左眼滴入药物	左瞳孔变化			右眼滴入药物	右瞳孔变化		
		用药前	用药后	结　果		用药前	用药后	结　果
甲兔	0.1%盐酸肾上腺素溶液				0.1%水杨酸毒扁豆碱溶液			
乙兔	硫酸阿托品滴眼液				氢溴酸后马托品滴眼液			
丙兔	1%盐酸麻黄碱溶液				0.5%硝酸毛果芸香碱滴眼液			
丁兔	复方托吡卡胺滴眼液				0.01%乙酰胆碱溶液			

【讨论题】

肾上腺素的扩瞳机制：_____

毒扁豆碱的缩瞳机制：_____

阿托品的扩瞳机制：_____

后马托品的扩瞳机制：_____

麻黄碱的扩瞳机制：_____

毛果芸香碱的缩瞳机制：_____

复方托吡卡胺滴眼液扩瞳机制：_____

乙酰胆碱的缩瞳机制：_____

实验五　镁盐的急性中毒及其解救

【目的】

观察镁盐的急性中毒症状及钙盐的解救作用，并理解其临床意义。

【方法】

（1）取家兔一只，称体重，观察正常活动及肌紧张度。

（2）由耳缘静脉注射25%硫酸镁溶液1 mL/kg（如量较大，可分两侧注射），给药后记录时间，注意观察家兔情况变化。

（3）当家兔出现行动困难，肌肉松弛无力，低头，卧倒时，立即由耳缘静脉缓缓注射5%氯化钙溶液4~6 mL，直至立起为止（抢救后可能再次出现麻痹，应再次给予钙剂）。

【结果】

体重/kg	用药前		25%硫酸镁溶液/mL	用药后		5%氯化钙溶液/mL	用药后	
	活动情况	肌张力		活动情况	肌张力		活动情况	肌张力

【讨论题】

药物的拮抗作用有何临床意义?

实验六　药物的协同作用与拮抗作用

【目的】

观察药物的协同作用与拮抗作用，理解协同作用与拮抗作用的临床意义。

【方法】

取大小相近的青蛙三只，称体重，分别标号为甲、乙、丙；放在玻璃瓶内，观察三蛙的正常活动（呼吸、运动情况），然后三蛙分别于颌下淋巴囊注射10%尼可刹米溶液0.1 mL/100 g，观察5~10 min后，给甲蛙注射25%安钠咖溶液0.1 mL/100 g，乙蛙注射地西泮溶液0.1 mL/100 g，丙蛙不再用药，观察三只青蛙的反应有无不同，将结果记录于下表。

蛙　号	甲　蛙	乙　蛙	丙　蛙
体重/g			
注射尼可刹米毫升数			
注射安钠咖毫升数			
注射地西泮毫升数			
联合用药后的反应			
联合用药的结果			

【讨论题】

哪只青蛙反应的是协同作用？哪只青蛙反应是拮抗作用？

实验七　去甲肾上腺素的缩血管作用

【目的】

了解去甲肾上腺素收缩血管的特点和用途。

【方法】

（1）取大青蛙一只，破坏大脑和脊髓后将四肢固定在蛙板上，沿腹壁的一侧剪开皮肤并剖开腹腔，找出小肠肠系膜，用大头针固定在蛙板上。

（2）观察肠系膜的血管的粗细、颜色后，滴1∶1000去甲肾上腺素溶液1滴于肠系膜上，观察肠系膜血管的粗细、颜色有何变化？＿＿＿＿＿＿＿＿＿＿＿

【讨论题】

去甲肾上腺素临床采用何种给药途径？一旦发生意外应如何处理？

实验八 硫酸镁导泻机制的分析

【目的】

观察和理解硫酸镁的导泻作用及机制，从而理解其临床作用。

【方法】

（1）取蛙一只，用杀蛙针破坏大脑和脊髓。

（2）将蛙腹部向上钉在蛙板上。

（3）用剪刀沿腹侧面剪开腹壁。

（4）在少损伤肠系膜的情况下，取粗细均匀、长度在4 cm以上的小肠一段，结扎其中点处（死结，系紧）。

（5）取距离结扎中点处约1.5～2 cm处，在下面穿一条丝线，打一松结，然后用注射器注入生理盐水0.1 mL，当针头穿入肠内后先将线结逐渐收紧，注完药后收紧线结，然后待针头抽出后立即在针眼处扎紧，系结。

（6）在另一端距结扎中点处约1.5～2 cm处［长度与（5）一致］，下面穿一根丝线，打一松结，用注射器抽取20%硫酸镁0.1 mL，针头刺入肠腔，拉紧线结扎住针头，将药液注入肠腔，然后慢慢抽出针头，立即将结扎紧。

（7）将小肠放回腹腔，整理腹腔，在腹腔内滴入1～2 mL蒸馏水，关闭腹腔40 min后打开观察两段肠容积有何变化。

【结果】

肠　段	注入药液	肠容积变化
第一段		
第二段		

实验九 氯化铵的祛痰机制

【目的】

观察氯化铵的祛痰作用。

【方法】

（1）取蛙一只，破坏大脑与脊髓，将蛙仰钉在蛙板上，用大头针钉住上颌。

（2）用缝合针在下颌上穿一条丝线（连舌头一起）打一结，将丝线把下颌拉开，丝线另一端用大头针固定在后肢间的蛙板上，使口大张开。

（3）以生理盐水冲洗上颌黏膜上的黏液，以棉球轻吸去生理盐水，不能擦拭。

（4）在两眼窝后侧中间黏膜上某一点，放一块用生理盐水浸湿的小木屑，由于纤毛运动，小木屑向食道方向移动，当其快进入食道时，立即以小镊子取出，记录这一段距离移动的时间为_____s。

（5）在上颌滴入1∶3000的氯化铵溶液3滴，3 min后用棉球轻吸去氯化铵溶液。

（6）在上次放小木屑的地方，将原来的小木屑放上，立即记录时间，观察小木屑移动与（4）等距离的时间为_____s。

【讨论题】

氯化铵刺激上皮纤毛细胞活动的作用有何意义？

实验十　糖皮质激素对化学刺激性结膜炎的防治作用

【目的】

用化学刺激剂使兔产生急性结膜炎，以观察醋酸氢化泼尼松滴眼剂的抗炎作用。

【原理】

将一定量刺激剂（25%氨茶碱针剂）滴入兔两眼结膜囊致炎，通过比较用药与未用药眼结膜的炎症强度，即可判断受试药物的疗效。

【方法】

（1）检查兔双眼睑结膜和球结膜的正常情况（色泽、有无充血及水肿等），以作为给药前正常情况。

（2）在兔左眼结膜囊内滴入0.12%醋酸氢化泼尼松3滴，右结膜囊内滴生理盐水3滴，10 min后分别再滴一次（记时间）。

（3）再隔10 min，在兔的左右眼结膜囊内各滴25%氨茶碱液2滴。此后，每隔10 min，检查两眼结膜1次，比较炎症反应（流泪、结膜充血、水肿、瞳孔变化、眼睑痉挛等）出现的速度及强度。

【注意事项】

（1）滴管针端不要触到角膜。

（2）每次滴药后均停1 min后再放开下眼睑。

（3）滴药方法与扩瞳/缩瞳实验相同，滴药时要压迫鼻泪管。

【结果】

兔　眼	正常眼结膜	给　药	滴25%氨茶碱后眼结膜
左		0.12%醋酸氢化泼尼松	
右		生理盐水	

【思考题】

糖皮质激素类药物的药理作用有哪些?

实验十一　有机磷酸酯类的中毒和解救

【目的】

观察敌百虫的中毒现象和阿托品、碘解磷定的解毒作用及其特点。

【方法】

取家兔2只,称体重标记,观察两兔活动情况、瞳孔大小、呼吸情况、唾液分泌、肌紧张度、大小便次数及粪便形态等,然后分别由每兔耳缘静脉注射5%敌百虫溶液2 mL/kg,观察上述各项指标的变化情况(若在20 min后无任何中毒症状,可再注射5%敌百虫溶液0.5 mL/kg)。等中毒症状明显时(约25 min),甲兔从耳缘静脉注射0.1%硫酸阿托品溶液1 mL/kg,乙兔由耳缘静脉注射2.5%碘解磷定溶液2 mL/kg,观察并记录上述各项指标变化情况,并比较两药的作用各有何特点(给阿托品的家兔最后再注射2.5%碘解磷定溶液2 mL/kg,以防死亡)。

【结果】

兔　号	体重/kg	药物和用量	瞳　孔	呼　吸	唾液分泌	大小便	肌紧张度	活动情况
甲		用药前						
		5%敌百虫液_____ml						
		0.1%阿托品液_____ml						
乙		用药前						
		5%敌百虫液_____ml						
		2.5%碘解磷定_____ml						

【思考题】

根据实验结果,初步分析敌百虫的中毒原理和阿托品及碘解磷定的解毒作用特点。

实验十二 传出神经系统药对动物血压的影响

【目的】

观察拟肾上腺素药对实验动物血压的影响以及α受体阻断剂、β受体阻断剂对拟肾上腺素药升压作用的影响。

【材料】

器材：电脑（BL-420E生物信号处理系统），压力换能器1个，塑料三通2个，万能支架1台，双凹夹1个，输液架，家兔手术台。

手术器械：手术剪刀1把，手术刀1把，弯头止血钳2把，直尖止血钳4把，眼科小剪刀1把，眼科小镊子1把，动脉套管1个，小动脉夹2个，气管插管1个，输液管，外科缝合丝线、20 mL注射器1个，10 mL注射器1个，1 mL注射器4个，5 mL注射器2个。

药品：生理盐水，15%氨基甲酸乙酯，0.05%肝素生理盐水，0.01%盐酸肾上腺素，0.01%重酒石酸去甲肾上腺素，0.05%盐酸异丙肾上腺素，2.5%盐酸酚妥拉明，0.25%盐酸心得安。

动物：家兔。

【步骤】

（1）取家兔一只，称重，以1 g/kg的剂量静脉注射15%氨基甲酸乙酯麻醉兔，并将兔仰缚于兔手术台上。

（2）将压力换能器上连接的三通管用0.05%肝素溶液充满，并排除里面的空气，关闭三通管与压力换能器的联通。

（3）分离一侧颈总动脉，在动脉下穿两根线，远心端结扎，近心端用动脉夹夹住，用眼科剪在动脉上剪一V形口，将连有压力换能器的动脉套管插入V形口中，用线结扎。检查后，打开三通管与压力换能器的联通，以备描记血压。

（4）建立兔耳缘静脉通道，静脉滴注生理盐水，以备给药。描记一段正常血压后，开始给药。

（5）给药并观察血压变化：

1）观察拟肾上腺素药对血压的影响：0.01%肾上腺素0.1 mL/kg；0.01%去甲肾上腺素0.1 mL/kg；0.05%异丙肾上腺素0.1 mL/kg。

2）观察应用α受体阻断剂（酚妥拉明）后上述三种拟肾上腺素药对血压的影响：2.5%酚妥拉明0.2 mL/kg缓慢推入，用药2~5 min后再重复第一组3种拟肾上腺素药。

3）观察应用β受体阻断剂（心得安）后上述三种拟肾上腺素药对兔血压的影响：0.25%心得安0.1 mL/kg缓慢推入，用药5 min后再重复给第一组3种拟肾上腺素药。

【提示】

（1）分离血管及神经时动作应轻柔。

（2）每次给药时，应等待前一次药物引起的血压变化基本恢复后再给。

（3）实验结束后，动物可采用夹住气管窒息、静推空气栓塞等方法处死。及时将实验器械及套管冲洗干净以防堵塞。

【思考】

根据所学的药理学知识，思考给予不同药物后血压变化不同的原因。

【体会】

（1）了解家兔麻醉法、颈总动脉分离、插管、描记血压等方法。

（2）观察不同药物对兔血压的影响。

（3）培养团队合作精神。

【结果】

给药后血压波动取其平均值填写。

体重/kg		15%氨基甲酸乙酯用量		
用药前血压/mmHg				
给药	用药后血压/mmHg			
	拟肾上腺素给药后	2.5%酚妥拉明2~5 min后	0.25%心得安5 min后	
0.01%肾上腺素0.1 mL/kg				
0.01%去甲肾上腺素0.1 mL/kg				
0.05%异丙肾上腺素0.1 mL/kg				

【思考题】

以所学受体理论分析本实验的血压变化结果，并推理这些药物的临床应用。

实验十三　强心苷对离体蛙心的作用

【目的】

观察强心苷对离体蛙心的直接作用及其与钙离子的协同作用，联系其临床应用。

【材料】

（1）器材：蛙板、探针、蛙心套管、蛙心夹、手术器械一套、张力换能器、电脑（BL-420E生物信号处理系统）、铁支架、双凹夹、长柄木夹、小烧杯、吸管、丝线、1 mL注射器、5号针头。

（2）药品：任氏液、低钙任氏液（含钙量为10%）、1%氯化钙溶液、0.025%毒毛花苷K溶液。

（3）动物：蛙2只。

【步骤】

（1）取蛙1只，破坏大脑和脊髓，背位固定于蛙板上。剪开胸部皮肤和胸骨，充分暴露心脏。剪开心包膜，在主动脉干分支处以下穿一丝线，打一松结备结扎插管用。在主动脉左侧分支上剪一V形切口，插入盛有任氏液的蛙心套管，当套管插入主动脉球后，即转向蛙心左后方，同时用左手持镊子轻轻将主动脉球向右前方（与套管相反方向）提起，并以右手小指轻推心室，使套管顺利进入心室（套管内液面随心搏而上下移动表示已插入心室）。在主动脉处扎紧备用的松结并固定于套管小钩上。用吸管吸去套管内血液，换上新鲜任氏液。剪断结扎点上端的主动脉，提取套管及蛙心，再结扎并剪断静脉窦远心端，使蛙心游离。立即用吸管吸去套管内的血液，反复用任氏液冲洗至溶液清亮为止。插管内保留1.5 mL左右的任氏液。

（2）将蛙心套管固定在铁支架上，用系有长线的蛙心夹夹住心尖，将长线系于张力换能器上，观察心脏搏动曲线，适当调节张力。

（3）观看一段正常心脏搏动曲线后，按下列顺序向蛙心套管内加药或换液。每加一药或换液后密切观察心脏收缩幅度、心率和节律的变化。

1）换低钙任氏液1 mL（制备心功能不全模型）。

2）当心肌收缩力明显减弱时，向套管内加入0.025%毒毛花苷K溶液0.2 mL，观察其强心作用。

3）当作用明显时，再加入1%氯化钙溶液2～3滴。

4）当作用明显并稳定后，每隔30 s加入0.025%毒毛花苷K溶液0.1 mL，直至心脏停搏。

【提示】

（1）任氏液应新鲜配制。

（2）在手术及实验过程中不可损伤静脉窦，并要防止标本漏液。

（3）每次换药前后，静脉插管中液面高度应尽可能一致。

（4）加入药物时，应逐滴加，以免药量过大造成中毒。

【体会】

（1）学会离体蛙心的制备及蛙心灌注的方法。

（2）学会观察药物剂量对药物作用的影响。

（3）密切的团队合作。

【结果】

强心苷对离体蛙心的影响：

观察指标	任氏液	低钙任氏液	毒毛花苷K	氯化钙	中毒量毒毛花苷K
心搏振幅/cm					
心率/（次/分）					
心搏节律					

【思考题】

（1）根据所学的药理知识，思考强心苷的药理作用及临床用途。

（2）为什么应用强心苷时要慎用或禁用钙剂？

·第二部分·

常用药物用药指导实训

用药指导实训要求

一、基本素质

服从实训指导老师的安排，具有团队合作精神，仪容、仪表、仪态符合角色需要。

每个实训项目以2人为一小组搭档训练，时间限制在5 min以内。

二、角色分配

1.患者角色

角色扮演形象，对病态的诠释到位。

2.医护药角色

角色扮演形象、从容，语言表达清晰流畅。

三、用药指导

1.药物名称及成分介绍

药物名称介绍详细，主要成分介绍清楚。

2.药物的作用

详细介绍实训中应用到的主要治疗作用，简明扼要介绍药物的其余作用。

3.药物适应证

通过介绍药物适应证说明选用该药的理由。

4.药物的不良反应

突出常见的不良反应，特别是需要提前告知患者的不良反应。

5.药物用法、用量

介绍药物应用的具体操作方法，并确认患者能准确操作。

6.其他用药注意事项

包括用药的疗程、药物相互作用、禁忌证等。

四、健康指导

在用药治疗过程中生活作息、饮食、运动、精神情志等方面需要注意的事项，针对疾病的其他治疗及保健方法等。

项目一　总　论

实训一　药品分类管理实训

1. 场景

咨询台/工作站/药店。

2. 用药指导者

医生/护士/药师等。

3. 任务

（1）区分药品与非药品。

（2）区分处方药与非处方药。

（3）区分甲类非处方药与乙类非处方药。

4. 指导

（1）药品：药品外标签（外包装）上应当注明药品通用名称、成分、性状、适应证或者功能主治、规格、用法用量、不良反应、禁忌、注意事项、贮藏、生产日期、产品批号、有效期、批准文号、生产企业等内容。适应证或者功能主治、用法用量、不良反应、禁忌、注意事项不能全部注明的，应当标出主要内容并注明"详见说明书"字样。对贮藏有特殊要求的药品，应当在标签的醒目位置注明。

批准文号：国药准字H（或Z、S、J、B等）+8位数字，从批准文号可以看出该药品的种类，H代表化学药品，Z代表中成药，S代表生物制品，J代表进口药品国内分包装，B代表保健药品。

（2）非药品：就是药品以外的其他商品。

（3）处方药（Rx）：是指必须凭执业医师或执业助理医师处方才可调配、购买和使用的药品。

（4）非处方药（OTC）：是指不需要凭医师处方即可自行判断、购买和使用的药品。包装上印有"OTC"字样，并注明"请仔细阅读说明书并按说明使用或在药师指导下购买和使用"。

（5）甲类非处方药：只能在具有《药品经营许可证》、配备执业药师或药师以上药学技术人员的社会药店、医疗机构药房零售的非处方药，须在执业药师或药师指导下购买和使用。包装上印有"红色椭圆形底阴文，红底白字OTC"标志。

（6）乙类非处方药：除可在社会药店和医疗机构的药房出售外，还可在药监部门批准的超市、宾馆、百货商店等处销售的非处方药，其安全性更高。包装上印有"绿色椭圆形底阴文，绿底白字OTC"标志。

项目二 传出神经系统药物

实训二 扩瞳药/缩瞳药滴眼液的用药指导

1. 场景

咨询台/工作站/药店。

2. 用药指导者

医生/护士/药师等。

3. 示例

任务： 1床，张某，男，65岁，诊断为慢性闭角型青光眼，请给予患者滴眼液的用药指导。

处方：

1%硝酸毛果芸香碱滴眼液　　　　　　10 mL×1瓶

用法：每次1滴，每日4次，滴眼

用药指导模拟训练：

指导者：张大爷，您好，我是×××。

患者：×××，你好！

指导者：根据您的病情治疗需要，我给您介绍一下毛果芸香碱滴眼液的使用方法，您记好，一次滴1滴，一日滴4次。

患者：好的，谢谢。那毛果芸香碱滴眼液有什么作用？

指导者：这是治疗您的青光眼的，可以降低眼内压。

患者：好的，我一定按时滴眼。

指导者：下面我给您示范一下如何使用滴眼液：

第一步：洗手并擦干水。

第二步：坐位或仰卧位，取坐位时头往后仰，眼睛看向头顶方向。

第三步：拧开眼药水瓶，挤出1滴药液丢弃，将药瓶置于眼睛上方1~2 cm处。

第四步：用左手拇指和食指轻轻将左下眼睑拉成袋状，中指同时压住鼻泪管（眼角和鼻梁交界处），右手持眼药水，垂直滴入药液1滴，保持2~3 min，轻闭眼睛，让眼药水充分吸收，多余的则自行流出。滴右眼时交换用右手拉下眼睑，左手滴眼药水。另外，滴眼液用完需要盖紧瓶盖，放置阴凉处保存。

张大爷，您记清楚了吗？

患者：我记清楚了。

指导者：用药后可能会出现暂时性看远处东西不清晰，视力减退，眼痛、眉弓部疼痛等症状，这是药物的副作用。当然，您也不必过于担心，停药后这些副作用会自行消失的。您平时要保持心情愉快，避免情绪波动，生活要有规律，注意劳逸结合，不要在黑暗的环境久留，饮食要易消化、清淡、营养丰富，避免刺激性食物。

患者：好的，我明白了。

指导者：您在使用过程中如有任何不适，请及时咨询。

4. 实训要求

两人一组，参照以上示例，选择学习过的扩瞳药或缩瞳药，结合患者病情进行用药指导。所需药品或道具自行准备。

实训三　有机磷农药中毒解救的用药指导

1. 场景

病房/工作站。

2. 用药指导者

医生/护士/药师等。

3. 示例

任务：1床，陈某，女，59岁，诊断为急性有机磷农药敌百虫轻度中毒，请给予患者及家属用药指导。

处方：

阿托品注射剂　　　0.5 mg×20支

用法：2 mg，每30分钟一次，静注；阿托品化后1 mg，每4小时一次，静注

用药指导模拟训练：

指导者：陈某家属，您好，我是×××。

患者家属：×××，你好！

指导者：您的家属因为误服了杀虫药敌百虫于今早入院，入院时患者神志清醒、头晕、头痛、乏力、恶心、呕吐、多汗、胸闷、视物模糊、瞳孔缩小约1 mm，诊断为急性有机磷农药轻度中毒，通过洗胃、导泻等抢救，现在已经没有生命危险，但根据病情需要，还须用药治疗，我将现在用的解毒药阿托品给您介绍一下。

患者家属：好的，谢谢，她之前感觉头晕、恶心想吐、腹痛、胸闷，经过洗胃、导泻等处理和用药，已经好多了，敌百虫中毒就是用阿托品治疗吗？我听说阿托品可以用来治疗胃肠绞痛，原来还可以用来解毒啊？

指导者：是的。阿托品作用很广泛，还可以用于眼科、麻醉前给药、心律失常、抗休克呢。刚才您描述的症状就是敌百虫轻度中毒的症状，如果误服量更多的话，还会引起抽搐、心动过缓、呼吸麻痹、肺水肿、脑水肿、昏迷，甚至危及生命。达到中、重度中毒的话，我们还

要合用胆碱酯酶复活药才行。患者服用剂量小，而且来医院就诊及时，经抢救已无大碍，现在注射的阿托品是有机磷农药中毒的特效解毒药，看患者情况已经达到了阿托品化表现了。

患者家属：什么叫作阿托品化？

指导者：就是出现瞳孔扩大、颜面潮红、皮肤干燥、心率加快等一些表现，出现这些表现就说明抢救有效，患者明显出现好转了。接下来，继续使用阿托品解毒就需要减量了，不然有可能导致阿托品中毒。您要密切观察患者，如果患者出现烦躁不安、意识模糊、谵妄、皮肤干燥紫红、高热、瞳孔散大等情况马上通知我们，这些都是阿托品中毒引起的症状。

患者家属：好的，我们一定注意。

指导者：当然，您也不用太过担心，我只是把这个药物有可能引发的不良反应、中毒情况都告诉您。我们医务人员也会随时过来观察患者的反应。

患者家属：好的，这个农药真是害人啊。她年纪大，眼睛不好，没看清就乱吃，这下可受罪了。

指导者：那是，家里的农药一定要收好，千万不能和其他药品放在一起，避免误服。另外，在农作喷药时也要注意保护好自己，严格按要求穿戴整齐，不要让皮肤大面积暴露出来，不然时间一长，皮肤黏膜吸收了农药也会造成中毒的。

患者家属：你不说我们之前都没在意，今后一定规范喷药。

指导者：农药对人体的危害是不小的。这次你们送医及时，并且在现场就帮患者催吐，冲洗口腔，这些处理都恰当，患者现在情绪还不太稳定，请你们家属一定要配合治疗，并且多给予关心和体贴，多陪伴患者，最近这几天要少食多餐，多饮水，保证营养和水分的摄入。

患者家属：好的，我会注意的。

指导者：关于解毒药阿托品我已经给您介绍完了，如果还有什么问题请及时咨询，您明白了吗？

患者家属：明白了，谢谢你。

4. 实训要求

两人一组，参照以上示例，选择学习过的有机磷酸酯类药、阿托品或解磷定，结合患者病情进行用药指导。所需药品或道具自行准备。

项目三　中枢神经系统药物

实训四　镇静催眠药的用药指导

1. 场景

咨询台/工作站。

2. 用药指导者

医生/护士/药师等。

3. 示例

任务：患者高某，男，32岁，失眠1月。自述因工作升迁，唯恐不能胜任新岗位，近1月夜不能寐，白天工作强度大，身心疲惫。医生诊断为失眠，给予镇静催眠药治疗。请给予患者艾司唑仑的用药指导。

处方：

艾司唑仑片　　　　1 mg×3片

用法：每次1 mg，每日1次，睡前服

用药指导模拟训练：

指导者：高某，您好，我是×××。

患者：×××，你好！

指导者：根据您的失眠情况，现在给您用艾司唑仑治疗，艾司唑仑又叫舒乐安定，它属于第二类精神药品，精神药品是指直接作用于中枢神经系统，使之兴奋或抑制，连续使用能产生依赖性的药品。因此，艾司唑仑不能长期服用，您先用三天，每天临睡前用温水服一片，可以帮助您入睡。

患者：好的，那是不是以后我睡不着都能用艾司唑仑？

指导者：失眠的原因很多，例如疾病影响，比较常见的就是呼吸道感染、关节炎、高血压、突发性睡眠障碍等；不良生活习惯，如习惯在睡前饮酒、喝浓茶、咖啡等；精神方面，主要是白天发生太多的事，进而导致晚上反复映射在脑海中，继而出现烦躁、易怒、兴奋等；环境因素，如光线过强、室内温度较低、鼾声大振等，这些都会使人身体上产生不适感觉，也会产生情绪上的变化，进而失眠；服用药物，如服用中枢兴奋药物可导致失眠，而长期服用安眠药，一旦停药，也会出现戒断症状，即失眠。所以治疗失眠要排除病因，不能滥用镇静催眠药，特别是地西泮（安定）、艾司唑仑（舒乐安定）、氯硝西泮等这些精神药品，它们会产生依赖性，长期使用也会有耐受性。

患者：不能用安眠药，那要怎么办？我也知道我失眠的主要原因是工作压力大。

指导者：那您要学会舒缓压力，保持好心情，注意劳逸结合，每天坚持做有氧运动，听听轻音乐，傍晚不宜饮酒、喝浓茶或咖啡等有刺激性的饮料及食物。如果还不能缓解可以进行心理疏导，只有好的心情才有好的身体，工作也才能做得更好。

患者：好的，谢谢，我也知道依赖药物不好，我会自己调试身体状态的。那服用艾司唑仑有什么不良反应吗？

指导者：您平时用药有过敏现象吗？首次服用艾司唑仑可能出现过敏性休克和血管性水肿。

患者：我以前没有出现过过敏现象，其他还需要注意什么吗？

指导者：艾司唑仑还有可能引起睡眠综合征行为，包括驾车梦游、梦游做饭和吃东西等潜在危险行为。另外，会有口干、嗜睡、头昏、乏力等，大剂量可有共济失调、震颤。但这些发生率都很低，您的用药剂量很小，在使用过程中如有任何不适，请及时咨询。

患者：好的，有什么不适会及时咨询的，谢谢！

4. 实训要求

两人一组，参照以上示例，选择学习过的镇静催眠药，结合患者病情进行用药指导。所需药品或道具自行准备。

实训五　抗癫痫药的用药指导

1. 场景

咨询台/工作站。

2. 用药指导者

医生/护士/药师等。

3. 示例

任务：3床，刘某，5岁，诊断为癫痫失神性发作，请给予家属用药指导。

处方：

乙琥胺糖浆　100 mL/5 g×1瓶

用法：每次250 mg，每日1次，口服

用药指导模拟训练：

指导者：刘某家长，您好，我是×××。

患者家长：×××，你好！

指导者：您的孩子确诊为癫痫小发作。孩子之前有过药物过敏情况吗？

患者家长：没有。

指导者：癫痫的药物治疗是一个长期的过程，如果患者不能很好地配合治疗，药物治疗的效果就会大打折扣，所以请务必按医嘱用药。

患者家长：好的。

指导者：乙琥胺为治疗小发作的首选药，因患儿年龄较小，所以选用糖浆剂。开始服用时一次250 mg（即5 mL），一天1次，以后视孩子癫痫控制情况酌情加量，一般4～7 d增加

250 mg（即5 mL）。

患者家长：好的，我们会听医生安排的。

指导者：你们能配合是很好的，我们一起努力让孩子早日康复！现在是治疗早期，请您注意记录孩子每次癫痫发作的时间及发作经过，便于医生调整用药。癫痫小发作需要仔细观察，发作时间极为短暂，瞬间结束，主要表现是意识的丧失，前后只有几秒钟，往往被误以为在发呆，双眼会眨个不停，脸部扭曲显著，孩子自己对病程的经过浑然不知，因为发作时间短，难观察到，所以需要家长配合护士加以观察。

患者家长：嗯，好的，我们会仔细观察的。

指导者：另外，要注意抗癫痫药的使用必须严格遵照医嘱，长期、规律服用，掌握正确服用方法和剂量，擅自改变用药方案或突然停药，会诱发癫痫发作或使癫痫发作加重。

患者家长：好的，知道了。那乙琥胺需要吃多久呢？

指导者：在癫痫症状完全控制后还需要维持治疗1年，然后再逐渐减量。孩子用药期间可能会出现厌食、恶心、呕吐等胃肠道反应，有的孩子还可能出现头痛、头晕、困倦、嗜睡等中枢神经系统反应，严重的可能会发生血液系统的不良反应。后续出院了请记住定期到医院复查，监测药物的不良反应，方便医生调整药物。

患者家长：好的，我们会注意的。

指导者：癫痫小发作对患儿生活及健康有一定影响，应积极做好预防工作，减少发作并防止突然发作而出现意外，所以随时要注意不能把孩子一个人留在有危险因素的环境，平时要多关心呵护他，也要鼓励和带领他进行文体活动或参加简单的体力劳动，这有助于稳定他的情绪。此外，还应安排好合理的作息时间，保持充足睡眠，又不能整天躺在床上。

患者家长：知道了，平时我们会多加注意、多鼓励他的。

指导者：那我们一起努力，希望孩子早日康复！

患者家长：好的，谢谢！

4. 实训要求

两人一组，参照以上示例，选择学习过的抗癫痫药，结合患者病情进行用药指导。所需药品或道具自行准备。

实训六　解热药的用药指导

1. 场景

咨询台/工作站/药店。

2. 用药指导者

医生/护士/药师等。

3. 示例

任务：6床，李某，男，28岁，由于阑尾炎出现高热，请给予患者双氯芬酸钠栓的用药指导。

处方：

双氯芬酸钠栓　　　　50 mg×6粒

用法：每次1粒，每日2次，直肠给药

用药指导模拟训练：

指导者：李某，您好，我是×××。

患者：×××，你好！

指导者：给您用药之前再确认一下您对阿司匹林之类的药物会过敏吗？以前有没有哮喘？

患者：我对药物不会过敏的，也没有哮喘病。

指导者：好的，您现在正在发热，这是退热药双氯芬酸钠栓，用法是从肛门塞入，一次1粒，一日2次。下面我给您具体讲解下如何使用栓剂：

第一步：洗手并擦干水，戴上一次性指套，取出栓剂用温水湿润。

第二步：左侧卧位，右腿往上弯曲。

第三步：用手指推入肛门大约2 cm。

第四步：卧床休息15～20 min以消除不适感。

患者：谢谢，我知道了。但是为什么要使用栓剂？

指导者：使用栓剂有如下优点：吸收快、起效快；口服吸收的退热药大部分有胃肠刺激作用，而直肠给药不经过上消化道，避免了对胃肠的刺激；操作简单还能避免首关效应。

患者：什么叫首关效应？

指导者：药物口服后，首先须经胃肠道中消化液和酶的作用后吸收入血，然后随血流经门静脉进入肝脏，在肝药酶的作用下经过转化，最后进入全身血液循环发挥药理作用。有些药物在进入体循环前，首先在胃肠道或肝脏被各种酶灭活，使进入体循环的实际药量减少，医学称之为首关效应。在塞入肛门的时候一定要注意深度，不宜过深，最好不要超过6 cm，否则也会发生首关效应。

患者：好的，我记住了。

指导者：另外还要注意，使用退热药后会大量流汗，要多喝水，不要吹风，防止受凉再次发热，在用药过程中禁止饮用含有酒精的饮料。您在治疗过程中如有任何不适，可联系我。

患者：好的，谢谢！

4. **实训要求**

两人一组，参照以上示例，选择学习过的解热镇痛药，结合患者病情进行用药指导。所需药品或道具自行准备。

项目四　　心血管系统药物

实训七　抗高血压药的用药指导

1. 场景

咨询台/工作站。

2. 用药指导者

医生/护士/药师等。

3. 示例

任务： 5床，王某，男，68岁，诊断为高血压病伴慢性心功能不全，请给予患者依那普利的用药指导和高血压病的健康教育。

处方：

马来酸依那普利片　　10 mg×16片

用法：每次10 mg，每日1次，口服

用药指导模拟训练：

指导者：王大爷，您好，我是×××。

患者：×××，你好！

指导者：王大爷，您现在患有高血压病和慢性心功能不全，我给您介绍一下您现在需要用的药物马来酸依那普利片，这个药一次吃1片，每天1次，最好在早晨吃，一定注意不能在睡前吃。

患者：好的，为什么吃药也要分时间？

指导者：人的血压在早晨会升高，下午3～5点又会再升高，而后逐渐降低，凌晨3点达最低值。如果在睡前吃会使血压过低诱发中风。

患者：好的，我一定按你说的服药。那我什么时候能停药？

指导者：王大爷，高血压病治疗是不能停药的，因为目前高血压病不能治愈，只能用药物长期控制血压，您需要终生服药的。如果时服时停，血压一高吃几片，血压一降，马上停药，这样会使血压波动较大，损伤靶器官，造成严重并发症。

患者：都有哪些并发症啊？

指导者：高血压病被称为"生命第一杀手"，主要并发症是脑血管病，尤其是脑出血，高血压还会加重全身小动脉硬化，使心、脑、肾等重要器官发生缺血、缺氧、功能受损，出现肾萎缩、肾衰竭、心功能衰竭、冠心病、失明等严重后果。

患者：后果这么严重，我该怎样预防呢？

指导者：首先您要了解自己的血压，养成每天监测血压的习惯；其次是坚持服用降压药，不能随便停药，饮食上要注意少食多餐、少盐多钾、少荤多素；再者是坚持锻炼身体，但不能剧烈运动，可选择适当的有氧运动，如散步、打太极拳、跑步、登山等；然后是戒烟限酒，男性每日饮酒不超过30 mL（酒精），女性和低体重者不超过15 mL；最后就是要保持平和的心境，避免情绪激动及过度紧张、焦虑。

患者：好的，我明白了，我会坚持吃药的。

指导者：那您在治疗过程中如有任何不适，请及时咨询。

患者：好的，谢谢！

4. 实训要求

两人一组，参照以上示例，选择学习过的抗高血压药，结合患者病情进行用药指导。所需药品或道具自行准备。

实训八　抗心绞痛药的用药指导

1. 场景

咨询台/工作站。

2. 用药指导者

医生/护士/药师等。

3. 示例

任务： 4床，张某，男，45岁，诊断为稳定型心绞痛，请给予患者硝酸甘油舌下含服的用药指导。

处方：

硝酸甘油片　0.5 mg×3片

用法：每次1片，发作时舌下含服，必要时每5 min重复舌下含服1片

用药指导模拟训练：

指导者：张某，您好，我是×××。

患者：×××，你好！

指导者：根据您的病情治疗需要，我给您介绍一下硝酸甘油片的用法，在您出现心绞痛时舌下含服1片。

患者：是不是含在嘴里?

指导者：我给您解释一下什么叫舌下含服。舌下含服就是将药片置于舌下或嚼碎置于舌下，药物可快速崩解或溶解，通过舌下黏膜吸收，舌下黏膜的静脉丛丰富，有利于药物的迅速吸收，所以舌下含服硝酸甘油片可以在3~5 min就能缓解心绞痛。切记舌表面的舌苔和角质层很难吸收药物，不可将药物像吃水果糖一样含在嘴里。

患者：好的，我一定注意把药物含在舌头下面。

指导者：下面我给您具体讲解一下怎样含服硝酸甘油片：

第一步：含服少量白开水，湿润口腔便于药物溶解。

第二步：体位为坐位或半卧位。

第三步：取一片药片置于舌下或嚼碎置于舌下。

第四步：由于硝酸甘油有扩张血管作用会使血压下降，因此含服药物后要坐着休息半小时，防止头晕摔倒。

患者：好的，我会按照要求含服硝酸甘油的。不过我有个疑问，为什么硝酸甘油不能像其他药一样吞服呢？

指导者：这里涉及一个医学概念"首关效应"，药物口服后，首先须经胃肠道中消化液和酶的作用后吸收入血，然后随血流经门静脉进入肝脏，在肝药酶的作用下经过转化，最后进入全身血液循环发挥药理作用。有些药物在进入体循环前，首先在胃肠道或肝脏被各种酶灭活，使进入体循环的实际药量减少，医学称之为首关效应。硝酸甘油的首关效应高达92%，口服用药其生物利用度仅为8%。如果舌下给药，药物经口腔黏膜吸收入血后，直接进入体循环，就可以避免药物的首关效应。所以，舌下给药两个最大的优点就是吸收快和能避免首关效应。

患者：好的，我明白了。

指导者：您在使用过程中如有任何不适，请及时咨询。平时要劳逸结合，不要过度劳累，心情也要调适，不能激动，您好好休息。

患者：好的，谢谢！

4. 实训要求

两人一组，参照以上示例，选择学习过的抗心绞痛药，结合患者病情进行用药指导。所需药品或道具自行准备。

实训九　抗慢性充血性心力衰竭药的用药指导

1. 场景

咨询台/工作站。

2. 用药指导者

医生/护士/药师等。

3. 示例

任务：12床，王某，女，62岁，进行性劳力呼吸困难4年，伴夜间不能平卧半年入院，诊断为慢性充血性心力衰竭，请给予患者及家属用药指导。

处方：

地高辛片　　　　　　0.25 mg×7片

用法：每次0.25 mg，每日1次，口服

培哚普利片　　　　　4 mg×7片

用法：每次4 mg，每日1次，口服

螺内酯片　　　　　　12 mg×7片

用法：每次12 mg，每日1次，口服

硝酸异山梨酯片　5 mg×7片

用法：每次5 mg，每日1次，口服

用药指导模拟训练：

指导者：王阿姨，您好，我是×××。

患者：×××，你好！

指导者：您现在患有慢性充血性心力衰竭，需要综合治疗，您现在用的药物有4种，地高辛片、培哚普利片、螺内酯片、硝酸异山梨酯片，它们都是一天吃一次，一次一片。其中，地高辛片早晨服用，可长期应用，对改善心衰症状有良好效果，但地高辛能减慢心率，我们会密切观察您的心率，您自己觉得心慌不适也可以数一下心率，心率低于每分钟60次就需要停用地高辛了；培哚普利片必须饭前服用，因为食物会改变其活性；螺内酯片是利尿药，可以减少血容量，减轻心脏负担，还能消除水肿；硝酸异山梨酯片能扩张血管，减轻心脏负担而缓解心衰症状。

患者：好的，谢谢，我这次住院自己也觉得病情很严重，还需要注意些什么？

指导者：您要多休息、放松心情、配合治疗，饮食上控制钠盐摄入；用药期间要监测血压、心率及肝肾功能；药物会引起体位性或非体位性低血压，所以您改变体位时要慢，注意拉好扶好，不要摔跤了。

患者：好的，为什么要用这么多种药物治疗啊？

指导者：因为您的心脏功能衰竭，心脏收缩无力，伴有全身缺血、淤血症状，全身症状复杂，因此需要多种药物配合治疗。其中，地高辛片是增强心脏收缩力的；培哚普利片是血管紧张素转换酶抑制剂，可以保护心脏和血管；螺内酯片是抗醛固酮制剂，可以改善心脏远期预后；硝酸异山梨酯片能扩张血管，特别是扩张冠状动脉，既改善心脏供血又减轻心脏负担，减少心脏的耗氧。

患者：好的，我明白了，为什么用药还需要监测？

指导者：因为地高辛很容易中毒，当然王阿姨您不要太担心，我们会密切观察，而您在用药期间如果出现厌食、恶心、呕吐、腹泻、头痛、头晕、失眠、视觉障碍及视物模糊，要立即向管床医师或护士说明，好及时调整治疗方案。

患者：好的，知道了。

指导者：您在使用过程中有任何疑问，请及时咨询。

4. 实训要求

两人一组，参照以上示例，选择学习过的抗心衰药结合患者病情进行用药指导。所需药品或道具自行准备。

项目五　内脏系统及血液系统药物

实训十　平喘药的用药指导

1. 场景

咨询台/工作站。

2. 用药指导者

医生/护士/药师等。

3. 示例

任务： 患者刘某，男，56岁，长期慢性咳嗽、咳痰，诊断为慢性阻塞性肺病，今早起床觉得气短、呼吸不畅，医生给予沙丁胺醇气雾剂进行治疗。请给予患者沙丁胺醇气雾剂的用药指导。

处方：

沙丁胺醇气雾剂　　200揿×1瓶

用法：每次0.1 mg（只喷1下），每日4次，气雾吸入

用药指导模拟训练：

指导者：刘师傅，您好，我是×××。

患者：×××，你好！

指导者：针对您气短、呼吸不畅，医生给您开了沙丁胺醇气雾剂，它可以扩张支气管，缓解呼吸困难。您记好一天喷4次，每次只按阀门1下。每次使用至少间隔4 h。

患者：好的，谢谢，我没有用过气雾剂，要怎样使用？

指导者：那我给您示范一下气雾剂的使用，您看好了：

第一步：打开药瓶喷口的盖帽，喷口向下，食指按在储药罐上，摇匀药品。

第二步：头微微往后仰，轻轻吐气，直到不再有空气可以从肺内呼出，然后将喷口放在口内，用嘴唇含紧喷口，用口进行缓慢吸气的同时按下储药罐使药物喷出，继续进行深吸气。

第三步：屏住呼吸大约10 s，再缓慢呼气。

第四步：用纸巾擦拭喷口，将盖帽套回喷口上。

第五步：用清水漱口，去除口腔残留药物。

刘师傅，您记清楚了吗？

患者：气雾剂使用太麻烦了，为什么不用口服药？

指导者：气雾剂起效快，它可以使药物直接由肺泡吸收进入体循环，肺泡表面积大且血流非常丰富，使药物能迅速发挥作用，通常在1～2 min内就有疗效了。气雾剂药物的局部浓度高，

使用的剂量相对较小，不良反应也随之减少。

患者：原来气雾剂还有这么多好处啊。那用了这个药会有哪里不舒服吗？

指导者：使用沙丁胺醇的过程中可能会出现头痛、头晕、心悸、手指震颤等，这是药物的副作用，坚持用药一段时间就会改善。刘师傅，您在使用药物的过程中如有任何不适都可以咨询我。平时要注意劳逸结合，不要吃刺激性的食物，也要注意防寒保暖，保持心情舒畅。

患者：好的，谢谢！

4. 实训要求

两人一组，参照以上示例，选择学习过的平喘药，结合患者病情进行用药指导。所需药品或道具自行准备。

实训十一　抗消化性溃疡药的用药指导

1. 场景

咨询台/工作站。

2. 用药指导者

医生/护士/药师等。

3. 示例

任务： 10床，杨某，女，42岁，近半年来反复有腹部灼烧感，伴反酸、嗳气，进食后疼痛更甚，休息后缓解，无呕血、黑便，无恶心、呕吐。经胃镜检查示胃体小弯溃疡，胃液分析提示胃酸分泌增高，幽门螺杆菌阴性，诊断为胃溃疡。请给予患者用药指导。

处方：

奥美拉唑肠溶胶囊　　　　　20 mg×14粒

用法：每次20 mg，每日早晚各1次，口服给药

枸橼酸铋钾片　　　　　　　0.3 g×24片

用法：每次0.3 g，每日3次，口服给药

用药指导模拟训练：

指导者：杨某，您好，我是×××。

患者：你好！

指导者：您已确诊为胃溃疡，这个是奥美拉唑肠溶胶囊，一次1粒，每天2次，早晚各吃1粒，它能抑制胃酸分泌，是治疗胃溃疡的良药。这个是枸橼酸铋钾片，一次1片，一天3次，餐前半小时服用，它可以保护胃黏膜，缓解腹部灼烧感。

患者：好的，那奥美拉唑肠溶胶囊在早上、晚上具体什么时候吃？

指导者：奥美拉唑肠溶胶囊是需要空腹服用的，以便药物尽快进入肠道发挥疗效。所以早上洗漱好就可以吃，或吃早点前半小时吃，不能吃了早点再吃药；晚上睡前吃，或者晚饭后至少一小时后才能吃。还有，这个药一定不能咬碎了，要整个胶囊吞服。

患者：好的，为什么不能咬碎呢？

指导者：因为它是肠溶型胶囊，肠溶剂型不宜在胃部崩解吸收，要在肠液中崩解和吸收再起作用，如果咬碎，在胃中药物成分就会释放出来，到达肠道中的药物就会减少，疗效会降低，所以不能咬碎。

患者：好的，我记住了。那这些药会有些什么不良反应？

指导者：奥美拉唑常见的不良反应有腹泻、便秘、恶心、胃肠胀气、腹痛等，这些不良反应通常是轻微的，即使出现您也不必紧张。枸橼酸铋钾会使舌染黑，大便呈黑色，口中有氨味，这些也不要紧张，是药物的副作用，并不影响您的身体功能。

患者：好的，我需要治疗多长时间呢？

指导者：胃溃疡的治疗通常为4~8周，您必须按医嘱用药。

患者：好的，我其他还需要注意什么吗？

指导者：您平时注意生活要有规律，早睡，不要熬夜，因为熬夜胃酸又会分泌增多，不利于病情恢复。饮食上要少量多餐，选择细软易消化食物，戒除烟、酒、浓茶、咖啡，也不宜吃辛辣食品，同时避免柠檬、猕猴桃等酸性水果对胃黏膜的刺激。保持心情愉快，避免紧张，劳逸结合，当身体不适时不要滥用药物，避免药物对胃肠的刺激。祝您早日康复！

患者：好的，谢谢你！

4. 实训要求

两人一组，参照以上示例，选择学习过的抗消化性溃疡药，结合患者病情进行用药指导。所需药品或道具自行准备。

实训十二　利尿药/脱水药的用药指导

1. 场景

咨询台/工作站。

2. 用药指导者

医生/护士/药师等。

3. 示例

任务：10床，胡某，男，40岁，由于急性肾炎出现严重水肿，请给予患者利尿药的用药指导。

处方：

呋塞米片　　　　　　　20 mg×100片

用法：每次20 mg，每日2次，口服给药

用药指导模拟训练：

指导者：胡某，您好，我是×××。

患者：×××，你好！

指导者：这是呋塞米片，您患有急性肾炎引发了较严重的水肿，呋塞米是治疗水肿的药物，用法是一次吃1片，每天2次，最好在白天吃，一定注意不能在睡前吃。

患者：为什么吃药也要分时间？

指导者：呋塞米在上午10点服用利尿作用最强，并能避免夜间排尿过多，影响夜间的休息和睡眠。

患者：谢谢，我知道了。为什么一天只吃两次，不能多吃几次吗？我想马上把水肿治好。

指导者：不可以的，呋塞米属于高效能利尿药，利尿作用非常强大，如果一天多吃几次的话，可引起水和电解质的紊乱，表现为低血容量、低血钾、低血钠、低血镁、低氯性碱中毒。同时，长期大剂量使用可能会引起眩晕、耳鸣、听力减退等耳毒性症状。

患者：好的，我明天起床后就开始吃呋塞米。

指导者：最好不要在饭前服用，因为呋塞米可引起胃肠道反应，表现为恶心、呕吐、上腹部不适，宜饭后服用。

患者：好的，我记住了。

指导者：在服用呋塞米期间，要事先做好排尿准备，以免发生遗尿，同时，多食用含钾丰富的食物如香蕉、鱼、肉等。

患者：好的，谢谢！

指导者：您在使用过程中如有任何不适，请及时咨询。

4. 实训要求

两人一组，参照以上示例，选择学习过的利尿药和脱水药，结合患者病情进行用药指导。所需药品或道具自行准备。

实训十三　抗过敏药的用药指导

1. 场景

咨询台/工作站。

2. 用药指导者

医生/护士/药师等。

3. 示例

任务： 患者徐某，女，22岁，皮肤瘙痒，风团样皮疹反复成批发生，到傍晚更为严重，影响睡眠。诊断为荨麻疹。请给予患者用药指导。

处方：

氯雷他定片　　　　5 mg×6片

用法：每次5 mg，每日1次，口服给药

用药指导模拟训练：

指导者：徐某，您好，我是×××。

患者：你好！

指导者：您现在确诊为荨麻疹，主要症状就是皮肤瘙痒。氯雷他定片是抗组胺药，起效快，作用持久，作用比阿司咪唑和特非那定都强，抗过敏作用较好。用于缓解急性或慢性荨麻疹的瘙痒，并可减少荨麻疹的数量及大小，还可用于过敏性鼻炎、过敏性结膜炎、花粉症及其他过敏性皮肤病。

患者：好的，谢谢，我就是皮肤痒得难受，特别晚上越抓越痒，睡也睡不好。那这个药需要怎么吃？

指导者：氯雷他定片空腹口服吸收迅速，服后 1~3 h 起效，8~12 h 达最大效应，持续作用达 24 h 以上。食物可使药峰时间延迟，建议在晚饭前服用，这样药效持久，而且不影响工作学习，可以睡个好觉。一天只能服用一次，不可以多用。

患者：知道了。那大家都说"是药三分毒"，服用氯雷他定片会有什么毒性吗？

指导者：它最常见的不良反应是疲倦、口干、头晕、头痛、恶心等，算是一个安全的药。

患者：好的，那我可以一直吃吗？

指导者：您吃上几天皮肤不痒就不用吃了，毕竟都说"是药三分毒"，能不吃药最好不要吃药。荨麻疹的病因非常复杂，约四分之三的患者找不到原因，特别是慢性荨麻疹，建议您可以查下过敏原，以后可以尽量避免因过敏引起荨麻疹。但是，要注意在进行任何皮肤过敏性试验前 48 h，要停止使用本药品哦。

患者：好的，那我这次好了后去查一下，省得反反复复发作，折磨人啊！

指导者：您平时生活中还要注意少吃含各种食物添加剂的食物，就是我们俗称的各种"垃圾食品"，少吃辛辣刺激食物；烟酒如果有接触的要避免；注意防寒保暖，避免冷热刺激皮肤；衣物选择纯棉柔软的；外出要防晒，避免紫外线过敏；夏季注意避免蚊虫叮咬；保持乐观心情，适当锻炼身体提高免疫力；选择护肤品、化妆品、洗浴用品等最好先测试会不会过敏，不要用没用过的。

患者：好的，要注意这么多事项啊！

指导者：您的荨麻疹主要考虑是过敏引起的，能确定过敏原是最好的，不能确定的话就只能从身体接触到的各方面入手了，多注意点就不再瘙痒也好啊。

患者：好的，我以后多注意，谢谢！

指导者：那您在用药过程中如有任何不适，请及时咨询。

4. 实训要求

两人一组，参照以上示例，选择学习过的抗组胺药，结合患者病情进行用药指导。所需药品或道具自行准备。

项目六　内分泌系统药物

实训十四　糖皮质激素类药的用药指导

1. 场景

咨询台/工作站。

2. 用药指导者

医生/护士/药师等。

3. 示例

任务： 王某，女，20岁，全身瘙痒，诊断为过敏性皮炎，经氯雷他定等抗组胺药治疗无效，现用地塞米松片治疗，请给予患者糖皮质激素类药物的用药指导。

处方：

地塞米松片　　　　0.75 mg×12片

用法：每次1.5 mg，每日2次，口服

用药指导模拟训练：

指导者：王某，您好，我是×××。

患者：×××，你好！

指导者：您现在因为过敏引起皮炎，用抗组胺药无效，现给予您糖皮质激素类药物治疗，这是地塞米松片，每次吃2片，每天2次，吃三天。

患者：好的，地塞米松是激素吗？听说激素不良反应很多的，我要注意什么吗？

指导者：地塞米松是糖皮质激素类药物，长期大剂量应用是有很多不良反应的，您现在的用量很小，而且就用三天，不会出现严重不良反应的。之前您说过您没有药物过敏史，是吗？

患者：是的，以前用药没有出现过敏的。

指导者：那您也没有高血压病、糖尿病、血栓病、胃和十二指肠溃疡、精神病、电解质代谢异常、心肌梗死、青光眼等疾病吗？

患者：没有，以往身体很健康的，只是这两天不知道怎么就皮肤过敏了。

指导者：地塞米松在动物试验有致畸作用，会经乳汁排泄，造成婴儿生长抑制、肾上腺皮质功能抑制等不良反应，看您还年轻，还在读书吧？如果是孕妇和哺乳期就要禁用的。

患者：好的，知道了，我还是学生呢。

指导者：您这次过敏不知道是什么引起的，先用三天药物观察效果，同时饮食宜清淡，忌食辛辣刺激性食物，贴身衣物要穿棉质吸汗的，沐浴露及护肤品用以往使用过不会过敏的，近期最好不用香水及化妆品等，居住环境也要保持清洁、多通风，不要到花团锦簇的地方，以防花粉过敏。

患者：好的，我会注意的。

指导者：那您在治疗中如有任何不适，请及时咨询。

患者：好的，谢谢！

4. 实训要求

两人一组，参照以上示例，选择学习过的糖皮质激素类药，结合患者病情进行用药指导。所需药品或道具自行准备。

实训十五　降血糖药的用药指导

1. 场景

咨询台/工作站。

2. 用药指导者

医生/护士/药师等。

3. 示例

任务：1床，王某，女，48岁，经饮食控制和口服降血糖药治疗未能控制的2型糖尿病患者，未出现任何的并发症，请给予患者胰岛素的用药指导。

处方：

低精蛋白锌胰岛素　　　　400 U×1支

用法：每次8 U，每日1次，早餐前半小时皮下注射

用药指导模拟训练：

指导者：王某，您好，我是×××。

患者：×××，你好！

指导者：您现在的血糖水平，经过饮食控制和口服降血糖药治疗都不能达到治疗目标，需要用胰岛素治疗了，这是中效胰岛素制剂低精蛋白锌胰岛素，在早餐前半小时皮下注射8 U，每天1次。

患者：好的，胰岛素制剂不能口服吗？

指导者：不可以，胰岛素制剂口服容易被消化酶破坏失去药效，必须注射给药。

患者：好的，那用胰岛素就叫胰岛素嘛，这个药怎么叫低精蛋白锌胰岛素呢？有区别吗？

指导者：胰岛素制剂是有分类的，超短效胰岛素，就是门冬胰岛素；短效胰岛素有正规胰岛素、中性胰岛素；中效胰岛素有低精蛋白锌胰岛素；长效胰岛素有精蛋白锌胰岛素等。

患者：那在使用过程中会出现哪些不良反应？

指导者：胰岛素过量时可出现低血糖症，表现为饥饿、出汗、心跳加快、焦虑、震颤等，严重者可引起重度昏迷、惊厥及休克，甚至脑损伤及死亡；皮下注射局部可出现红肿、硬结和

皮下脂肪萎缩。此外，可能出现过敏反应和胰岛素抵抗。

患者：这么多不良反应，使用过程中我应该注意什么？

指导者：首先，按医嘱用药，保证生活中饮食及运动的规律，若感觉怕冷、出汗、心跳加快等轻微的低血糖症状，要及时喝糖水或进食，否则拖严重了会危及生命，那时靠进食已不能缓解低血糖，须立即静脉注射50%葡萄糖；其次，为避免局部脂肪萎缩和产生硬结，注射胰岛素应有计划，合理选择不同注射部位，交替在腹部、手臂外侧及大腿外侧注射，同一部位注射最好间隔一个月以上，在运动前，不要注射大腿和手臂这样血液循环快的部位，否则在运动时容易发生低血糖。

患者：没用完的药需要放进冰箱冷藏吗？

指导者：通常开封使用的胰岛素不必放入冰箱冷藏，在室温（最高25℃）下可保存6个星期；未开封使用的胰岛素应盒装储存于2~4℃的冰箱内冷藏，不可以冷冻。胰岛素也不应受热或阳光照射；乘飞机旅行时，胰岛素应随身携带，不可托运。

患者：好的，谢谢！生活中我还需要注意什么？

指导者：记得要定期检测血糖，如果自己买血糖仪测量，采血时宜采用自然流出法进行指端采血，若过分进行按摩和用力挤血，均可使血糖值出现假性偏低。生活中要规划好饮食结构，控制热量摄入，具体可咨询营养专家，其中要强调的是甜食不能吃，含糖高的水果少吃，主食要限量、宜粗不宜细、少吃多餐、远荤近素，戒烟忌咸，放松心情，保证睡眠。还需要坚持体育锻炼，控制体重，注意个人卫生，保持皮肤清洁，保护好双足，预防糖尿病足的发生。

患者：好的，我会注意的。

指导者：那您在治疗中如有任何不适，请及时咨询。

患者：好的，谢谢！

4. 实训要求

两人一组，参照以上示例，选择学习过的降糖药，结合患者病情进行用药指导。所需药品或道具自行准备。

项目七　　化疗药物

实训十六　抗生素的用药指导

1. 场景

咨询台/工作站。

2. 用药指导者

医生/护士/药师等。

3. 示例

任务： 10床，张某，男，67岁，诊断为支原体肺炎，请给予患者阿奇霉素分散片的用药指导。

处方：

阿奇霉素分散片　　0.25 g×15片

用法：第一天首次0.5 g顿服，第二天开始每次0.25 g，一天1次，口服

用药指导模拟训练：

指导者：张大爷，您好，我是×××。

患者：×××，你好！

指导者：您以前用过红霉素一类的药物吗？有发生过过敏吗？

患者：我记不得以前用过什么药，但是我以前没有发生过过敏现象。

指导者：按照您的病情治疗需要，我先给您介绍下阿奇霉素分散片的用法，这个药口服，可以将药片投入100 mL水中振摇分散后服用或直接整片吞服，因为食物会影响阿奇霉素的吸收，所以在饭前1 h或饭后2 h服用。用法用量：一天1次，第一次用0.5 g，顿服，也就是第一次用药要一次服用2片药，第二天开始就每次0.25 g，也就是第二次用药开始每天吃1片药就可以了。

患者：为什么第一次要吃2片呢？

指导者：我们把首次加倍的剂量叫作负荷剂量，就是第一次用两倍的量可以在第一个半衰期，相当于一个给药间隔的时间就能使药物的疗效稳定，治疗效果比较好。阿奇霉素是一个安全的药物，用双倍的剂量也不会有明显不良反应，而这种给药方法可以尽快控制您的病情，不过要记住只是第一次用2片，后续是每天1次，每次1片，不能吃多了。

患者：原来用药还有这种第一次加倍的方法啊。那什么是分散片呢？

指导者：分散片是指在水中能迅速崩解并均匀分散的片剂，相对于普通片剂、胶囊剂等制

剂，分散片具有服用方便、崩解迅速、吸收快和生物利用度高等特点。

患者：我记住了，这个药是阿奇霉素分散片。

指导者：您的咳嗽经实验室检查确诊为支原体肺炎，目前治疗效果最好的是大环内酯类抗生素，现在给您用的阿奇霉素就是大环内酯类抗生素，是治疗支原体肺炎的首选药，需要连用药物两周，您不要自行停药。

患者：好的，以后能不能继续吃这个药，我经常咳嗽，用久一点能根治吗？

指导者：您这次是因为支原体感染引起肺炎而咳嗽的，治疗疗程要长一些，一般抗生素使用只能是3～5 d。抗生素时间用久了容易引起耐药性及二重感染，二重感染是指长期使用广谱抗生素，可使敏感菌群受到抑制或杀灭，而一些不敏感菌（如真菌等）趁机生长繁殖，产生新的感染的现象。支原体肺炎治疗疗程长，在两周后您还需要拍胸片和抽血进行实验室检查，了解感染的控制情况以及肺部恢复情况，再决定下一步治疗方案，尽可能达到治愈，治疗需要您的配合，不可自己滥用抗生素。

患者：好的，我会按你交代的方法坚持服药。

指导者：使用阿奇霉素期间会有消化道的不良反应，主要症状包括腹泻，上腹部不适，有上腹部的疼痛或痉挛，恶心、呕吐，偶尔有腹胀，一般比较轻，您有什么不适都可以及时跟我说。

患者：好的，我平时还有什么需要注意的吗？

指导者：您在日常生活中要注意劳逸结合，但不宜过度劳累，选择适合自己的体育项目，坚持锻炼，增强身体免疫力；多吃水果蔬菜，忌食辛辣刺激性食物；多饮水，进食容易消化食物，注意大便情况；积极治疗其他全身性疾病，若有糖尿病要控制好血糖；用药期间禁止饮酒。

患者：好的，谢谢！我会注意的。

指导者：那您在使用过程中如有任何不适，请及时咨询我。

4. 实训要求

两人一组，参照以上示例，选择学习过的抗生素，结合患者病情进行用药指导。所需药品或道具自行准备。

实训十七　抗结核药的用药指导

1. 场景

咨询台/工作站。

2. 用药指导者

医生/护士/药师等。

3. 示例

任务：7床，刘某，女，42岁，自觉乏力、失眠，咳嗽咳痰两月余，胸闷和胸痛一周，入院诊断为肺结核，请给予患者抗结核药的用药指导。

处方：

利福平片　　　　　　0.15 g×100片

用法：每次3片，每日1次，口服

异烟肼片　　　　　　0.1 g×100片

用法：每次3片，每日1次，口服

乙胺丁醇片　　　　　0.25 g×100片

用法：每次3片，每日1次，口服

吡嗪酰胺片　　　　　0.25 g×100片

用法：每次3片，每日1次，口服

用药指导模拟训练：

指导者：刘某，您好，我是×××。

患者：×××，你好！

指导者：这是利福平片、异烟肼片、乙胺丁醇片和吡嗪酰胺片，您患有肺结核，这4种药都是治疗肺结核的药物，4种药用法都是一次吃3片，每天1次顿服。

患者：既然这4种药都是治疗肺结核的，为什么都要吃？

指导者：肺结核在临床上治疗失败往往是单一用药造成的，肺结核的治疗必须联合两种以上的药物，既要有细胞内杀菌药，又有细胞外杀菌药，这不仅使化疗方案取得最佳疗效，还可缩短疗程，减少不必要的经济浪费，避免或延缓耐药性的产生。

患者：谢谢，我知道了。但是我听说过一句话"是药三分毒"，我一次性吃这么多药会不会中毒啊？

指导者：虽然药物有不良反应，但只要按照处方的剂量用药是不会中毒的，您放心用药就可以了。

患者：好的，我一定会按时按量用药的，还有没有什么用药的注意事项？

指导者：您问得很好，肺结核的治疗要遵从"早期、联合、适量、规律、全程"的原则，您今天开始服药就是"早期"，4种药物同时服用就是"联合"，按照处方用药就是"适量"，不随意更换药物就是"规律"，在治疗期间（疗程一般是6～12个月）由我们医务人员指导规范治疗就是"全程"。对了，还有一点，利福平在使用后可将尿液、唾液、痰液、泪液和汗液等分泌物及排泄物染成橘红色，出现以上情况属于正常现象，不要惊慌。开始服药半月需要查肝功和眼睛，如果没有异常可1～2个月常规检查一次，以防肝损害及球后视神经炎。

患者：好的，我记住了，谢谢你！

指导者：您在使用过程中如有任何不适，请及时咨询。

4. 实训要求

两人一组，参照以上示例，选择学习过的抗结核药，结合患者病情进行用药指导。所需药品或道具自行准备。

用药指导实训评分表

班级：_____ 姓名：_____ 学号：_____ 评分：_____

考核内容		要　点	分　值	得　分
角色扮演	患者	扮演生动，病态诠释形象，病情描述清晰	5分	
	用药指导者	扮演形象，举止从容，能关怀患者	5分	
药物知识及用药指导要点		1. 用药依据（病史描述清楚，根据病情列举选择该药的原因、或说明药物的机制）	10分	
		2. 所用药物（成分）的药理作用	15分	
		3. 所用药物的用法用量、疗程	15分	
		4. 用药注意事项（包括过敏史、不良反应、禁忌证、联合用药及药物相互作用等）	15分	
健康教育		生活作息、饮食、运动等方面的注意事项，其他治疗、保健方法等	10分	
综合素质		1. 服从实训指导老师的安排，具有合作精神，实训准备充分，模拟熟练、流畅	10分	
		2. 仪容仪表端庄大方，精神饱满，注重文明礼貌	5分	
		3. 仪态自然大方，肢体语言恰当，医（护/药）患双方互动自然	5分	
		4. 普通话标准，语言准确、精炼，表达准确，逻辑性强	5分	
总评			100分	

•第三部分•

常见症状及疾病的用药指导

项目一　呼吸系统症状及疾病

一、感冒

（一）基本知识

急性上呼吸道感染（感冒）是鼻、鼻咽和咽喉部急性炎症的总称。感染源：主要是病毒，少数由细菌感染引发。根据感染病毒种类不同分为普通感冒（俗称伤风）和流行性感冒。

（二）临床表现

1.普通感冒

普通感冒俗称"伤风"，又称急性鼻炎或上呼吸道感染，多由鼻病毒引起，其次为冠状病毒、副流感病毒、呼吸道合胞病毒、埃可病毒、柯萨奇病毒等引起。起病较急，初期有咽干、咽痒或烧灼感，发病同时或数小时后，可有喷嚏、鼻塞、流清水样鼻涕，2～3 d后变稠。可伴咽痛，有时由于耳咽管炎使听力减退，也可出现流泪、味觉迟钝、呼吸不畅、声嘶、少量咳嗽等。一般无发热及全身症状，或仅有低热、不适、轻度畏寒和头痛。检查可见鼻腔黏膜充血、水肿、有分泌物，咽部轻度充血。如无并发症，一般经5～7 d痊愈。

2.流行性感冒

流行性感冒是由流感病毒引起的，单纯型流感是最为常见的一种，常突然起病，畏寒高热，体温可达39～40℃，多伴头痛、全身肌肉关节酸痛、极度乏力、食欲减退等全身症状，常有咽喉痛、干咳，可有鼻塞、流涕、胸骨后不适等。颜面潮红，眼结膜外眦轻度充血。如无并发症，呈自限性过程，多于发病3～4 d后体温逐渐消退，全身症状好转，但咳嗽、体力恢复常需1～2周。轻症流感与普通感冒相似，症状轻，2～3 d可恢复。

（三）治疗

1.对症治疗

（1）休息：病情较重或年老体弱者应卧床休息，忌烟、多饮水，室内保持空气流通。

（2）解热镇痛：如有发热、头痛、肌肉酸痛等症状者，可选用解热镇痛药，如复方阿司匹林、对乙酰氨基酚、吲哚美辛（消炎痛）、去痛片、布洛芬等。咽痛可用各种喉片如溶菌酶片、健民咽喉片，或中药六神丸等口服。

（3）鼻黏膜血管收缩药：鼻塞、鼻黏膜充血水肿时，可使用盐酸伪麻黄碱，也可用1%麻黄碱滴鼻。

（4）抗组胺药：感冒时常有鼻黏膜敏感性增高，频繁打喷嚏、流鼻涕，可选用马来酸氯苯那敏或苯海拉明等抗组胺药。

（5）镇咳剂：对于咳嗽症状较明显者，可给予右美沙芬、喷托维林等镇咳药。

2.病因治疗

（1）抗菌药物治疗：单纯病毒感染无须使用抗菌药物，有白细胞计数升高、咽部脓苔、咳黄痰等细菌感染证据时，可酌情使用青霉素、第一代头孢菌素、大环内酯类或喹诺酮类。

（2）抗病毒药物治疗：目前尚无特效抗病毒药物，而且滥用抗病毒药物可造成流感病毒耐药现象。因此如无发热，免疫功能正常，发病超过2 d的患者一般无须应用。免疫缺陷患者可早期常规使用。广谱抗病毒药物利巴韦林和奥司他韦对流感病毒、副流感病毒和呼吸道合胞病毒等有较强的抑制作用，可缩短病程。

3.中医中药治疗

具有清热解毒和抗病毒作用的中药亦可选用，有助于改善症状，缩短病程。小柴胡冲剂、板蓝根冲剂应用较为广泛。

（四）用药指导

（1）弄清感冒与抗菌药的关系。抗生素对各类病毒感染均无效，并发细菌感染，表现高热不退、咽痛、咳嗽、咳痰等症状，往往才服用抗生素。

（2）鉴于感冒药成分复杂，要注意感冒药中各成分的不良反应及禁忌人群。

（3）注意感冒发热时用退热药的时机。温度高于38.5℃，才使用退热药，低于38.5℃，让患者好好休息，多喝开水，补充维生素C。

（4）把握就医的时机，感冒药连续服用不得超过7 d，服用一周后症状未缓解，或者体温超过38.5℃持续3 d或39.4℃以上的高热，痰带绿色或含血丝，吞咽极度困难等情况应去医院就医。

（5）大多数感冒药成分相仿，不宜多种感冒药合用，避免因重复用药导致过量而加大不良反应。

（五）生活指导

感冒期间注意休息，多饮白开水、橙汁水或热姜糖水，并避免过度疲劳和受凉。平时应多到室外活动，增强身体的御寒能力，依据气候变化增减衣服，常开窗户，注意室内通风和清洁，勤晒被褥。流感流行期间，室内可用文火慢熬食醋，熏蒸2 h，隔日1次，进行空气消毒。常做深呼吸换气。为有效预防感冒应经常洗手，特别在寒冷的冬季更要如此，并避免与患感冒的人接触。

二、发热

（一）基本知识

1.体温的概念

体温是指机体深部的平均温度。在理论上可以由深部的血液温度代表。正常的体温是维持机体生命活动正常进行的必要条件。体内的各种理化过程，特别是酶参与的各种反应，都必须在一定的体温范围内才能顺利进行，体温过高或过低都会影响酶的活性，从而导致新陈代谢和生理功能的障碍，严重时可造成死亡。

体温升高超过正常范围，称为发热（发烧），将引起一系列变化和症状，高热达42℃就会危及生命。若体温降低，将使人体酶的活性降低，体温下降到30℃以下就可出现脑功能障碍而致意识丧失，降到27℃以下就有生命危险。

2.发热概念及发热程度分类

由多种原因引起人体体温高于37.3℃或一日内体温波动超出1℃时，或体温正常而患者自觉有发热感，均可称之为发热。临床上根据体温升高的程度将发热分为：低热（37.3～38℃）、中等热（38.1～39℃）、高热（39.1～41℃）、超高热（41℃以上）。

（二）临床表现

在临床上，发热的过程大致可分为3期，各期的临床症状有所差异。

1.体温上升期

此期主要表现为皮肤苍白、干燥，畏寒或寒战，口唇发绀，自觉外界非常寒冷。

2.高温持续期

这是体温达高峰并保持于一定水平的时期。临床上主要表现为皮肤潮红而灼热，呼吸加速加强，头痛、烦躁和口渴等，此时可有小量出汗。

3.体温下降期

由于机体的自愈作用，致热原已被清除，或因患者接受了解热药物治疗，体温调节中枢会使机体产热减少、散热增多，从而导致体温逐渐下降，达到正常水平，此期多有大量汗出。

（三）治疗

1.病因处理

针对发热的病因进行积极的处理是解决发热的根本办法。例如：感染性发热，根据感染源不同选择有效药物进行治疗；脱水的患者积极进行补液；发生药物反应时立即停用药物并进行抗过敏治疗等。

2.降温处理（成人）

对于感染性发热而言，发热本身是机体免疫系统清除感染源的表现之一，除非高热以及患者严重不适、强烈要求外，通常可不急于使用解热药等药物，但一定要告知患者，取得患者的理解。而对于高热患者必须进行降温处理。

（1）物理降温：①使用冰袋，将冰袋置于头部、腋窝及腹股沟部，冰袋要用干毛巾包裹后使用。②酒精擦浴，用35%～50%乙醇溶液擦浴，患者取仰卧位，从颈部向下沿臂外侧直至手背，再换一小毛巾，从腋下沿臂内侧直至手心，用同样方法擦拭对侧；然后，从腹股沟部经腿擦拭至足部。再让患者取侧卧位，从后颈部开始，自上而下擦拭整个背部。需要注意的是，擦拭的同时，须给患者以轻柔的按摩，当擦至大血管附近（如腋下、肘部、腹股沟区、窝等部位）时，应稍做停留，以提高疗效。擦拭过程中，如有寒战，面色苍白或脉搏、呼吸不正常，应立即停止操作。

（2）药物降温高热患者可以使用的药物有：阿司匹林，0.3～0.6 g，口服，必要时每4 h一次；安痛定注射液2 mL，肌内注射；柴胡注射液2 mL，肌内注射；还可选用安乃近滴鼻液滴鼻，高热不退的，还可考虑使用糖皮质激素如地塞米松等。

3.休息

患者须卧床休息，多饮水，给予清淡、易消化饮食。

（四）发热的常用药物

常见的退热药物包括对乙酰氨基酚、布洛芬、阿司匹林。这3个药物均为解热镇痛抗炎药，不但能够退热，同时能够治疗感冒或流感引起的头痛，也可用于缓解中度疼痛如关节痛、神经痛、偏头痛、牙痛。

（1）对乙酰氨基酚即扑热息痛，是一种比较安全的退热药，退热速度快（30 min），无胃肠道刺激或出血，其退热效果与剂量成正比，但剂量过大会引起肝毒性。该药是世界卫生组织（WHO）推荐2个月以上婴儿和儿童高热时首选退热药。成人常用的非处方药剂型包括对乙酰氨基酚片剂、咀嚼片、缓释片、泡腾片、分散片、胶囊剂、颗粒剂、泡腾颗粒剂。儿童常用处方剂型为对乙酰氨基酚口服溶液剂、口服混悬液、干混悬剂、滴剂、糖浆剂、栓剂。

（2）布洛芬具有明显的解热镇痛作用，不良反应少。该药退热起效时间平均为1.16 h，退热持续时间平均为近5 h。成人常用的非处方药剂型包括布洛芬缓释胶囊剂、片剂、缓释片、颗粒剂。儿童常用非处方剂型为布洛芬混悬液、口服溶液剂、栓剂。

（3）阿司匹林是一种古老的退热药，从1899年使用至今，其退热作用较强，价格便宜，经常用于感冒、流感等退热。但鉴于其对儿童的风险，英国明确规定，16岁以下儿童禁用阿司匹林，因此不建议其用于儿童退热。成人常用的非处方药剂型包括阿司匹林缓释片、片剂、泡腾片、胶囊剂、栓剂。

（五）用药指导

（1）患者要减少衣被，室内空气须流通，但应避免正面吹风，以免受凉。

（2）出汗多时，须为患者擦干汗液，必要时更换衣服、被单。

（3）饮食以易消化的流质食物为宜，并让患者多喝水，以补充体内水分与促进毒素的排出。

（4）注意口腔的清洁，减少臭味，预防感染。

（5）高热患者可能有神志不清，须防止自床上跌落，注意患者的安全。

三、咳嗽

（一）基本知识

咳嗽是一种呼吸道常见症状，由于气管、支气管黏膜或胸膜受炎症、异物、物理或化学性刺激引起，表现先是声门关闭、呼吸肌收缩、肺内压升高，然后声门张开，肺内空气喷射而出，通常伴随声音。咳嗽具有清除呼吸道异物和分泌物的保护性作用。但如果咳嗽不停，由急性转为慢性，常给患者带来很大的痛苦，如胸闷、咽痒、喘气等。咳嗽可伴随咳痰。

（二）咳嗽的常见疾病

（1）咳嗽伴发热多见于急性上、下呼吸道感染，肺结核，胸膜炎等。

（2）咳嗽伴胸痛常见于肺炎、胸膜炎、支气管肺癌、肺栓塞和自发性气胸等。

（3）咳嗽伴呼吸困难于喉水肿、喉肿瘤、支气管哮喘、慢性阻塞性肺病、重症肺炎、肺结核、大量胸腔积液、气胸、肺淤血、肺水肿及气管或支气管异物。

（4）咳嗽伴咯血常见于支气管扩张、肺结核、肺脓肿、支气管肺癌、二尖瓣狭窄、支气管结石、肺含铁血黄素沉着症等。

（5）咳嗽伴大量脓痰常见于支气管扩张、肺脓肿、肺囊肿合并感染和支气管胸膜瘘。

（6）咳嗽伴有哮鸣音多见于支气管哮喘、慢性喘息性支气管炎、心源性哮喘、弥漫性泛细支气管炎、气管与支气管异物等。当支气管肺癌引起气管与支气管不完全阻塞时可出现呈局限性分布的吸气性哮鸣音。

（7）咳嗽伴有杵状指（趾）常见于支气管扩张、慢性肺脓肿、支气管肺癌和脓胸等。

（三）治疗

在治疗咳嗽时，首先要找出病因，在治疗原发病的基础上，选择恰当的止咳祛痰药，注意护理。当呼吸道黏膜受到异物、炎症、分泌物或过敏性因素等刺激时，即反射性地引起咳嗽，有助于排除自外界侵入呼吸道的异物或分泌物、消除呼吸道刺激因子，顽固性咳嗽可以选择中枢镇咳药达到止咳目的，咳痰量多时不能单独使用止咳药应合用化痰药。

（四）临床表现及常用药物

中医把咳嗽分为外感和内伤两大类，外感咳嗽多是受了风、寒、燥、热等邪气侵袭，起病急，病程短。内伤咳嗽一般是久咳，反复发作，病程长。西医把咳嗽分为干性咳嗽和湿性咳嗽。

1.风寒咳嗽

临床症状：主要表现为咳嗽声重，痰稀色白，伴有咽痒，鼻塞流清涕，恶寒头痛，肢体酸楚。

选用药物：通宣理肺丸，杏苏止咳颗粒。

2.风热咳嗽

临床症状：表现为咳嗽频繁剧烈，气粗或咳声嘶哑，吐白色或黄色黏痰，伴有鼻流黄涕，咽喉肿痛，口渴，头痛。

选用药物：急支糖浆，川贝枇杷糖浆，小儿肺热咳喘口服液。

3.痰湿咳嗽

临床症状：表现为咳嗽反复发作，咳声重浊发闷，痰多黏稠、色白或带灰色，晨起或食甘甜、油腻食物后加重，兼有胸闷，恶心。

选用药物：橘红丸，二陈丸。

4.痰热壅肺咳嗽

临床症状：表现为咳嗽声重，气促，多为黄色黏痰，伴有发热，口干，舌质红。

选用药物：清气化痰丸，复方鲜竹沥液。

5.阴虚咳嗽

临床症状：干咳无痰，或痰少咳吐不爽，带有血丝，伴午后低热，咽干口燥，手足心发热，盗汗。

选用药物：养阴清肺丸，百合固金丸。

6.干性咳嗽

临床症状：表现为咳嗽无痰或痰量极少。

选用药物：①以刺激性干咳或阵咳症状为主，选用磷酸苯丙哌林片，枸橼酸喷托维林；②咳嗽频繁或程度剧烈，首选磷酸苯丙哌林片，次选氢溴酸右美沙芬糖浆，咳嗽较弱者选用枸橼酸喷托维林。

7.湿性咳嗽

临床症状：表现为嗽伴有咳痰。

选用药物：对痰液较多的咳嗽以祛痰为主，不宜单用镇咳药，可搭配祛痰剂（如沐舒坦、祛痰灵口服液），以利于痰液排出和加强镇咳效果。

（五）用药指导

1.不宜过早使用止咳药物

咳嗽是一种保护性反射，轻微不频繁的咳嗽有助于消除呼吸道内的积痰或异物，如果过早应用止咳药物，不利于痰液排出。

2.不宜使用川贝枇杷糖浆治疗外寒咳嗽

川贝具有清热化痰、润肺止咳的功效，药性是凉的，无论是川贝炖梨还是川贝枇杷糖浆，不适宜外寒引起的咳嗽。

3.不宜睡前服用止咳药物

无痰而剧烈的干咳，或有痰而过于频繁的剧咳，严重影响休息和睡眠，可适当选用镇咳药，否则不建议睡前服用中枢止咳药（含可待因的止咳水）。

四、支气管哮喘

（一）基本知识

支气管哮喘是由多种细胞（如嗜酸性粒细胞、肥大细胞、T淋巴细胞、中性粒细胞、气道上皮细胞等）和细胞组分参与的气道慢性炎为特征的异质性疾病，这种慢性炎症与气道高反应性相关，通常出现广泛而多变的可逆性呼气气流受限，导致反复发作的喘息、气促、胸闷和（或）咳嗽等症状，强度随时间变化。多在夜间和（或）清晨发作、加剧，多数患者可自行缓解或经治疗缓解。支气管哮喘如诊治不及时，随病程的延长可产生气道不可逆性缩窄和气道重塑。

（二）临床表现

发作性伴有哮鸣音的呼气性呼吸困难或发作性咳嗽、胸闷。严重者被迫采取坐位或呈端坐呼吸，干咳或咳大量白色泡沫痰，甚至出现发绀等，有时咳嗽是唯一的症状（咳嗽变异型哮喘）。有的青少年患者则以运动时出现胸闷、咳嗽及呼吸困难为唯一的临床表现（运动性哮喘）。哮喘症状可在数分钟内发作，经数小时至数天，用支气管舒张剂缓解或自行缓解。某些患者在缓解数小时后可再次发作。夜间及凌晨发作和加重常是哮喘的特征之一。

（三）治疗

（1）长期抗炎治疗是基础的治疗，首选吸入激素。常用吸入药物有倍氯米松、布地奈德、氟替卡松、莫米松等，后二者生物活性更强，作用更持久。通常须规律吸入一周以上方能生效。

（2）应急缓解症状的首选药物是吸入 β_2 激动剂。β_2 激动剂主要通过激动呼吸道的 β_2 受体，激活腺苷酸环化酶，使细胞内的环磷酸腺苷（cAMP）含量增加，游离Ca减少，从而松弛支气管平滑肌,是控制哮喘急性发作的首选药物。

（3）规律吸入激素后病情控制不理想者,宜加用吸入长效β₂激动剂,或缓释茶碱,或白三烯调节剂（联合用药）;亦可考虑增加吸入激素量。

（4）重症哮喘患者,经过上述治疗仍长期反复发作时,可考虑做强化治疗。即按照严重哮喘发作处理,给予大剂量激素等治疗,待症状完全控制、肺功能恢复最佳水平和呼气流量峰值（PEF）波动率正常后2~4 d后,逐渐减少激素用量。部分患者经过强化治疗阶段后病情控制理想。

（四）常用药物

（1）糖皮质激素：倍氯米松、布地奈德、丙酸氟替松等。

（2）β₂受体激动剂：沙丁胺醇、特布他林、沙美特罗和福莫特罗等。

（3）白三烯受体拮抗剂：扎鲁司特、孟鲁司特、异丁司特等。

（4）茶碱：氨茶碱和控（缓）释型茶碱。

（5）抗胆碱药物：异丙托溴铵、溴化泰乌托品等。

（五）用药指导

（1）相信通过长期、适当、充分的治疗,完全可以有效地控制哮喘发作。

（2）了解哮喘的激发因素,结合每个人具体情况,找出各自的促激发因素,以及避免诱因的方法。

（3）简单了解哮喘的本质及发病机制。

（4）熟悉哮喘发作的先兆表现及相应的处理办法。

（5）学会在家中自行监测病情变化,并进行评定,重点掌握呼吸峰流速仪的使用方法,有条件的可记录哮喘日记。

（6）学会哮喘发作时进行简单的紧急自我处理办法。

（7）了解常用平喘药物的作用、正确用量、用法及不良反应。

（8）掌握不同吸入装置的正确用法。

（9）知道什么情况下应去医院就诊。

（10）与医生共同制订出防止哮喘复发,保持长期稳定的方案。

项目二　消化系统症状及疾病

一、消化性溃疡

（一）基本知识

消化性溃疡指主要发生于胃和十二指肠球部的慢性溃疡，为胃溃疡和十二指肠溃疡总称，是一种多发病、常见病。病因主要有以下几点：幽门螺旋杆菌感染、滥用药物、精神因素、饮食无规律、嗜食零食、吸烟、饮酒、遗传、地理环境与气候，以及其他慢性疾病的影响。

（二）临床表现

上腹部的疼痛或不适。这些疼痛或不适的发作有一定规律，被归纳为"三性"，即慢性、周期性和节律性。

其他症状：

（1）常伴有反酸、嗳气、恶心、呕吐及其他消化不良症状等。

（2）全身症状：可有失眠等神经官能症的表现，疼痛剧烈而影响进食者可有消瘦及贫血。

（3）缓解期一般无明显体征。活动期胃溃疡压痛点常在中上腹或偏左；十二指肠溃疡者常在偏右。

并发症：大出血；幽门梗阻；穿孔；癌变。

（三）治疗

1.治疗原则

消除症状，促进溃疡愈合；预防复发和避免并发症；整体与局部治疗相结合；长期、持续治疗；选效果好、价廉、使用方便的药物；必要时手术治疗。

2.治疗药物

（1）降低胃酸的药物：包括抗酸药和抑酸药两类。抗酸药为"无机弱碱"类，代表药物有：碳酸氢钠、碳酸钙、铝碳酸镁、氢氧化铝、氢氧化镁、三硅酸镁等。一般制成复方制剂，有复方氢氧化铝（胃舒平）、复方铝酸铋（胃必治）、铝碳酸镁片（达喜）等。

抑酸药：包括 H_2 受体拮抗剂（代表药物有西咪替丁、雷尼替丁、法莫替丁）和质子泵抑制剂（代表药物有奥美拉唑、兰索拉唑、泮托拉唑、雷贝拉唑等）、M_1 胆碱受体拮抗剂（哌仑西平）和胃泌素受体拮抗药（丙谷胺）。

（2）加强胃黏膜保护作用的药物：主要药物有胶态次枸橼酸铋、枸橼酸铋钾、硫糖铝、米索前列醇等。

（3）幽门螺旋杆菌（HP）感染的治疗药：常用的抗菌药物有庆大霉素、阿莫西林、克拉霉素、四环素和甲硝唑等。单用疗效差。一般采用三联用药和四联用药。

（四）用药指导

1.避免服用溃疡原性药物

包括水杨酸盐及非甾体类消炎药（NSAIDS），如乙酰水杨酸、阿司匹林、吲哚美辛等；糖皮质激素，如醋酸泼尼松、醋酸地塞米松等。如因疾病需要必须服用上述药物，应尽量采用肠溶剂型或小剂量间断饭后服用。同时进行充分的抗酸治疗和加强黏膜保护，减少对胃的不良反应。

2.避免不合理配伍用药

抗胆碱药（如阿托品、颠茄片、山莨菪碱等）与胃动力药（如甲氧氯普胺、多潘立酮及西沙必利等）不宜同时服用。黏膜保护药（如胶体铋剂、胃乐、枸橼酸铋钾、复方石菖蒲碱式硝酸铋片、硫酸铝等）与抗酸剂、中和胃酸药（如氢氧化铝、胃乐、复方氢氧化铝）或减少胃酸分泌的药物（如雷尼替丁、法莫替丁）不宜同服。

3.注意药物不良反应

雷尼替丁不良反应：白细胞减少，血清转氨酶增高，男性性功能障碍和乳房增大，精神异常等。奥美拉唑不良反应：若过量或长期服用，可使患者持续处于低胃酸状态。

4.注意最佳给药时间

抗酸药物如碳酸氢钠、氢氧化铝凝胶、碳酸镁以及复合制剂如复方氢氧化铝、盖胃平、复方铝酸铋、复方石菖蒲碱式硝酸铋片（其中主要成分为抗酸剂）等，在餐后1～1.5 h服用。黏膜保护药如枸橼酸铋等宜在餐前30 min和睡前服用。

5.要坚持长期用药

（五）生活指导

（1）生活要有规律，避免过劳或睡眠不足，对急性发作者，应卧床休息。

（2）克服不良情绪，保持乐观。

（3）宜进少渣、营养丰富、易消化食物，忌食坚硬、油煎类、辛辣、生冷食物，忌油及浓茶，少食多餐，胃胀者少食牛奶及豆制品。

（4）忌烟。长期吸烟会促使胃溃疡发生或加重。

（5）注意保暖，避免受寒，因寒冷常诱发疼痛。

二、急性胃肠炎

（一）基本知识

急性胃肠炎是由多种不同原因，如细菌、病毒感染、毒素、化学品作用等引起的胃肠道急性、弥漫性炎症。大多数由于食入带有细菌或毒素的食物如变质、腐败、受污染的主副食品等引起。多发生在夏秋季节。沙门氏菌属是引起急性胃肠炎的主要病原菌。

（二）临床表现

主要症状有以下五点：

（1）有暴饮暴食或吃不洁腐败变质食物史。

（2）起病急，恶心、呕吐频繁，剧烈腹痛，频繁腹泻，多为水样便，可含有未消化食物，少量黏液，甚至血液等。由于频繁呕吐及腹泻，可出现脱水。

（3）常有发热、头痛、全身不适及程度不同的中毒症状。

（4）呕吐、腹泻严重者，可有脱水、酸中毒，甚至休克等。

（三）治疗

1. 治疗原则

明确诊断，消除病因，对症治疗，谨慎使用止泻止痛药，防止出现脱水、电解质紊乱状况。

2. 治疗方法

根据病情的轻重缓急、症状进行治疗。

（1）病情较轻的患者常不需要特殊治疗，一般可在1～2 d内自愈。注意多卧床休息，饮食要容易消化，如细面条、稀饭、发面馒头等，禁食生硬、辛辣饮食。

（2）中、重度的患者由于严重的呕吐和腹泻，胃肠道丢失大量液体，出现水及电解质平衡紊乱，如等渗或高渗性脱水、代谢性酸中毒及低钾血症，并出现全身中毒症状，因此应适当补充水分及电解质，如口服葡萄糖—电解质液以补充体液的丢失。

（3）对症处理：若发热，可用解热镇痛药退热。若腹痛剧烈，可用解痉药，如阿托品或颠茄浸膏止痛。选用蒙脱石散止泻。

（4）如为感染性腹泻还需应用抗菌药物治疗。常用的抗菌药物有盐酸小檗碱、诺氟沙星等。

（四）常用药物种类

（1）止泻药主要有：苯丁哌胺（又名易蒙停胶囊）、苯乙哌啶（又名复方地芬诺酯片）、地芬诺酯、蒙脱石散剂、鞣酸蛋白片剂。

（2）解痉药：山莨菪碱、颠茄、阿托品等。

（3）抗菌药：盐酸小檗碱抗菌谱较广，对大肠杆菌有较强的杀灭作用。适用于肠道细菌感染，对因食物不洁引起的急性胃肠炎初期及轻症患者疗效显著；诺氟沙星又名氟哌酸，抗菌谱广，抗菌作用强，对肠道细菌感染有显著疗效。儿童、哺乳期妇女忌用，肾功能减退者慎用。

（五）用药指导

（1）由细菌感染而引起的腹泻有促进毒素排出的作用，故止泻药应慎用。

（2）长期或剧烈腹泻时，体内水、盐的代谢发生紊乱，常见的为脱水症和钠、钾代谢的紊乱，严重者可危及生命。因此，在针对病因治疗的同时，还应及时补充水和电解质，以调整不平衡状态。

（3）腹泻时由于排出大量水分，可导致全身血容量下降，血液黏稠度增加和流动缓慢，使脑血液循环恶化，诱发脑动脉闭塞、脑血流不足、脑梗死，也应给予关注。

（4）盐酸小檗碱（黄连素）不宜与鞣酸蛋白合用。鞣酸蛋白大量服用可能会引起便秘，也不宜与铁剂同服。

（5）感染性腹泻应用抗生素进行治疗，为防止菌群失调，可以使用微生态制剂帮助恢复菌群的平衡。微生态制剂多为活菌制剂，不宜与抗生素、药用炭、黄连素和鞣酸蛋白同时应用，以避免效价的降低。如须合用，至少也应间隔3 h。

（6）药用炭禁用于3岁以下儿童，也不宜与维生素、抗生素、生物碱、乳酶生及各种消化酶同时服用。

（六）生活指导

（1）多卧床休息，注意腹部保暖。

（2）急性期病情较重，静脉输液以补充水分和电解质。病情较轻的患者，可饮糖盐水，补充水和盐，纠正水盐代谢紊乱。

（3）病情缓解后的恢复期，首先试食流质饮食，尽量少食产气及含脂肪多的食物，如牛奶及奶制品、蔗糖、过甜食物以及肉类。

三、腹泻与便秘

（一）基本知识

1.腹泻

腹泻是指排便次数明显超过平日习惯的频率（如>3次/日）；排便量多，超过200 g/d；粪质稀薄或水样便，含水量超过85 %，或含未消化食物或见脓血、黏液，气味酸臭等。

急性腹泻发病急剧，病程在2 ~ 3周之内。慢性腹泻病程2个月以上或间歇期2 ~ 4周内的复发性腹泻。

2.便秘

便秘主要是指大便困难。可表现为大便次数减少，每周少于3 次，大多粪便干结。每个人大便的次数和习惯有所不同，有的数天一次，若无其他不适仍属正常范围。也有少数人几天不大便，大便并不干结，但排便很困难，这类患者，也应该属便秘患者。便秘病因多样，以肠道疾病最为常见，但诊断时应慎重排除其他病因。

（二）临床表现

1.腹泻

（1）起病及病程：夜安昼泻者，多为功能性腹泻；夜间使人觉醒而泻多为器质性病变；禁食后腹泻持续，多为分泌性腹泻；禁食后腹泻停止，常是高渗性腹泻；服饮牛乳诱发腹泻者，多见于双糖酶缺乏；有感冒症状，发生腹泻，要考虑病毒性肠炎；暴饮暴食或有腹部受凉史常见于单纯性腹泻；食共同食物的人短期内发生腹泻考虑食物中毒。

（2）粪便形态：小肠疾病，粪便多呈水样、泡沫状、量多，含有脂肪，一般无血；结肠病变，多带黏液、脓血；感染性食物中毒，粪便稀薄或如水样，无里急后重；急性菌痢、急性腹泻，先为水样，后为脓血便，一日多次至数十次，伴里急后重；缺血性大肠炎、肠套叠，脓血便伴有剧烈腹痛；脓血便伴有贫血则可能为右侧结肠恶性肿瘤、结肠息肉病、吸收不良等。

（3）伴随症状：①伴腹痛。小肠疾病腹痛位于脐周，结肠疾病位于中下腹，直肠疾病位于小腹，肛门疾病位于肛管及肛门周围。②伴腹部包块。肿块质软有压痛多为炎症，质硬常为肿瘤。③伴有发热、恶心、呕吐、腹痛，应先考虑急性食物中毒性感染。④伴高热。常见菌痢、沙门菌属食物中毒性感染。⑤体重减轻和贫血。常见于吸收不良、甲状腺机能亢进症，溃疡性大肠炎、克隆病及结直肠肿瘤。

2.便秘

急性便秘可有原发性疾病的临床表现，可见于各种原因的肠梗阻。慢性习惯性便秘多发生于中老年人，可能与肠肌、腹肌与盆底肌张力降低有关。

部分患者伴有口苦、食欲减退、腹胀、下腹不适或头晕、头痛、疲乏等。排出粪便坚硬如羊粪，排便时可有左腹或下腹痉挛性疼痛与下坠感，可因痔加重及肛裂而有便血。按病因有如下几种：

（1）意识性便秘，患者感觉便意未尽。

（2）功能性便秘，多因饮水不足，食物过于精细，长途旅行等引起。

（3）痉挛性便秘，多见肠易激综合征。

（4）低张力性便秘，多见于老年人、产妇或身体虚弱者。

（5）药物性便秘，使用抗胆碱药、镇痛药、抗酸药以及含铁、铝、钙的制剂也可导致便秘。

（三）治疗

1.腹泻

肠道感染引起的必须抗感染治疗，以针对病原体的抗菌治疗最为有效。

高渗性腹泻的治疗原则是停食或停用造成高渗的食物或药物等。

分泌性腹泻易致严重脱水和电解质丢失，除消除病因，还应口服或静脉补充液体，纠正脱水。

对症治疗的药物包括止泻药、解痉止痛剂、镇静药等。应避免成瘾性药物，必要时也只能短暂使用。

2.便秘

经常性便秘者，可在医生指导下适当服些润肠药物。体弱、气血不足或久服泻药所致的大便干燥或排便困难者宜服用中药治疗。注意不要长期服用果导片，也不要依赖于开塞露。有肛周疾病者应及时到医院治疗。

（四）腹泻常用药物

（1）止泻药主要有：苯丁哌胺（又名易蒙停胶囊）、复方地芬诺酯片（又名止泻宁）、地芬诺酯、蒙脱石散剂、鞣酸蛋白片剂。

（2）解痉药：山莨菪碱、颠茄、阿托品等。

（3）抗菌药：盐酸小檗碱抗菌谱较广，对大肠杆菌有较强的杀灭作用。适用于肠道细菌感染，对因食物不洁引起的急性胃肠炎初期及轻症患者疗效显著；诺氟沙星又名氟哌酸，抗菌谱广，抗菌作用强，对肠道细菌感染有显著疗效。儿童、哺乳期妇女忌用，肾功能减退者慎用。

（五）便秘常用药物种类

1.非处方药

功能性便秘，可选用乳果糖。急、慢性或习惯性便秘，可用比沙可啶。低张力性便秘，可用甘油栓或甘油、山梨醇混合制剂（开塞露），润滑肠壁，软化粪便使之易于排出。急性便秘，可用硫酸镁，导泻作用强而快，主要用于排出肠内毒物、清洁肠道或配合驱虫药应用促使虫体排出，硫酸镁强烈的导泻作用可致脱水，有脱水症状患者禁用，可刺激肠壁导致盆腔充血，月经期妇女、孕妇禁用。痉挛性便秘，可用羧甲基纤维生素钠、乙二醇酚。

2.处方药

常用欧车前亲水胶，替加色罗用于女性便秘型肠易激综合征。

（六）腹泻的用药指导

（1）应用止泻药时应实施对因治疗。腹泻快速消失，有赖于正确的诊断和正确的治疗。

（2）注意补充钾盐。

（3）胰腺功能不全的消化不良患者，应用胰酶替代疗法。

（4）长期或剧烈腹泻者应及时补充水、电解质。防止脱水症和钠、钾电解质紊乱。

（5）可诱发脑动脉闭塞、脑血流不足、脑梗死。

（6）黄连素不宜和鞣酸蛋白合用。

（7）细菌和病毒引起的感染性腹泻，前期应用微生态制剂无效。

（8）小儿腹泻不宜用药用炭，以免影响营养的吸收，可选用安全的中成药制剂，严重腹泻时应禁食。急性腹泻期应暂时禁食，避免机械性及化学性刺激，使肠道完全休息，有利于病情早日恢复。必要时由静脉输液，补充能量，维持水、电解质平衡，以防失水过多而脱水。

（9）慢性腹泻患者应注意饮食烹调方法，以蒸、煮等为主，禁煎炸、爆炒，少渣饮食可减少肠蠕动减轻腹泻。富含蛋白质食物应逐渐加量，如果增加过快会加重胃肠道负担。每天脂肪40 g左右，过多不易消化，刺激胃肠蠕动加重腹泻。当腹泻次数多时最好暂时不吃或尽量少吃粗纤维多的食物。

（七）便秘的用药指导

（1）找准病因针对性治疗。

（2）慢性便秘者，不宜长期使用刺激性泻药。

（3）乳果糖对糖尿病患者慎用；比沙可定在服药时不得嚼碎，服药2 h内不要喝牛奶，妊娠期妇女慎用；

（4）儿童不宜用缓泻药，以免造成依赖性便秘。

（5）缓泻药应用不得超过7 d，症状消失立即停药。

（6）缓泻药对伴有阑尾炎、肠梗阻、不明原因腹痛、腹胀者禁用。妊娠期妇女慎用。

（7）合理饮食，生活要有规律，养成定时排便习惯，进行适当的体力活动，每晚卧床按摩腹部。

项目三　心血管系统症状及疾病

一、高血压

（一）基本知识

高血压标准：收缩压≥140 mmHg（18.9 kPa）或舒张压≥90 mmHg（12.6 kPa）。分为原发性高血压（高血压病）和继发性高血压（高血压症）两大类。

（二）高血压的分期、分级

类别	收缩压（mmHg）	舒张压（mmHg）
正常血压	<120	<80
正常高值	120～139	80～89
高血压	≥140	≥90
1级高血压（轻度）	140～159	90～99
2级高血压（中度）	160～179	100～109
3级高血压（重度）	≥180	≥110
单纯收缩期高血压	140	<90

（三）临床表现及并发症

1.一般症状

早期高血压患者可表现头晕、耳鸣、心悸、眼花、注意力不集中、记忆力减退、手脚麻木、疲乏无力、易烦躁等症状。大多数人早期并无症状。

2.并发症

高血压病是心脑血管疾病的重要危险因素，可导致心、脑、肾、眼等靶器官的损害。

在心脏可引起冠心病、左心室肥厚、心肌缺血、心力衰竭；在脑可引起脑缺血、脑出血；在肾脏可引起肾小动脉硬化、肾萎缩和肾衰竭；在周围血管可引起动脉粥样硬化；对眼睛可引起眼底出血、失明。

（四）治疗

1.治疗原则

明确诊断，及时治疗，长期治疗，保护心、脑、肾、血管等靶器官，防止并发症，减少心血管病突发事件的发生，提高高血压患者生存质量。非药物治疗与药物治疗并举，注重个体化治疗。

2.治疗药物

目前常用以下五类降压药物：

（1）利尿剂：包括噻嗪类、袢利尿剂、保钾利尿剂三类。噻嗪类利尿剂主要用于轻中度高血压，尤其在老年人高血压，合并心力衰竭时降压效果明显。其不良反应是低血钾及影响血糖、血脂和血尿酸代谢。小剂量可以避免这些不良反应，故推荐使用小剂量。保钾利尿剂引起血钾升高，不宜与血管紧张素转化酶抑制剂（ACEI）合用。

（2）β受体阻滞剂：分为选择性$β_1$受体阻滞剂、非选择性β受体阻滞剂以及兼有α受体阻滞作用的β受体阻滞剂三类。通过抑制中枢和周围的肾素-血管紧张素-醛固酮系统（RAAS），以及血液动力学自动调节起降压作用。作用强，起效迅速，作用持续时间有差异。适用于不同程度的高血压，尤其在静息时心率较快（>80次/分）的中、青年患者或合并心绞痛者。降压治疗时宜选用选择性$β_1$受体阻滞剂或兼有α受体阻滞作用的β受体阻滞剂。

注意事项：心脏传导阻滞、支气管哮喘、慢性阻塞性肺病与周围血管病患者禁用。糖尿病不是β受体阻滞剂禁忌证，但患者应慎用。冠心病患者长期应用后不能突然停用，否则可诱发心绞痛。

（3）钙通道阻滞剂：又称钙拮抗剂。可分为二氢吡啶类和非二氢吡啶类。该类降压药作用强，起效迅速，量效成正比关系，对血糖、血脂代谢无影响，长期应用有抗动脉粥样硬化作用，可用于各种程度的高血压。

注意事项：二氢吡啶类有反射性交感活性增强作用。窦房结病变、心脏传导阻滞和心力衰竭患者禁用非二氢吡啶类钙拮抗剂。优先选择使用长效制剂，一般情况下也可使用硝苯地平或尼群地平普通片。

（4）血管紧张素转换酶抑制剂：主要抑制周围和组织的血管紧张肽Ⅰ转化酶（ACE），使血管紧张素Ⅱ生成减少；同时抑制激肽酶使缓激肽降解减少，从而达到降压效果。

特点：降压作用起效缓慢，逐渐加强。低钠或联合使用利尿剂使降压作用增强。

适用于高血压合并糖尿病、肥胖或合并心脏功能不全、肾脏损害有蛋白尿的患者。主要不良反应有干咳和血管性水肿。妊娠、肾动脉狭窄、高血钾症、肾功能衰竭（血肌酐>265 μmol/L或3 mg/dl）患者禁用。

（5）血管紧张素Ⅱ受体拮抗剂：主要阻滞组织的血管紧张素Ⅱ受体亚型AT_1，更加充分地阻断血管紧张素Ⅱ的血管收缩和组织重构作用。

特点：降压作用起效缓慢，但平稳而持久。低钠或联合使用利尿剂可增强降压作用，不良反应少，不发生干咳。适应证和禁忌证与ACEI相同。目前不仅是ACEI不良反应的替代药物，也是具有自身特点的降压药物。

（五）用药指导

（1）轻度高血压患者，即舒张压低于12.6 ~ 13.3 kPa（95 ~ 100 mmHg），先采用非药物治疗3 ~ 6个月，如血压未能满意控制，开始应用降压药物治疗。但是已经有危险因素的轻型高血压，如冠心病、高血压遗传家族史，已有心、脑、肾器官损害及眼底病变，高脂血症，高尿酸血症，糖耐量异常等要马上应用降压药。

（2）轻中度患者应用降压药首先从一种药物、小剂量开始应用，为达到降压目的可逐渐增加剂量。

（3）抗高血压药的联合应用。

常用的联合用药形式：①利尿药和β受体阻断剂；②利尿药和ACEI或血管紧张素受体阻滞药（ARB）；③二氢吡啶类钙通道阻滞剂和β受体阻断剂；④钙通道阻滞剂和ACEI或ARB；⑤钙通道阻滞剂和利尿剂；⑥α受体阻断剂和β受体阻断剂。必要时也可用其他组合，包括中枢作用药如中枢α受体阻断剂以及ACEI与ARB。

（4）抗高血压药的选择要关注高血压病并发症存在，因为有特定的药物既降压又能治疗这些并发症。

1）脑血管病：吲哒帕胺或培哚普利加吲哒帕胺长期治疗脑血管病患者是有益的，可减少脑卒中再发危险。

2）冠心病：稳定型心绞痛时首选β受体阻断剂或长效CCB或ACEI；急性冠脉综合征时选用β受体阻断剂和ACEI；心梗后患者用ACEI、β受体阻断剂和醛固酮受体拮抗剂。

3）高血压合并心力衰竭：ACEI和β受体阻断剂。症状较重的将ACEI、β受体阻断剂、ARB和醛固酮受体拮抗剂与袢利尿药合用。

4）高血压合并糖尿病：ACEI或ARB，二者为治疗糖尿病高血压的一线药物，利尿药、β受体阻断剂、CCB可作为二线药物。

5）慢性肾病：首选ACEI或ARB，常与CCB、小剂量利尿药、β受体阻断剂联合应用。

（5）在服用降压药的过程中必须配合做好非药物治疗。

限盐；减肥；戒烟酒；运动；松弛疗法；合理膳食。

三、心绞痛

（一）病因

（1）冠状动脉粥样硬化性狭窄伴冠状动脉内血栓形成和/或冠状动脉痉挛、主动脉瓣狭窄或关闭不全、肥厚性心肌病、梅毒性主动脉炎、二尖瓣脱垂综合征等。

（2）诱因：劳累、体力活动、情绪激动（如愤怒、焦急、过度兴奋等）、饱食、吸烟、受寒、阴雨天气、急性循环衰竭、心动过速、休克等。

（二）临床表现

1.部位

主要在胸骨体上段或中段之后可波及心前区，常放射至左肩、左臂内侧达无名指和小指，或至颈、咽或下颌部。

2.性质

胸痛常为压迫、发闷或紧缩性，也可有烧灼感，但不尖锐，不像针刺或刀扎样痛，偶伴濒死的恐惧感觉。发作时患者往往不自觉地停止原来的活动，直至症状缓解。

3.持续时间

疼痛出现后常逐步加重，然后在3～5 min内逐渐消失，一般在停止原来诱发症状的活动后即缓解。舌下含服硝酸甘油也能在几分钟内使之缓解。可数天或数星期发作一次，亦可一日内多次发作。

（三）治疗用药

1.发作时的治疗

①休息：吸氧；可推荐制氧机、制氧器、氧气袋；②硝酸酯类制剂：硝酸甘油、硝酸异山梨酯（消心痛）等；③中成药：麝香保心丸、活心丸、速效救心丸等。

2.缓解期的治疗

①硝酸酯类制剂：长效硝酸甘油、硝酸异山梨酯（消心痛）、单硝酸异山梨酯（鲁南欣康）等；②β受体阻滞剂：普萘洛尔（心得安）、美托洛尔（倍他乐克）等；③钙通道阻滞剂：硝苯地平、氨氯地平、维拉帕米（异博定）、地尔硫䓬等；④中成药：复方丹参滴丸、复方丹参片、心血康、舒血宁、养心丹、地奥心血康等。

附：抗血栓药简介

一、基本概念

1.血栓形成

指在活体的心脏或血管腔内，血液发生凝固或血中的某些有形成分互相黏集，形成固体质块的过程。

2.血栓

指在这个过程中所形成的固体质块。

二、血栓对机体的影响

1.阻塞血管

心绞痛、心梗、脑血栓等。

2.栓塞

心梗、脑梗、肺梗死等。

抗血栓药：用于血栓栓塞性疾病（如脑血栓、脑梗死、脑出血恢复期等）；禁用于出血性疾病的急性期等。

三、常用药物

阿司匹林（指肠溶阿司匹林，规格30毫克/片，25毫克/片等）

适应证：心绞痛；急性心肌梗死；短暂脑缺血发作；脑梗死；高血压病，有冠心病和脑血管病病史者；早期糖尿病性视网膜病变；慢性心房颤动；冠状动脉搭桥术后；人工心脏瓣膜置换术后。

禁忌证：有消化性溃疡病史者；有上消化道出血史者；有上消化道穿孔史者；各种出血性疾病；近期脑出血史者；肝、肾功能不全者；妊娠期妇女；支气管哮喘患者；手术患者术前一周内禁用。且不宜与其他非甾体抗炎药、糖皮质激素同服，用药期间不宜饮酒。

双嘧达莫（又称潘生丁片）

适应证：用于预防血栓栓塞性疾病。主要用于急、慢性冠状动脉功能不全，心肌功能不全，慢性心绞痛，心肌梗死的预防及恢复期治疗，亦可用于心脏外科手术以防止血栓形成。

禁忌证：过敏患者禁用，心梗的低血压患者禁用。出血、休克、低血压患者禁用。

桂利嗪（又称脑益嗪）

适应证：用于脑血栓形成、脑栓塞、脑动脉硬化、脑出血恢复期、脑外伤后遗症、内耳眩晕症、末梢循环不良引起的疾患等。

禁忌证：颅内出血未止、脑梗死急性期禁用；孕妇禁用。

银杏叶片

适应证：用于动脉硬化及高血压病所致的冠状动脉供血不全，心绞痛、心肌梗死、脑血栓、脑梗死、脑血管痉挛等。

禁忌证：心力衰竭者、孕妇禁用。

灯盏花素

适应证：活血化瘀，通络止痛。用于冠心病，心绞痛，脑梗死，脑供血不足，闭塞性血管疾病所致瘫痪，脑出血所致后遗症如嗜睡、昏迷、失语、头痛、大小便失禁、流涎、高黏血症、脑血栓等。

禁忌证：脑出血急性期或有出血倾向的患者禁用。

血塞通（其主要成分为"三七总皂苷"）

适应证：治疗脑血管疾病（脑血栓形成，脑栓塞、脑梗死、短暂性脑缺血、脑出血后遗症瘫痪，面肌抽搐等）。心血管内科治疗冠心病、心绞痛、心肌梗死。

眼科：治疗视网膜血管阻塞，眼前房出血、青光眼等。

禁忌证：孕妇忌用。

【其他】华佗再造丸、血络通胶囊、活血通脉片、复方血栓通胶囊、消栓再造丸、人参再造丸等。

项目四 神经、内分泌系统症状及疾病

一、失眠

（一）基本知识

失眠是一种持续的睡眠质和/或量令人不满意的生理障碍，对失眠有忧虑或恐惧心理是造成失眠的致病心理因素。失眠是最常见的睡眠障碍，是指各种原因引起的睡眠不足、入睡困难、早醒。失眠的主要症状是对白天活动表现的影响，例如感觉疲劳、烦躁、情绪失调、注意力不集中和记忆力差等，所以失眠者的能力和效率往往降低。患者一般进入睡眠的潜伏期延长，睡眠时间缩短，在入睡过程中生理性觉醒增多。失眠症的病程差异较大，如果由心理性或医疗性应激事件引起，病程可以是有限的几个月。最常见的情形是，最初阶段的进行性加重失眠，持续数周到数月，随之较稳定的慢性睡眠困难持续数年。有的患者虽只经历过一次发作，但在以后遇到某些生活事件会出现睡眠的明显波动。

（二）临床表现

1.入睡困难

上床睡觉30 min后仍然不能进入睡眠的，就可以说是"入睡困难"。大多数原因是失眠患者在入睡前思想复杂、情绪激动、肌肉紧绷等，因此很难放松地进入自然的睡眠状态。

2.易醒及醒后难以入睡

失眠患者常有失眠症状表现，此类患者的大脑皮层的惊醒水平过高，浅睡眠时间长，故在睡眠周期的慢波浅阶段及快波睡眠阶段容易醒来，一般来说，再入睡时间需要30 min以上，由于中途转醒，睡眠时间缩短，导致睡眠质量下降，因此感觉睡眠差。

3.早醒

早醒又被称为"终点失眠"，这是相对于"起点失眠"——入睡困难而言的。一般醒来时间比正常时间早2 h，认为是早醒。有一点非常重要，早醒常常伴随着的是抑郁的生物性标志，也就是说，如果你是早醒的失眠患者，可能要对你进行诊断，看看是不是抑郁所造成的。

4.多梦

失眠症的情绪表现为"烦恼"。烦恼和欲望是直接相联系的，人们可以为柴米油盐或经济拮据而烦恼，为住房烦恼，为工作、学习烦恼，孩子不听话、夫妻间不和等都是烦恼的内容，人们明明知道烦恼是没用的，却依然去烦恼。

5.日间认知功能障碍

记忆功能下降、注意功能下降、计划功能下降从而导致白天困倦，工作能力下降，在停止工作时容易出现日间嗜睡现象。

6.大脑边缘系统及其周围的植物神经功能紊乱

心血管系统表现为胸闷、心悸、血压不稳定，周围血管收缩扩展障碍；消化系统表现为便秘或腹泻、胃部闷胀；运动系统表现为颈肩部肌肉紧张、头痛和腰痛。情绪控制能力减低，容易生气或者不开心；男性容易出现阳萎，女性常出现性功能减低等表现。

7.其他系统症状

容易出现短期内体重减低，免疫功能减低和内分泌功能紊乱。

（三）治疗

遵循非药物和药物治疗相结合的综合治疗原则。

1.非药物治疗措施

消除引起失眠的原因、睡眠健康教育、生活指导与适当体育锻炼、放松训练、睡眠限制法、刺激控制法等。

2.药物治疗措施

作为辅助治疗手段，可合理地选用各种镇静催眠药物，入睡困难者选用短效催眠药，易醒和早醒者选用中效催眠药，有明显日间焦虑和能耐受次日镇静者选用长效催眠药。

不提倡每日用药，可间断用药，如每周2~4次；可交替用药，一种药使用不超过2周，避免产生耐受；要短期使用，连续用药不超过3~4周，避免产生依赖，不要突然停药，避免出现失眠反跳或撤药症状，对伴有明显抑郁和焦虑者常选用具有镇静作用的抗抑郁药，对顽固性失眠可用具有镇静作用的抗精神病药物（FDA未批准）。

（四）常用治疗药物

目前临床常用的镇静催眠药包括以下几种类型：

1.苯二氮䓬类

目前临床上最常用的镇静催眠药物，安全性远高于巴比妥类药，不具麻醉作用，在治疗失眠障碍方面基本上取代了巴比妥类药。常用长效药物有：地西泮、氯硝西泮、硝西泮；中效药物有劳拉西泮、阿普唑仑、艾司唑仑；短效药物咪达唑仑和三唑仑易于产生依赖，均较少使用。

（1）地西泮：本品为苯二氮䓬类药，具有抗焦虑、镇静、催眠、抗惊厥、抗癫痫及中枢性肌肉松弛作用。治疗量适当时可诱导入睡，与巴比妥类催眠药比较具有治疗指数高、对呼吸影响小、对快波睡眠（REM）几无影响、对肝药酶无影响、大剂量时亦不引起麻醉等特点，是目前临床上最常用的催眠药。

（2）阿普唑仑：阿普唑仑为苯二氮䓬类催眠镇静药和抗焦虑药，主要用于焦虑、紧张、激动，也可用于催眠或焦虑的辅助用药，也可作为抗惊厥药，并能缓解急性酒精戒断症状等。

（3）三唑仑：具有抗惊厥、抗癫痫、抗焦虑、镇静催眠、中枢性骨肌松弛和暂时性记忆缺失（或称遗忘）作用。呼吸功能不全，肝、肾功能不全，急性脑血管病，抑郁症患者及孕妇、哺乳期妇女，儿童等慎用，俗名为蒙汗药。由于三唑仑对有些病例易致激惹和攻击行为，在英国等国家已经停用，2005年3月1日起，我国将该药列入一类精神药品。

2. 非苯二氮䓬类

新型的非苯二氮䓬类药物为短效或超短效催眠药物，血药达峰快、半衰期短，缩短入睡潜伏期，快速诱导入睡，主要用于入睡困难，且次日无宿醉效应，不易产生耐受性和依赖，对记忆不良影响少，停药后反弹失眠少。临床上常见的包括佐匹克隆、唑吡坦、扎来普隆。

（1）佐匹克隆：临床用于各种原因引起的失眠症，尤其适用于不能耐受次晨残余作用的患者。具有起效快、半衰期短、成瘾性小、毒性低的优点。

（2）扎来普隆：临床上主要用于失眠的短时间的治疗，可以使失眠患者很快入睡，缩短入睡时间，延长睡眠时间，减少觉醒的次数。

（五）用药指导

（1）按时上床。坚持按自己习惯的时间上床睡觉，机体在此时间会反应性地要求休息，周末和休息日也应如此。

（2）保持卧室空气流通和适宜温度。好的环境有助于快速入睡，气温以18～20℃最佳，干燥天气地板应洒水。

（3）坚持睡前的习惯性活动。睡前应进行你习惯的某些活动，如喝药茶、喝牛奶、洗澡、写日记或听一会儿音乐。

（4）睡前不要饿肚子，但也不要吃得太饱，晚上尽量少吃难消化或油腻或有刺激味的食物，睡前2 h不可喝含酒精或咖啡因的饮料，睡前不喝太多水或饮料，尽可能地不喝茶水。

（5）睡前不能进行剧烈运动，如你有傍晚或晚上锻炼的习惯要在睡前4 h进行。睡前不要用脑过度，苦思冥想会使大脑兴奋异常而难以安静。不要带着问题上床，如果真有什么一时解决不了的问题，可用笔记下来，到第二天再想。

（6）睡前洗个热水脚，会使你感到更舒适并有利于身体保健。睡前活动应与白天的主要活动相反，如体力劳动者睡前应看点书报或听些音乐，脑力动者则可进行些轻微的体力活动如散步、做操等。

（7）上床即睡，如无睡意最好不恋床，起来干点事待有睡意时再上床即睡。建议晚饭后稍做休息可外出散步做些简单运动（远近距离、运动强度依个体而定），洗个热水澡（依个人情况而定），睡前饮用热牛奶。

（8）睡不着时，可以调整睡姿改善失眠症状。很多时候，我们失眠是由于没有找到一个合适自己的睡觉姿势。因此，找到一种让自己最为放松的睡觉姿势可以有效解决失眠的情况。

二、头痛

（一）基本知识

头痛是临床上常见的症状之一，通常将局限于头颅上半部，包括眉弓、耳轮上缘和枕外隆突连线以上部位的疼痛统称头痛。头痛病因繁多，与头颅内外及全身某些急慢性疾病、精神状态和机体功能状况关系密切，神经痛、颅内感染、颅内占位病变、脑血管疾病、颅外头面部疾病以及全身疾病如急性感染、中毒等均可导致头痛。发病年龄常见于青年、中年和老年。有的头痛可以不药自愈，有的头痛可能是疾病的危险信号，若不及时诊治甚至危及生命。对于反复发作或持续的头痛，应认真检查，明确诊断，及时治疗。

（二）临床表现

头痛患者应详细询问病史，并做全面的体格检查。注意血压是否增高，心肺功能是否正常，体温有无升高，疑有颅脑疾病还应做详细的神经系统检查及眼底检查，必要时测定眼压，以排除青光眼。检查头颅有无外伤、瘢痕，颈项有无强直等。

1.发病

急性起病并有发热者常为感染性疾病所致。急剧的头痛，持续不减，并有不同程度的意识障碍而无发热者，提示颅内血管性疾病（如蛛网膜下腔出血）。长期的反复发作头痛或搏动性头痛，多为血管性头痛（如偏头痛）或神经官能症。慢性进行性头痛并有颅内压增高的症状（如呕吐、缓脉、视盘水肿）应注意颅内占位性病变。青壮年慢性头痛，但无颅内增高，常因焦急、情绪紧张而发生，多为肌收缩性头痛（或称肌紧张性头痛）。

2.头痛部位

弄清头痛部位是单侧、双侧、前额或枕部、局部或弥漫、颅内或颅外，对病因的诊断有重要价值。偏头痛及丛集性头痛多在一侧。颅内病变的头痛常为深在性且较弥散，颅内深部病变的头痛部位不一定与病变部位相一致，但疼痛多向病灶同侧放射。高血压引起的头痛多在额部或整个头部。全身性或颅内感染性疾病的头痛，多为全头部痛。蛛网膜下腔出血或脑脊髓膜炎除头痛外尚有颈痛。眼源性头痛为浅在性且局限于眼眶、前额或颞部。鼻源性或牙源性也多为浅表性疼痛。

3.头痛的程度与性质

头痛的程度一般分轻、中、重，但与病情的轻重并无平行关系。三叉神经痛、偏头痛及脑膜刺激的疼痛最为剧烈。脑肿瘤的痛多中度或轻度。高血压性、血管性及发热性疾病的头痛，往往带搏动性。有时神经功能性头痛也颇剧烈。神经痛多呈电击样痛或刺痛，肌肉收缩性头痛多为重压感、紧箍感或钳夹样痛。

4.头痛发生的时间与持续时间

某些头痛可发生在特定时间。如颅内占位病变往往清晨加剧。鼻窦炎的头痛也常发生于清晨或上午，丛集性头痛常在夜间发生，女性偏头痛常与月经期有关，脑肿瘤的头痛多为持续性，可有长短不等的缓解期。

5.加重、减轻或激发头痛的因素

咳嗽、打喷嚏、摇头、俯身可使颅内高压性头痛、血管性头痛、颅内感染性头痛及脑肿瘤性头痛加剧。丛集性头痛在直立时可缓解。颈肌急性炎症所致的头痛可因颈部运动而加剧；慢性或职业性颈肌痉挛所致的头痛，可因活动、按摩颈肌而逐渐缓解。偏头痛应用麦角胺后可获缓解。

（三）治疗

1.治疗原则

包括对症处理和原发病治疗两方面。对于原发性头痛急性发作和病因不能立即纠正的继发性头痛，可给予镇痛等对症治疗以终止或减轻头痛症状，同时亦可针对头痛伴随症状如眩晕、呕吐等予以适当的对症治疗。对于病因明确的继发性头痛应尽早去除病因，如颅内感染应抗感染治疗，颅内高压者宜脱水降颅压，颅内肿瘤须手术切除等等。

2.治疗措施

包括药物治疗和非药物物理治疗两部分。

药物治疗，包括非甾体抗炎镇痛药、中枢性镇痛药和麻醉性镇痛药。非甾体抗炎镇痛药具有疗效确切、没有成瘾性的优点，是头痛最常用的镇痛药，这类药物包括阿司匹林、布洛芬、消炎痛、扑热息痛、保泰松、罗非昔布、塞来昔布等。以曲马多为代表中枢性镇痛药，属于二类精神药品，为非麻醉性镇痛药，镇痛作用比一般的解热镇痛药强，主要用于中、重度头痛和各种术后及癌性病变疼痛等。以吗啡、杜冷丁等阿片类药为代表的麻醉性镇痛药，镇痛作用最强，但长期使用会成瘾，这类药物仅用于晚期癌症患者。此外，还有部分中药复方头痛镇痛药，这类药物对于缓解和预防头痛有一定帮助。

非药物物理治疗，包括物理磁疗法、局部冷（热）敷、吸氧等。对慢性头痛呈反复发作者应给予适当的治疗，以控制头痛频繁发作。

（四）常用药物种类

1.非处方药

（1）对乙酰氨基酚：对乙酰氨基酚（Paracetamol），别称扑热息痛。减少前列腺素PGE_1、缓激肽和组胺等的合成和释放。PGE_1主要作用于神经中枢，用于感冒发热、关节痛、神经痛及偏头痛、癌性痛及手术后镇痛。

（2）布洛芬：通过抑制环氧化酶，减少前列腺素的合成，而产生解热、镇痛、抗炎作用。用于风湿及类风湿性关节炎，其抗炎、镇痛、解热作用与阿司匹林、保泰松相似，比对乙酰氨基酚好。

（3）谷维生素：作用于间脑的自主神经系统与内分泌中枢，能调整自主神经功能，减少内分泌平衡障碍，改善神经精神失调症状。还同时具有降低血脂、降低肝脏脂质、防止脂质氧化、抗氧化等多种生理功能。谷维生素的降脂作用也可改善心肌的血液供应，起到改善睡眠的作用。用于自主神经功能失调，经前期紧张症，更年期综合征及原发性痛经、周期性精神病、血管性头痛、头部外伤综合征等，但疗效不够明显。

（4）正天丸：疏风活血，养血平肝，通络镇痛。用于外感风邪、瘀血阻络、血虚失养、肝阳上亢引起的偏头痛、紧张性头痛、神经性头痛、颈椎病型头痛、经前头痛。

2.处方药

（1）地西泮：本品为苯二氮䓬（BDZ）类抗焦虑药，随用药量增大而具有抗焦虑、镇静、催眠、抗惊厥、抗癫痫及中枢性肌肉松弛作用。

（2）天麻素：天麻素具有较好的镇静和安眠作用，对神经衰弱、失眠、头痛症状有缓解作用。

（3）卡马西平：抗外周神经痛的作用机制可能与Ca^{2+}通道调节有关。抗外周神经痛包括三叉神经痛、舌咽神经痛、多发性硬化、糖尿病性周围性神经痛及疱疹后神经痛。亦可作为三叉神经痛缓解后的长期预防性用药。

（五）用药指导

（1）引起头痛的原因很多，首先要明确诱发原因，及时诊断及治疗原发疾病，轻易不宜先用镇痛药，以免延误病情。

（2）人体内如缺乏维生素B_1，脑组织中的丙酮和乳酸可出现堆积，刺激血管平滑肌收缩，引起头痛。游离的维生素B_1对神经传导有调节作用，对血管性或精神紧张性头痛均有一定的缓解作用。

（3）阿司匹林、对乙酰氨基酚、布洛芬均通过对环氧酶的抑制而减少前列腺素的合成，具有中等程度的镇痛作用。对钝痛有较好的镇痛效果，而对创伤性剧痛和内脏平滑肌痉挛引起的绞痛几乎无效。

（4）解热镇痛药用于头痛一般不超过5 d（疗程5 d）。

（5）为避免药物对胃肠道的刺激，解热镇痛药宜在餐后服或与食物同服，不宜空腹服用；同时不宜饮酒或饮用含有酒精的饮料，对老年人宜适当减量。

（6）布洛芬对胃肠道的刺激小，不良反应的总发生率甚低，在各种非甾体抗炎药中属耐受性最好的一种。

（7）减少可能引发头痛的一切病因，包括避免头、颈部的软组织损伤、感染、避免接触及摄入刺激性食物、避免情绪波动等。

（8）为缓解和预防头痛，宜保证充足的睡眠，多喝水，多吃水果，补充蛋白质和电解质；戒除烟酒，减少巧克力、乳酪、酒、咖啡、茶叶等易诱发疼痛食物，保持乐观情绪，劳逸结合，注意休息，如长期伏案工作，宜常锻炼身体，放松颈部的肌肉。

三、糖尿病

（一）基本知识

糖尿病是一组由于胰岛素分泌缺陷及（或）生物学作用障碍所引起的以慢性高血糖为主要

特征的代谢性疾病。分为1型糖尿病、2型糖尿病、其他特殊型糖尿病、妊娠期糖尿病。

（二）临床典型症状

"三多一少"：多尿、多饮、多食、消瘦。

疲乏无力、中老年患者常伴有骨质疏松，表现为腰腿痛。有神经系统并发症者可出现肢体麻木，针刺样、烧灼样疼痛，皮肤瘙痒等。尚可表现有阳痿、便秘、顽固性腹泻、心悸、出汗、体位性低血压等。部分患者免疫力降低，易并发感染。

糖尿病急性并发症有酮症酸中毒、非酮症性高渗综合征、乳酸性酸中毒，其中酮症酸中毒是最常见的急性并发症，延误诊断或治疗可导致死亡。慢性并发症表现为足病变、眼部病变、心肾血管脏器病变等。

（三）糖尿病诊断标准

（1）有糖尿病典型症状，并且一天当中任意时候血浆葡萄糖浓度≥200 mg/dl（11.1 mmol/L）。

（2）空腹至少8 h后，血浆葡萄糖浓度 ≥126 mg/dl（7.0 mmol/L）。

（3）口服葡萄糖耐量试验（OGTT）2 h的血浆葡萄糖浓度≥200 mg/dl（11.1 mmol/L）。

（四）药物治疗

1. 治疗常用药物

（1）双胍类药物，代表药物：二甲双胍、苯乙双胍（降糖灵）。

（2）磺脲类药物，代表药物：格列本脲、格列齐特、格列吡嗪等。

（3）α-葡萄糖苷酶抑制剂，代表药物：阿卡波糖片、伏格列波糖片等。

（4）噻唑烷二酮类药物，代表药物：盐酸曲格列酮（因安全性问题已撤出市场）、马来酸罗格列酮、盐酸吡格列酮等。

（5）非磺脲类促胰岛素分泌剂，代表药物：瑞格列奈、那格列奈、米格列奈等。

（6）胰岛素（注射剂），包括超短效门冬胰岛素、中长效胰岛素注射剂、胰岛素类似物、预混胰岛素等。

2. 治疗糖尿病药物的选用

（1）注射胰岛素：1型糖尿病。

（2）对2型肥胖型糖尿病患者经饮食和运动治疗尚未达标者，尤其是伴高脂血症、高三酰甘油血症、高密度脂蛋白水平低者可首选二甲双胍。

（3）单纯的餐后血糖高，而空腹和餐前血糖不高，则首选α-葡萄糖苷酶抑制剂。如餐后血糖升高为主，伴餐前血糖轻度升高，应首选胰岛素增敏剂；如空腹、餐前血糖高，不管是否有餐后血糖高，都应考虑用磺酰脲类、双胍类或胰岛素增敏剂。对2型糖尿病在餐后出现高血糖者，或1型糖尿病患者与胰岛素联合应用，以控制餐后血糖，可选α-葡萄糖苷酶抑制剂阿卡波糖。

（4）对糖尿病合并肾病者可首选格列喹酮，其不影响肾脏功能。

（5）对于老年患者，因为对低血糖的耐受能力差，不宜选用长效、强力降糖药，而应选择服用方便、降糖效果温和的降糖药，如瑞格列奈（诺和龙）。对儿童来讲，1型糖尿病用胰岛素治疗；2型糖尿病目前仅有二甲双胍被批准用于儿童。

（五）用药指导

（1）采用"精细降糖"策略，防止发生低血糖。

（2）注意各药的禁忌证和不良反应，尤其是降糖药可诱发低血糖和休克。补救措施：立即口服葡萄糖水和糖块、巧克力、甜点或静滴葡萄糖注射液。

（3）注意保护肝肾功能，糖尿病合并肝病时，宜服用糖苷酶抑制剂。

（4）注意各类降糖药的正确适宜服药时间。

（5）胰岛素冷处保存，注射胰岛素时宜注意两次注射部位间隔2 cm以上。

项目五　五官、皮肤科疾病

一、青光眼

（一）基本知识

青光眼（glaucoma）是一组以视乳头萎缩及凹陷、视野缺损及视力下降为共同特征的疾病，病理性眼压增高、视神经供血不足是其发病的原发危险因素，视神经对压力损害的耐受性也与青光眼的发生和发展有关。在房水循环途径中任何一环发生阻碍，均可导致眼压升高而引起的病理改变，但也有部分患者呈现正常眼压青光眼。青光眼是导致人类失明的三大致盲眼病之一，总人群发病率为1%，45岁以后为2%。临床上根据病因、房角、眼压描记等情况将青光眼分为原发性、继发性和先天性三大类。

继发性青光眼是由于某些眼病或全身疾病干扰了正常的房水循环而引起的，如眼外伤所致的青光眼、新生血管性青光眼、虹膜睫状体炎继发性青光眼、糖皮质激素性青光眼等，其致病原因均较为明确。先天性青光眼是由于胚胎发育异常、房角结构先天变异所致。

（二）临床表现

原发性青光眼根据眼压升高时前房角的状态，分为闭角型青光眼和开角型青光眼，闭角型青光眼又根据发病急缓，分为急性闭角型青光眼和慢性闭角型青光眼。

1.急性闭角型青光眼

急性闭角型青光眼的发生，是由于眼内房角突然狭窄或关闭，房水不能及时排出，引起房水涨满，眼压急剧升高而造成的。多发于中老年人，40岁以上占90%，女性发病率较高，男女比例为1∶4，来势凶猛，症状急剧，急性发病前可有一过性或反复多次的小发作，表现为突感雾视、虹视，伴额部疼痛或鼻根部酸胀。发病时前房狭窄或完全关闭，表现突然发作的剧烈眼胀、眼痛、畏光、流泪、头痛、视力锐减、眼球坚硬如石、结膜充血，伴有恶心呕吐等全身症状。急性发作后可进入视神经持续损害的慢性期，直至视神经遭到严重破坏，视力降至无光感且无法挽回的绝对期。

2.慢性闭角型青光眼

发病年龄30岁以上。此型发作一般都有明显的诱因，如情绪激动、视疲劳、用眼及用脑过度、长期失眠、习惯性便秘、妇女在经期，或局部、全身用药不当等均可诱发，表现为眼部干涩、疲劳不适、胀痛、视物模糊或视力下降、虹视、头昏痛、失眠、血压升高，休息后可缓解。有的患者无任何症状即可失明，检查时眼压可正常或波动或不太高，20~30 mmHg，眼底早期可正常，此型最易被误诊。如此反复发作，前房角一旦粘连关闭，即可形成暴发型青光眼。

早期症状有4种：①经常感觉眼睛疲劳不适；②眼睛常常酸胀，休息之后就会有所缓解；③视物模糊、近视眼或老花眼突然加深；④眼睛经常感觉干涩。

3.原发性开角型青光眼

多发生于40岁以上的人，25%的患者有家族史，绝大多数患者无明显症状，常常是疾病发展到晚期，视功能严重受损时才发觉，患者眼压虽然升高，前房角始终是开放的。

（三）治疗

1.治疗原则

青光眼是我国主要致盲原因之一，而且青光眼引起的视功能损伤是不可逆的，后果极为严重。一般来说青光眼是不能预防的，但早期发现、合理治疗，绝大多数患者可终生保持有用的视功能。因此，青光眼的防盲必须强调早期发现、早期诊断和早期治疗。治疗目的主要是降低眼压，减少眼组织损害，保护视功能。

2.治疗措施

（1）急性闭角型青光眼：急性发作时要局部频滴缩瞳剂，同时联合应用β肾上腺能受体阻滞剂点眼，口服碳酸酐酶抑制剂等以迅速降低眼压。待眼压降低，炎症反应控制后进一步考虑做激光切除或其他抗青光眼手术。

（2）慢性闭角型青光眼：初期可用缩瞳剂或β肾上腺能受体阻滞剂局部治疗，若药物不能控制眼压或已有明显视神经损害者，须做滤过手术治疗。

（3）原发性开角型青光眼：可先试用药物治疗，局部滴用1～2种眼药控制眼压在安全水平，并定期复查。药物治疗不理想可用激光治疗或做滤过手术，目前最常用的滤过手术是小梁切除术。

（4）先天性青光眼：婴幼儿型以手术治疗为主，可通过房角切开术、小梁切开术治疗；青少年型早期可与开角型青光眼相同，药物治疗不能控制时，可做小梁切开或小梁切除术。

（5）继发性青光眼：治疗原发病同时进行降眼压治疗，若眼压控制不满意，可针对继发原因做相应的抗青光眼手术治疗。

（四）常用药物种类

1.β肾上腺能受体阻滞剂

该类药物通过阻断位于睫状体非色素上皮细胞上的β肾上腺素受体而抑制房水生成，减少房水生成约30%。其对房水外流无影响，不影响瞳孔大小和调节功能，其降压幅度有限，长期应用后期降压效果减弱。药物有0.25%或0.5%噻吗洛尔（timolol，噻吗心安）；1%或2%卡替洛尔（calteolol，美开朗）；0.25%或0.5%左布诺洛尔（levobunolol，贝他根）；0.3%美替洛尔（metipranolol，OptiPranolol）；0.25%或0.5%倍他洛尔（betaxolol，贝特舒）。

2.前列腺素衍生剂

目前在一些发达国家和地区前列腺素衍生剂已经成为原发性开角型青光眼的一线用药。该类药物是目前最有效的眼局部降眼压药（常可使眼压降低20%～40%），增加房水经葡萄膜巩膜外流通道排出。药物有0.005%拉坦前列素（1atanoprost，适利达）；0.004%曲伏前列素（travoprost，苏为坦）；0.03%贝美前列素（bimatoprost，卢美根）；0.15%乌诺前列素（unoprostone，瑞灵）。近年来出现一些前列腺素衍生剂复合制剂，如Xalacom（拉坦前列素+噻吗洛尔）、Ganfort（贝美前列素+噻吗洛尔）、Combigan（溴莫尼定+噻吗洛尔）、DuoTrav（曲伏前列素+噻吗洛尔）等。

3.肾上腺能受体激动剂（拟交感神经药）

兴奋α和β受体，可以有效地降低眼压。这些药物有0.2%溴莫尼定（brimonidine，阿法根）、阿可乐定、地匹福林、肾上腺素等。

4.碳酸酐酶抑制剂

通过抑制睫状体非色素上皮细胞内碳酸酐酶减少房水生成降低眼压。1%布林佐胺（Brinzolamide，Azopt派立明）、2%杜噻酰胺（Dorzolamide，多佐胺）、复合制剂Cosopt（多佐胺+噻吗洛尔），每天2~3次。

5.拟胆碱药（缩瞳剂）

常用为1%~4%毛果芸香碱（pilocarpine）滴眼液，4%毛果芸香碱凝胶。

6.高渗剂

多作为局部用药不能良好控制眼压时的补充，或手术前用药，剂量和时间均不宜过大或过长，以免引起全身更多的不良反应。通过提高血浆渗透压来降低眼压。以甘露醇为代表。

（五）用药指导

（1）若局部滴用一两种药物即可使眼压控制在安全水平，患者能配合治疗并定期复查，则可先试用药物治疗。

（2）如无禁忌证，可首选β受体阻滞剂或前列腺素衍生剂。

（3）一种药物不能控制眼压，可换用另一药物。

（4）第一次用药时可进行单眼治疗试验，另一眼作为基线对照以评价药物效果（特别适用于24 h眼压曲线波动较大者）。治疗后双眼眼压相差大于4 mmHg则表示有效。但某些药物（尤其是β受体阻滞剂）可能对另一眼有交叉作用。如单眼试验有效，再开始双眼治疗。

（5）如滴用单一药物眼压仍未控制在安全水平，可联合应用作用机制不同的药物。

（6）掌握正确的滴眼药水方法，遵医嘱按时按量用药，滴眼剂、眼药膏宜放于阴凉避光处，部分药物要求冰箱冷藏保存。两种药物滴眼应间隔5 min以上。滴药后压迫泪囊区或闭合眼睑1~2 min，有助于维持局部药物浓度并减少全身吸收。

（7）保持心情舒畅，学会控制情绪，不宜激动，保证良好睡眠，避免过度劳累，适当地从事体力劳动，减少脑力劳动，进行必要的体育锻炼。生活有规律，劳逸结合，多在户外活动，多呼吸新鲜空气。避免长时间看电视、电影，避免长时间低头，避免在暗室久留（如电影院），上衣领不宜过紧。闭角型青光眼患者如果睡眠不好，不宜吃安定，以免引起眼压升高。

二、荨麻疹

（一）基本知识

荨麻疹俗称风疹块，是由于皮肤、黏膜小血管扩张及渗透性增加而出现的一种局限性水肿反应，通常在2~24 h内消退，但反复发生新的皮疹。病程迁延数日至数月。临床上较为常见。荨麻疹的病因非常复杂，约3/4的患者找不到原因，特别是慢性荨麻疹。常见原因主要有食物及食物添加剂、吸入物、感染、药物、物理因素（如机械刺激、冷热、日光等）、昆虫叮咬、精神因素和内分泌改变、遗传因素等。

（二）临床表现

基本损害为皮肤出现风团。常先有皮肤瘙痒，随即出现风团，呈鲜红色或苍白色、皮肤色，少数患者有水肿性红斑。风团的大小和形态不一，发作时间不定。风团逐渐蔓延，融合成片，由于真皮乳头水肿，可见表皮毛囊口向下凹陷。风团持续数分钟至数小时，少数可延长至数天后消退，不留痕迹。皮疹反复成批发生，以傍晚发作者多见。风团常泛发，亦可局限。有时合并血管性水肿，偶尔风团表面形成大疱。部分患者可伴有恶心、呕吐、头痛、头胀、腹痛、腹泻，严重患者还可有胸闷、不适、面色苍白、心率加速、脉搏细弱、血压下降、呼吸短促等全身症状。

疾病于短期内痊愈者，称为急性荨麻疹。若反复发作达每周至少2次并连续6周以上者称为慢性荨麻疹。除了上述普通型荨麻疹，还有特殊类型的荨麻疹：皮肤划痕荨麻疹/人工荨麻疹、延迟性皮肤划痕症、延迟性压力性荨麻疹、胆碱能性荨麻疹、寒冷性荨麻疹、日光性荨麻疹、接触性荨麻疹。另外，还有热荨麻疹、运动性荨麻疹、震颤性荨麻疹、水源性荨麻疹、肾上腺素能性荨麻疹、电流性荨麻疹等更少见的类型的荨麻疹等。

（三）治疗

1.一般治疗

由于荨麻疹的原因各异，治疗效果也不一样。治疗具体措施如下：

（1）去除病因：对每位患者都应力求找到引起发作的原因，并加以避免。如果是感染引起者，应积极治疗感染病灶。药物引起者应停用过敏药物；食物过敏引起者，找出过敏食物后，不要再吃这种食物。

（2）避免诱发因素：如寒冷性荨麻疹应注意保暖，乙酰胆碱性荨麻疹减少运动、出汗及情绪波动，接触性荨麻疹减少接触的机会等。

2.药物治疗

抗过敏、抑制免疫反应、抗炎、收敛、止痒等。

（四）常用药物种类

（1）抗组胺类药物：①H受体拮抗剂具有较强的抗组胺和抗其他炎症介质的作用，治疗各型荨麻疹都有较好的效果。常用的H_1受体拮抗剂有苯海拉明、赛庚啶、扑尔敏等，阿伐斯汀、西替利嗪、咪唑斯汀、氯雷他定、依巴斯汀、氮卓斯汀、地氯雷他定等；单独治疗无效时，可以选择两种不同类型的H_1受体拮抗剂合用或与H_2受体拮抗剂联合应用，常用的H_2受体拮抗剂有西咪替丁、雷尼替丁、法莫替丁等。用于急、慢性荨麻疹和寒冷性荨麻疹均有效。剂量因人而异。②多塞平是一种三环类抗抑郁剂，对慢性荨麻疹效果尤佳，且不良反应较小。对传统使用的抗组胺药物无效的荨麻疹患者，多塞平是较好的选用药物。

（2）抑制肥大细胞脱颗粒作用，减少组胺释放的药物：硫酸间羟异丁肾上腺素、酮替酚、色甘酸钠、曲尼司特。

（3）糖皮质激素：为治疗荨麻疹的二线用药，一般用于严重急性荨麻疹、荨麻疹性血管炎、压力性荨麻疹对抗组胺药无效时，或慢性荨麻疹严重激发时，静脉滴注或口服，应避免长期应用。常用药物如下：①泼尼松；②曲安西龙；③地塞米松；④复方倍他米松（得宝松）。紧急情况下，采用氢化可的松、地塞米松或甲泼尼龙静脉滴注。

（4）免疫抑制剂：当慢性荨麻疹患者具有自身免疫基础，病情反复，上述治疗不能取得满意疗效时，可应用免疫抑制剂，环孢素具有较好的疗效，硫唑嘌呤、环磷酰胺、甲氨蝶呤及免疫球蛋白等均可试用，雷公藤也具有一定疗效。由于免疫抑制剂的副反应发生率高，一般不推荐用于荨麻疹的治疗。

另外，降低血管通透性的药物，如维生素C、维生素P、钙剂等，常与抗组胺药合用。由感染因素引起者，可以选用适当的抗生素治疗。

（五）用药指导

（1）注意生活要规律，避免熬夜劳累，精神放松，适当锻炼身体，提高机体抵抗力，积极治疗原发病等。

（2）禁酒，禁食辛辣刺激性食物，忌食鱼虾蟹蚌、螺蛳、海鲜、牛羊肉、狗肉、韭菜、莴苣、芹菜等"发物"，不食零食，不食不新鲜食物。既往（过去）对某种食物（鸡蛋、牛奶、南瓜、荞面、芒果、菠萝等）过敏者，亦禁食之。易过敏的食物、药物，慎吃、慎用。

（3）尽量避免风吹、日晒，冷风会诱发寒冷性荨麻疹，风里有大量花粉、粉尘、尘螨、霉菌、动物皮毛等，会加重过敏症状。尽量避免接触猫狗等宠物，避免接触花草树木；遇风大，戴口罩。

（4）忌用热水洗澡、搓（擦）澡，少洗澡，必要时温水冲澡，少洗头，洗头时注意不要让水流至身体其他部位。洗护用品、化妆品选用须经过敏试验为阴性的产品，不宜尝试新品。

（5）尽量避免受凉感冒，有明显细菌感染者，加用阿奇霉素抗感染，多饮水，促进变应原（过敏原）排泄。

（6）去医院诊治。痊愈后，经济条件允许者，停药后二周可查过敏原（特殊变应原）。

·第四部分·

临床合理用药知识

项目一　药理学首选药汇总

（1）重症肌无力首选：新斯的明

（2）过敏性休克首选：肾上腺素

（3）心源性休克首选：多巴胺

（4）有机磷中毒消除烟碱样症状（N样症状）首选：氯解磷定

（5）焦虑首选：地西泮（安定）

（6）癫痫持续状态首选：地西泮

（7）癫痫大发作、局限性发作首选：苯妥英钠

（8）精神运动性发作首选：卡马西平

（9）防治小发作首选：乙琥胺

（10）小发作合并大发作首选：丙戊酸钠

（11）子痫引起的惊厥首选：硫酸镁

（12）帕金森病改善症状首选：左旋多巴

（13）治疗精神分裂症的一线药物：利培酮

（14）治疗躁狂症的基本药物：碳酸锂

（15）风湿和类风湿性关节炎首选：阿司匹林

（16）痛风急性发作首选：秋水仙碱

（17）唯一能抑制尿酸合成的药物：别嘌醇

（18）高血压合并糖尿病、肾病、心力衰竭、左心肥厚及急性心肌梗死后首选：卡托普利

（19）高血压合并溃疡病首选：可乐定

（20）轻中原发性，肾性高血压首选：卡托普利

（21）高血压合并心力衰竭首选：ACEI和β受体阻断类

（22）高血压危象、高血压急症首选：硝普钠

（23）稳定型、不稳定型心绞痛首选：硝酸甘油

（24）变异型心绞痛首选：钙通道阻滞药（硝苯地平）

（25）伴有房颤或心室率快的心功能不全首选：强心苷

（26）房颤、房扑首选：强心苷

（27）急性心肌梗死并发室性心律失常首选：利多卡因

（28）强心苷中毒所致的快速性心律失常首选：苯妥英钠

（29）强心苷中毒引起的窦性心动过缓和房室传导阻滞的治疗药物：阿托品

（30）窦性心动过速、交感儿茶酚胺型心律失常首选：普萘洛尔

（31）房性心律失常首选：奎尼丁

（32）严重而顽固的心律失常首选：胺碘酮

（33）阵发性室上性心动过速首选：维拉帕米

（34）缓慢性心律失常：阿托品和异丙肾上腺素治疗

（35）急性肺水肿首选：呋塞米静脉注射

（36）水肿的首选利尿药：氢氯噻嗪

（37）轻、中度心源性水肿首选：噻嗪类（氢氯噻嗪）

（38）醛固酮升高引起的顽固性水肿的治疗药物：螺内酯

（39）脑水肿降低颅内压，急性青光眼首选：甘露醇

（40）低血容量休克首选：中分子右旋糖酐

（41）卓-艾综合征首选：奥美拉唑

（42）胸膜炎干咳伴有胸痛的首选药：可待因

（43）支气管哮喘急性发作首选：选择性β_2受体阻断药吸入给药

（44）重度缺铁性贫血首选：硫酸亚铁，可配合使用维生素C增加吸收

（45）巨幼红细胞贫血首选：叶酸配维生素B_{12}

（46）荨麻疹、过敏性鼻炎首选：H_1受体阻断药

（47）感染中毒性休克、多发性皮肌炎首选：糖皮质激素

（48）重症甲状腺机能亢进症、甲状腺危象首选：丙硫氧嘧啶（PTU）

（49）伴有肥胖的2型糖尿病首选：二甲双胍

（50）革兰阳性菌、革兰阴性球菌中敏感菌感染首选：青霉素G

（51）钩端螺旋体病、淋病首选：青霉素G

（52）肠球菌感染首选：青霉素G+链霉素

（53）脑膜炎球菌感染首选：青霉素G+磺胺嘧啶（SD）

（54）产酶金黄色葡萄球菌感染首选：耐酶青霉素类

（55）肺炎杆菌感染首选：第二代头孢菌素、庆大霉素

（56）军团菌病、弯曲杆菌肠炎、弯曲杆菌败血症、支原体肺炎、沙眼衣原体所致的婴儿肺炎和结膜炎、红癣、痤疮、白喉带菌者首选：红霉素

（57）肺炎支原体感染首选：大环内酯类、四环素类

（58）金黄色葡萄球菌引起的骨髓炎及关节感染首选：林可霉素类（克林霉素）

（59）急慢性骨髓炎首选药、化脓性关节炎首选：第三代氟喹诺酮类

（60）鼠疫、兔热病首选：链霉素

（67）严重的革兰阴性杆菌感染首选：庆大霉素

（62）大肠杆菌感染首选：庆大霉素、哌拉西林

（63）变形杆菌感染首选：庆大霉素

（64）绿脓杆菌感染首选：阿卡米星

（65）立克次体感染（斑疹伤寒、Q热、恙虫病）、支原体感染（支原体肺炎、泌尿生殖系统感染）、衣原体感染（鹦鹉热、沙眼和性病淋巴肉芽肿）、布鲁斯菌病和霍乱弧菌感染首选：四环素类

（66）伤寒、副伤寒首选：氟喹诺酮类、头孢曲松

（67）敏感菌株所致的伤寒、副伤寒首选：氯霉素类

（68）铜绿假单胞菌性尿道炎首选：环丙沙星

（69）泌尿生殖系统感染首选：环丙沙星、氧氟沙星

（70）普通型流行性脑脊髓膜炎首选：磺胺嘧啶

（71）诺卡菌属引起的肺部感染、脑膜炎、脑脓肿首选：磺胺嘧啶

（72）流行性脑脊髓膜炎首选：磺胺嘧啶

（73）厌氧菌感染、阴道滴虫病、阿米巴病、贾第鞭毛虫病首选：硝基咪唑类（甲硝唑）

（74）耐甲氧西林葡萄球菌和耐甲氧西林表皮葡萄球菌所致的严重感染首选：万古霉素类

（75）结核病首选：异烟肼与利福平联合用药

（76）麻风病首选：氨苯砜

（77）深部真菌感染首选：两性霉素B

（78）单纯疱疹病毒感染、水痘-带状疱疹病毒感染首选：阿昔洛韦

（79）HIV感染首选：齐多夫定

（80）控制疟疾症状首选：氯喹

（81）疟疾病因性预防首选：乙胺嘧啶

（82）控制复发和阻止疟疾传播，根治间日疟首选：伯氨喹

（83）蛲虫单独感染首选：吡维铵

（84）多发性骨髓瘤首选：美法仑（口服）

（85）蛔虫病首选：阿苯达唑

（86）高效、广谱、低毒的抗肠虫药：阿苯达唑

（87）吸虫病和绦虫病首选：吡喹酮

（88）小细胞肺癌首选：依托泊苷

（89）脑瘤首选：替尼泊苷

（90）膀胱癌首选：塞替派

项目二 **药品说明书正确使用**

一、药品说明书概述

说明书是指导怎样使用药物的依据之一，具有法律效力。在使用药物之前正确解读说明书是安全合理用药的前提。我国《药品管理法》规定，药品包装盒内必须有说明书，进口药必须有中英文对照的说明书。药品说明书必须注明药品名称、主要成分、适应证或功能主治、用法用量、不良反应、禁忌证、注意事项、规格、有效期、贮存要求、批准文号，以及生产企业地址、电话等信息。一般药品说明书有两种形式：一种是直接印制在药品包装盒或瓶签上；另一种是单独印制附于包装盒内。

二、药品说明书相关信息解读

（一）药品名称

药品名称包括通用名、商品名、化学名等，通用名是经国家相关部门批准载入国家正式药品标准的药品法定名称。国际非专利名称，指在全世界都可通用的名称，在一定程度上可以反映出药物的主要化学成分，如对乙酰氨基酚，具有强制性和约束性。若药物制剂中含有两种以上成分、各药名不能全部简缩时，则在能简缩的成分前加"复方"二字，如复方氨酚烷胺。商品名是药品生产厂商自己确定，经药品监督管理部门核准的由特定企业使用的某药品专用的名称，具有专有性，不得仿用。在一个通用名下，由于生产厂家的不同，可有多个商品名称，如感康、感叹号。商品名在商品经济环境下已不仅是一种产品区别于其他产品的符号，还具有参与市场竞争的特殊功能。有些药品的商品名就是商标名，是药品生产或经营企业为了树立自己的形象和品牌，给自己企业的产品注册的商标名，如芬必得。为用药安全，原卫生部规定，自2007年5月1日开始，医生开具处方必须使用药品通用名。

（二）主要成分

药品有单一成分和复方成分。西药以单方居多，其主要成分在大多数情况下与通用名相同。中成药则以复方产品居多，如感冒清的主要成分为板蓝根、岗梅根、穿心莲、盐酸吗啉胍等。

（三）适应证或功能主治

适应证也称为作用与用途，是指某一药物主要适宜于哪些病症的治疗。适应证乃是厂商所推荐的临床应用情况，由发证单位审查相关资料并核准后才得以刊载的内容，缺乏充分文献作证的功能不应刊登于适应证栏。适应证一般列出该药能够治疗的病症或是疾病类别，如感染性疾病、植物神经功能紊乱等。此项在中成药的说明书中用"功能主治"表示。

（四）用法

用法通常是指给药的次数、间隔时间及给药途径等。给药途径主要包含口服、含服、肌内注射、静脉注射、皮下注射和外用、喷雾、肛用等。药品的用法都是经过很多科学研究得到的实际数据而确定的，所以一定要严格按照用法服用。注意以下几个概念，有助于正确理解有关用法的说明：

1.服药间隔

应严格按照说明书上的标明服用，如：每天1次、2次或3次等。每天3次：表示每8 h服药1次；每天2次：表示每12 h服1次。必须严格按要求按时服用，这样可避免药物在血液中的浓度出现较大波动，获得最佳的治疗效果和减少药物的不良反应。每天1次：服药时间根据具体病情而定。如高血压患者的血压通常在上午开始上升较明显，后半夜到早晨比较低，所以上午服降压药比较好。

2.饭前或饭后服用

药品饭前还是饭后服用主要考虑如下几点：

（1）药物的用途。如果是治疗消化系统疾病的应该在饭前或空腹时服用，可以直接与胃黏膜接触，利于吸收。

（2）药物的化学性质。如果药物是碱性，遇到胃酸可能降低药物作用，这样的药物应该在饭后服用。

（3）对胃的刺激性。对胃黏膜有刺激的药物都应该在饭后服用。

3.掰开服

随着药物制剂学的不断发展，临床上出现了很多新的剂型，如缓控制剂。这些剂型的药物不能掰开服用，因为此类剂型的药有一个完整的特殊结构，只有在此结构完整时药物才能起缓释、控释作用。一旦掰开破坏特殊结构，会使药物的释放速度达不到缓慢释放和控制释放的效果。此外，肠溶片也不能掰开服。

4.忌口

服药时最好用白开水送服，不能用茶、牛奶、酒及某些饮料（葡萄汁、柚汁）来送服药品。因为茶、牛奶、酒及某些饮料可能与药物在胃肠道内或血液中发生化学或物理反应，影响体内药物代谢酶的正常功能，从而使药物疗效降低或毒性增加，药物治疗达不到应有的效果。服药时一定要注意忌口，比如牛奶中含钙，与四环素类药物同服可使其发生反应，降低疗效。

（五）用量

用量通常注明每次几片，每天几次。有时标明的是每次多少毫克（克）或每日多少克（毫克），分几次服，这时就要根据药品的规格计算出药粒（片、包、支）数。药物用量应根据年龄不同而区别，说明书上的用量大都为成人剂量，一般18岁以上使用成人剂量，60岁以上老人通常用成人剂量的3/4，小儿用药量比成人的小，可根据年龄按成人剂量折算，也可按体重或按体表面积计算用药量。

注意用量可使药物在血液中或组织部位达到有效治疗疾病的浓度，又不至于引起不良反应。特别要重视的是老年人和儿童，因为其生理病理状态与成人大不相同，药物的用量要有相应的减量。

要清楚用量，首先应知道规格，药品规格是指单位制剂（如每片、每包或每支）内含有效成分的量，如安乃近每片为0.5 g，复方制剂有的只标主要成分，如复方阿司匹林（APC片）只标明含阿司匹林等0.42 g；有的则标明所有成分含量，如维生素C片，其规格为100 mg×100粒，表示每粒药物中含维生素C 100 mg，这瓶总共有100粒药物。药物用量常注明一天几次，每次多少量。如：每天3次，每次5 mg，如果规格为每片20 mg，那么每次用量为1/4片，每天3次，一天的总用量为3/4片；如果规格为每片2.5 mg，则每次用量为2片，一天总用量为6片。

（六）不良反应

药品不良反应是指合格药品在正常用法用量的情况下，出现对人体有害或意外的反应。

读药品说明书时应重视药品不良反应。药品说明书上所列的不良反应不是每个人都会发生，出现药品不良反应与很多因素有关，如身体状况、年龄、遗传因素、饮酒等。正常情况下药品生产企业会把可能发生的药品不良反应都写在说明书上，哪怕很少见的情况也不例外，真正没有不良反应的药品为零。

（七）药物的相互作用

患者在就诊时医生常会开多种药，特别是多病老人，可能看过多个科的医生，每科的医生都会开出相应的药物，但患者取药后服用时很可能会出现一次将几种药同时服用的情况，这是不合理的。因为很多药物联合使用时会发生相互作用，有的相互作用是有益的，有的是有害的，有的是已知的，有的是未知的，联合后可能对患者的身体造成损害，使用时要特别注意，要遵医嘱，咨询药师，同时详细阅读好药品说明书。

（八）注意事项

注意事项主要是对服药和服药期间的相关要求，对自身疾病不利的地方，以及忌用的食品和药品。说明书上常列出慎用、忌用和禁用对象，要引起注意。

禁忌证与适应证是对立的，为不应使用此药之情况。"禁用"是对用药的最严厉警告。禁用就是禁止使用。"慎用"提醒服药的人服用本药时要小心谨慎，不是说不能使用。"忌用"比"慎用"进了一步，已达到不适宜使用或应避免使用的程度。标明"忌用"的药，说明其不良反应比较明确，发生不良后果的可能性很大，但人有个体差异不能一概而论，故用"忌用"一词以示警告。

（九）有效期

有效期指该药品被批准的使用期限。有效期应当按照年、月、日的顺序标注，年份用四位数字表示，月、日用两位数表示。其具体标注格式为"有效期至×××年×月"或者"有效期至×××年×月×日"；也可以用数字和其他符号表示为"有效期至××××.×."或者"有效期至××××/×/×"等。

有效期若标注到日，应当为起算日期对应年、月、日的前一天，若标注到月，应当为起算月份对应年、月的前一月。例：某化学药品，有效期24个月，生产日期2006年6月1日，标签中有效期可表达为"有效期至2008年5月31日"或者"有效期至2008年5月"等形式。

（十）药品贮存

贮藏项下的规定，系为避免污染和降解而对药品贮存与保管提出的基本要求，影响药品质量的因素主要包括空气、温度、湿度、明暗、时间等。需要避光或冷藏的药品，一般会在此处说明贮存要求。

贮藏通常以下列名称术语表示："避光"系指用不透光的容器包装，例如棕色容器或黑纸包裹的无色透明、半透明容器；"密闭"系指将容器密闭，以防止尘土或异物进入；"密封"系指将容器密封以防止风化、吸潮、挥发或异物进入；"熔封或严封"系指将容器熔封或用适宜的材料严封，以防止空气与水分的侵入并防止污染；"阴凉处"系指不超过20℃；"凉暗处"系指避光并不超过20℃；"冷处"系指2~10℃，主要包括抗生素、生物制品、血液制品、脏器制品等；"常温"系指10~30℃。

三、正确阅读药品说明书

阅读说明书时应该注意：重点阅读 药品的名称及主要成分、适应证、用法用量及注意事项；谨慎阅读药物不良反应、孕妇及哺乳期妇女用药及药物相互作用；专业咨询药理毒理、药代动力学；一般浏览有效期、贮藏、性状、批准文号。

项目三　特殊人群的用药指导

一、老年人用药注意事项

剂量宜小不宜大。因老年人吸收功能下降，加上老年人肝酶活性和肾排泄能力下降，药物分解变慢，体内蓄积增加，易产生毒副反应。一般来说，从50岁开始，每增加1岁应减少成人用量的1%，60岁以上的，用药量应为成人量的1/3，70岁用1/4，80岁用1/5。

品种宜少不宜多。有些药物之间存在协同作用，有些存在对抗作用。老年人用药品种越多，发生药物不良反应的机会也越多，如阿司匹林与激素类药品同用可诱发溃疡病大出血。老年人用药应突出重点，兼顾其他，用药品种最好不超过4种。

疗程宜短不宜长。老年人肾功能减退，用药越来越容易发生药物蓄积中毒，有时还可能产生耐药性，所以，老年人用药疗程应根据病情以及医嘱合理缩短。

方式宜中不宜西。根据老年人代谢下降，反应迟缓的生理特点，老年人用药以中西医结合为好。传统观念认为，中药比西药作用缓和，副作用少，老年人使用中药治疗更安全一些。

二、儿童用药注意事项

儿童在使用抗生素时应注意以下几点：

（1）一般的感冒发热不要上来就用抗生素，非用不可时，也应首选青霉素。

（2）在确须使用抗生素时，不可几个疗程连续使用。

（3）不要同时联合使用氨基糖苷类的药物，如庆大霉素与卡那霉素，联用不仅不会增强疗效和扩大抗菌范围，反而会增大毒性。

（4）使用后要密切观察，一旦出现耳鸣、耳内发胀、口面部发麻、头痛头晕、恶心呕吐等早期中毒症状时，应立即停药，必要时找医生诊治。

（5）肾功能不良者、婴幼儿、孕妇及对抗生素毒性敏感者及他们的子女应慎用抗生素。

用药时应注意剂量不宜过大，服用时间不宜过长；注意多喝开水，促进药物的吸收与排泄；3岁以下的小儿肝肾功能尚未发育成熟，故应注意选择肝肾毒性小的药物。

四环素可使儿童牙釉质损伤，形成黄斑牙，甚至影响骨骼发育。目前临床上使用的四环素为成人用剂型，儿童不应使用，孕妇、哺乳期妇女也应慎用。此外，氨茶碱、成人用滴鼻净及激素、兴奋剂、安眠药等，禁止给儿童乱用，以防中毒。

三、哺乳期妇女用药注意事项

哺乳期妇女服药后，药物会通过乳汁进入新生儿体内，所以用药要特别谨慎。须在医生的指导下，采取合理用药原则，否则会对宝宝的身体造成损害。

（1）不可自己随意乱服药。哺乳期妇女一定要慎重使用药物。需要用药时，应向医生说明自己正在喂奶，不可自己随意乱服药。

（2）不应随意中断哺乳。除了少数药物在哺乳期禁用外，其他药物在乳汁中的排泄量，很少超过哺乳期妇女用药的1%～2%，这个剂量不会损害宝宝的身体。对于服用安全的药，不应该中断哺乳。

（3）服药后调整哺乳时间。为了减少宝宝吸收药量，哺乳期妇女可在哺乳后马上服药，并尽可能推迟下次哺乳时间，至少要隔4 h，使乳汁中的药物浓度降到最低。

（4）不宜服用避孕药。避孕药中含有的睾丸酮、黄体酮等进入哺乳期妇女体内，会抑制泌乳素生成，使乳汁分泌量下降。而且，避孕药中的有效成分会随着乳汁进入宝宝体内，使男婴乳房变大及女婴阴道上皮增生。因此，哺乳的妇女不宜采用药物避孕的方法。

（5）不可滥用中药。有些中药会进入乳汁中，使乳汁变黄，或有回奶作用，如大黄、炒麦芽、逍遥散、薄荷等。

项目四　常用药品的正确使用方法

一、正确服用药品

药品口服后，可经胃肠道吸收而作用于全身或滞留在胃肠道作用于胃肠局部。口服是较安全、方便和经济的用药方法，也是最常用的方法。但遇到以下情形时不宜采用：①患者昏迷不醒或不能吞咽；②因胃肠有病，不能吸收；③由于药物本身的性质，不易在胃肠吸收或能被胃肠的酸碱性、酶所破坏（如胰岛素、青霉素等）；④口服不能达到药物的特定作用（如口服硫酸镁只能起到泻下作用，如须发挥镇静作用必须注射）。在上述情况下都必须采用其他给药方法。

（一）用药次数与用药时间

（1）大多数药品是每日3次，即每间隔8 h服用1次，以使血药浓度保持平稳。在体内消除快的药品，给药次数可略予增加；在体内消除慢的药品，可每日服用2次（如磺胺嘧啶、复方磺胺甲噁唑）或1次（多西环素、氨氯地平），甚至间隔3~5 d服用1次（如磺胺多辛）。长期服药，要警惕可能引起药品在体内的蓄积而中毒。有些药品由于毒性较大或消除缓慢，因而对其日剂量和疗程均有限制性规定。

（2）药品的服用时间，须根据药品而定。一般服药时间见下表。

药品的服用时间表

服药时间	药品示例	说　明
清晨空腹	1. 肾上腺皮质激素 如泼尼松（强的松）、泼尼松龙（强的松龙）、倍氯米松、地塞米松（氟美松）等	因为人体内激素的分泌高峰出现在早晨7—8时，此时服用可避免药品对激素分泌的反射性抑制作用，对下丘脑-垂体-肾上腺皮质的抑制较轻，可减少不良反应
	2. 长效降压药 如氨氯地平（络活喜）、依那普利（悦宁定）、贝那普利（洛汀新）、拉西地平（乐息平）、氯沙坦（科素亚）、缬沙坦（代文）、索他洛尔（施太可）、复方降压平（北京降压0号）	血压在早晨和下午各出现1次高峰，因此为有效控制血压，每日仅服1次的长效降压药宜在早7时左右服；每日服2次的降压药宜在下午4时再补充1次
	3. 抗抑郁药 如氟西汀（百忧解）、帕罗西汀（赛乐特）、瑞波西汀、氟伏沙明	抑郁的症状如忧郁、焦虑、猜疑等常表现晨重晚轻

（续表）

服药时间	药品示例	说　明
	4. 驱虫药 如四氯乙烯、甲硝唑	迅速进入肠道并保持高浓度
	5. 盐类泻药 如硫酸镁、硫酸钠	晨服可迅速在肠道发挥作用，服后4～5 h致泻
	6. 免疫抑制剂 如青霉胺	因为食物可减少其吸收
餐前（餐前30~60 min）	1. 止泻药 如鞣酸蛋白、药用炭	鞣酸蛋白餐前服，可迅速通过胃进入小肠，遇碱性小肠液而分解出鞣酸，使蛋白凝固，起到收敛和止泻作用。药用炭饭前服，胃内食物少，便于发挥吸附胃肠道有害物质及气体的作用
	2. 胃黏膜保护剂 如氢氧化铝或其复方制剂（胃舒平）、复方铝酸铋（胃铋治）	餐前吃可充分地附着于胃壁，形成一层保护膜
	3. 苦味药 如龙胆、大黄	宜于餐前10 min左右服，可增加食欲和胃液分泌
	4. 促进胃动力药 如甲氧氯普胺（胃复安）、多潘立酮（吗丁啉）、西沙必利（普瑞博思）、莫沙必利	宜于餐前吃，以利于促进胃蠕动和食物向下排空，帮助消化
	5. 降血糖药 如甲苯磺丁脲（甲糖宁）、格列本脲（优降糖）、格列吡嗪（瑞易宁、美吡达）、格列喹酮（糖适平）	小剂量在早餐前服用疗效高，血浆达峰浓度时间比餐中服用短
	6. 滋补药 如人参、鹿茸等与其他一些对胃无刺激性的滋补药。	于餐前服用吸收快
	7. 抗生素 如头孢拉定（泛捷复、克必力）；头孢克洛（希刻劳）、氨苄西林（安比林）、阿莫西林（阿莫仙）、阿奇霉素（泰力特）、克拉霉素（克拉仙）、异烟肼、利福平	与食物同服可延迟吸收
	8. 肠用丸剂	使较快通过胃入肠，不为食物所阻
	9. 利胆药（如小剂量硫酸镁、胆盐）、胆道抗感染药（如磺胺脒）、驱虫药（如甲紫）	使药品通过胃时不至过分稀释
	10. 胃肠解痉药（如阿托品及其合成代用品）、止吐药（如吐来抗）、内服局麻药（如苯佐卡因）、抗酸药（如碳酸氢钠）	使药品保持有效浓度，发挥作用快
餐时	1. 助消化药 乳酶生、酵母、胰酶、淀粉酶	宜在餐中吃，一是与食物混合在一起以发挥酶的助消化作用，二是避免被胃液中的酸破坏
	2. 降糖药 如二甲双胍（格华止）、阿卡波糖（拜糖苹）、伏格波糖（倍欣）	餐中服以减少对胃肠道的刺激

（续表）

服药时间	药品示例	说　明
	3. 抗真菌药 如灰黄霉素	灰黄霉素难溶于水，与脂肪餐同服后，可促进胆汁的分泌，促使微粒型粉末的溶解，便于人体吸收，可提高血浆浓度近2倍
	4. 非甾体抗炎药 如舒林酸（奇诺力）、吡罗昔康（炎痛喜康）、伊索昔康、氯诺昔康（可塞风）、美洛昔康（莫比可）、奥沙普照秦（诺松）	舒林酸（奇诺力）与食物同服，可使镇痛的作用更持久。吡罗昔康、伊索昔康、氯诺昔康、美洛昔康、奥沙普秦与饭同服，可减少胃黏膜出血
	5. 治疗胆结石和胆囊炎药 如熊去氧胆酸（护肝素）	于早、晚进餐时服用，可减少胆汁、胆固醇的分泌，有利于结石中胆固醇的溶解
餐后（餐后15~30 min）	大部分药品可在饭后服，特别是： 1. 刺激性药品，包括阿司匹林、水杨酸钠、保泰松、吲哚美辛（消炎痛）、布洛芬（芬必得）、盐酸奎宁、硫酸亚铁、金属卤化物（如碘化钾、氯化铵、溴化钠等）、呋喃丙胺、亚砷酸钾溶液、醋酸钾、多西环素、黄连素	避免对胃产生刺激
	2. 维生素 如核黄素（维生素B$_2$）	以利于吸收
	3. 其他 如呋喃妥因、普萘洛尔、苯妥英钠、螺内酯、氢氯噻嗪	以利于吸收
睡前	1. 催眠药 各种催眠药的起效时间有快、慢之分，水合氯醛、咪达唑仑（速眠安）、司可巴比妥（速可眠）、艾司唑仑（舒乐安定）、异戊巴比妥（阿米妥）、地西泮（安定）、硝西泮（硝基安定）、苯巴比妥（鲁米那）分别约在服后10 min、15 min、20 min、25 min、30 min、40 min、45 min或60 min起效，失眠者可择时选用，服后安然入睡	使适时入睡
	2. 平喘药 如沙丁胺醇、氨茶碱、二羟丙茶碱（喘定）	哮喘多在凌晨发作，睡前服用沙丁胺醇、氨茶碱、二羟丙茶碱（喘定），止喘效果好
	3. 降血脂药 包括洛伐他汀（美降脂）、辛伐他汀（舒降之）、普伐他汀（普拉固）、氟伐他汀（来适可）	提倡睡前服，因为肝脏合成脂肪的峰期多在夜间，睡前服药有助于提高疗效
	4. 抗过敏药 苯海拉明、异丙嗪、氯苯那敏（扑尔敏）、特非那定（敏迪）、赛庚啶、酮替芬	服后易出现嗜睡、困乏和注意力不集中，睡前服安全并有助睡眠
	5. 缓泻药 如酚酞（果导）、比沙可啶、液状石蜡	服后约12 h排便，于次日晨起泻下

（二）需要嚼碎服用的药品

在普通人看来，药片须整片吞咽。然而，有一部分药片依其所对疾病的作用非嚼不可。像复方氢氧化铝、氢氧化铝片、胶体次枸橼酸铋片，嚼碎后进入胃中很快地在胃壁上形成一层保护膜，从而减轻胃内容物对胃壁溃疡的刺激；如酵母片，因其含有黏性物质较多，不嚼碎在胃内形成黏性团块，会影响药品的作用；再如冠心病患者随身携带保健盒，心绞痛发作时，要取出其中的硝酸甘油片嚼碎含于舌下，才能迅速缓解心绞痛症状；高血压患者在血压突然增高，当舒张压达13.3 kPa（100 mmHg）以上时，立即以一片硝苯地平（心痛定）嚼碎舌下含化，则能起到速效降压作用，从而免除血压过高可能带来的危险。另外，有些药品的剂型为咀嚼片（西咪替丁咀嚼片、铝镁加咀嚼片、孟鲁司特咀嚼片），更需要咀嚼细碎后而发挥作用。

（三）不可嚼碎服用的药品

1.肠溶片

肠溶片是指在胃液中不崩解，而在肠液中能够崩解和吸收的一种片剂，将药物制成肠溶片是为了满足药物性质及临床医疗的需要。这是因为许多药在胃液的酸性条件下不稳定，易分解失效或对胃黏膜有刺激性，还有的药只在小肠中能吸收。因此，在片剂外层包裹一些明胶、虫胶、邻苯二甲酸醋酸纤维素、树脂等肠溶衣，使得在胃液中2 h不会发生崩解或溶解，如果吃药时，把肠溶片嚼碎，也就失去了上述的保护意义。

2.缓释片

缓释片的外观与普通片剂相似，但在药片外包有一层半透膜。口服后，胃液可通过半透膜进入片内溶解部分药物，形成一定的渗透压，使饱和药物溶液通过膜上的微孔，在一定的时间内非恒速地缓慢排出，待药物释放完毕，外壳即被提出体外。且每日用药次数比普通片剂少。若嚼碎服用，则破坏了半透膜，不能起到缓慢释放药物的作用。

3.控释片

控释片是将药物置入一种人工合成的优质惰性聚合物中，口服后，药物按要求缓慢恒速或接近恒速地释放，即定时、定量释放，药物释放完毕，聚合物随之溶化或排出体外。且每日用药次数比普通片剂少，因此不能嚼碎服用。

（四）不宜用热水送服的药品

1.助消化药

如胃蛋白酶合剂、胰蛋白酶、淀粉酶、多酶片、乳酶生、酵母片等，此类药中多是酶、活性蛋白质或益生菌，受热后即凝固变性而失去作用，达不到助消化的目的。

2.维生素类

维生素中的维生素C、维生素B_1、维生素B_2性质不稳定，受热后易被破坏而失去药效。

3.止咳糖浆类

此类糖浆为复方制剂，若用热水冲服，会稀释糖浆，降低黏稠度，不能在呼吸道形成一种保护性的"薄膜"，影响药效。

（五）宜多喝水的药品

1.平喘药

茶碱或茶碱控释片（舒弗美）、氨茶碱、胆茶碱、二羟丙茶碱（喘定）等，可提高肾血流量，具有利尿作用，使尿量增多，易致脱水，出现口干、多尿或心悸；同时哮喘者又往往伴有血容量较低。因此，宜注意适量补充液体，多喝白开水。

2.利胆药

利胆药能促进胆汁分泌和排出，机械地冲洗胆道，有助于排出胆道内的泥沙样结石和胆结石术后少量的残留结石。但利胆药中苯丙醇（利胆醇）、曲匹布通（舒胆通）、羟甲香豆素（胆通）、去氢胆酸和熊去氧胆酸服后可引起胆汁的过度分泌和腹泻，因此服用期间应尽量多喝水，以免过度腹泻而脱水。

3.HIV蛋白酶抑制剂

联合治疗（鸡尾酒疗法）为人类制服艾滋病带来一丝曙光。但其中的蛋白酶抑制剂可形成尿道或肾结石，所以在治疗期间应确保足够的水化疗法，为避免尿结石的发生，宜增加每日的进水量，每日须饮水在2000 mL以上。

4.双膦酸盐

阿仑膦酸钠（福善美）、帕米膦酸二钠（雅利达、博宁）、氯屈膦酸二钠（骨磷）在用于治疗高钙血症时因可导致电解质紊乱和水丢失，故应注意补充液体，使每日的尿量达2000 mL以上。

5.抗痛风药

应用排尿酸药如丙磺舒（羧苯磺胺）或别嘌呤醇的过程中，应多饮水，每日保持尿量在2000 mL以上，同时应碱化尿液，使酸碱度（pH）保持在6以上，以防止尿酸在排出过程中在泌尿道形成结石。

6.抗尿结石药

服用中成药排石汤、排石冲剂；或西药优克龙（日本消石素）后，都应多饮水、保持每日尿量在2500~3000 mL，以冲洗尿道，并稀释尿液，降低尿液中盐类的浓度，减少尿盐沉淀的机会。

7.电解质

口服补液盐（ORS）粉、补液盐2号粉，每袋加500~1000 mL凉开水冲溶后服下。

二、正确使用外用药品

（一）常用剂型的正确使用方法

1.软膏剂

软膏剂是药物（或中药材提取物）加适宜基质（凡士林）制成的半固体制剂。主要发挥局部作用，多用于皮肤、黏膜或创面，对病变皮肤起到防腐、杀菌、消炎、收敛等作用，促进肉芽生长和创口的愈合。

（1）涂敷前将皮肤清洗干净。

（2）对破损、溃烂、有渗出物的部位不要涂敷。如急性湿疹，在渗出期采用湿敷方法可收到显著的疗效，若用软膏反可使炎症加剧、渗出增加。相反，对急性无渗出性糜烂则宜用粉剂或软膏。

（3）涂布部位有烧灼或瘙痒、发红、肿胀、出疹等反应者，应即停药，并将局部药品洗净。

（4）一些药涂后采用封包（用塑料膜、胶布包裹皮肤）可显著提高角质层的含水量，封包条件下的角质层含水量可由15%增至50%，增加药的吸收，亦可提高疗效。

（5）涂敷后轻轻按摩可提高疗效。

（6）不宜涂敷于口腔、眼结膜。

2.阴道乳膏或凝胶剂

供阴道用的乳膏、凝胶剂多在包装盒内配有持药器，请按下列步骤进行：

（1）洗净双手，除去含药软管的盖（帽）。

（2）将持药器旋入管中。

（3）挤压软管至足够量药进入持药器，并从软管中拨出持药器（手持持药器管体）。

（4）在持药器外周涂上少量乳膏。

（5）侧卧、双膝向上屈起并分开。

（6）轻轻将持药尽可能深地塞入阴道（不要用力过大）。

（7）一手持管体，另一手推内杆使药进入阴道，再从阴道取出持药器。

（8）若为一次性的，则弃去此持药器，否则须进行彻底清洗（开水）。

3.滴眼剂

使用滴眼剂时宜注意：

（1）要用手轻轻按压眼内眦，以防药液分流降低眼内局部用药浓度及药液经鼻泪管流入口腔引起不适。

（2）清洁双手，头后仰，眼往上望，用食指轻轻将下眼睑拉开成袋状。

（3）将药液从眼角滴入眼袋内，每次滴1~2滴。

（4）轻轻地闭上眼1~2 min，同时用手指轻轻压住鼻梁。

（5）用药棉或纸巾擦去流溢在眼外的药液。

（6）若同时使用两种药液，则间隔5 min以上。

（7）如眼内分泌物过多，先把分泌物清洗干净，再滴药，否则会影响疗效。

（8）滴眼剂不宜多次打开使用，如药液出现浑浊或变色时，切勿再用。

（9）白天宜用滴眼剂滴眼，反复多次，临睡前应用眼膏剂涂敷，这样附着眼壁维持时间长，有利于保持药物的浓度。

4.眼膏剂

眼膏剂是药与眼膏基质混合制成的一种半固体的无菌制剂，在眼部保持作用的时间较长，一般适于睡前使用。使用眼膏剂时，宜按下列步骤操作：

（1）清洁双手，用消毒的剪刀剪开眼膏管口。

（2）头后仰，眼往上望，用食指轻轻将下眼睑拉开呈一袋状。

（3）压挤眼膏剂尾部，使眼膏成线状溢出，将约1 cm长的眼膏挤进眼袋内（如眼膏为盒装，将药膏抹在玻璃棒上涂敷下眼睑内），轻轻按摩2～3 min以增加疗效，但注意不要使眼膏管口直接接触眼或眼睑。

（4）眨眼数次，力使眼膏分布均匀，后闭眼休息2 min。

（5）用脱脂棉擦去眼外多余药膏，盖好管帽。

（6）多次开管和连续使用超过1个月的眼膏不要再用。

5.滴耳剂

滴耳剂主要用于耳道感染或疾患。如果耳聋不宜应用。鼓膜穿孔者也不要使用滴耳剂。

（1）将滴耳剂的温度捂热以接近体温。

（2）使头部微向一侧，患耳朝上，抓住耳垂轻轻拉向后上方使耳道变直，一般每滴入5～10滴，每日2次或参阅药品说明书的剂量。

（3）滴入后稍事休息5 min，更换另耳。

（4）滴耳后用少许药棉塞住耳道。

（5）注意观察滴耳后是否有刺激或烧灼感。

（6）连续用药3 d，患耳仍然疼痛，应停止用药，并向医生或药师咨询。

6.滴鼻剂

鼻腔和鼻窦内部均为黏液覆被，鼻腔又深又窄，所以滴鼻时应头往后仰，适当吸气，使药液尽量达到较深部位。另外，鼻黏膜比较娇嫩，滴鼻剂必须对黏膜没有或仅有较小的刺激。

（1）滴鼻前先呼气。头部后仰依靠椅背，或仰卧于床上，肩部放一枕头，使头部后仰。

（2）对准鼻孔，瓶壁不要接触到鼻黏膜，每次滴入2～3滴，儿童1～2滴，每日3～4次或每次间隔4～6 h。

（3）滴后保持仰位1 min，后坐直。

（4）如滴鼻剂流入口腔，可将其吐出。

（5）过度频繁或延长使用时间可引起鼻塞症状的反复。连续用药3 d以上，症状未好转应向医生咨询。

（6）含毒药的滴鼻剂尤应注意不得过量，以免引起中毒。

7.鼻喷剂

鼻喷剂是专供鼻腔使用的气雾剂，其包装带有阀门，使用时挤压阀门，药液以雾状喷射出来，供鼻腔外用。

（1）喷鼻前先呼气。

（2）头部稍向前倾斜，保持坐姿。

（3）用力振摇气雾剂并将尖端塞入一个鼻孔，同时用手堵住另一个鼻孔并闭上嘴。

（4）挤压气雾剂的阀门喷药，每次喷入1~2揿或参阅说明书的用量，儿童一揿，每日3~4次，同时慢慢地用鼻子吸气。

（5）喷药后将头尽力向前倾置于两膝之间，10 s后坐直，使药液流入咽部，用鼻呼吸。

（6）更换另1个鼻孔重复前一过程，用毕后可用凉开水冲洗喷头。

8.肛门栓

直肠为大肠的末端，长约12~15 cm，位置于盆腔内下端穿过盆隔终于肛门。当栓剂塞入直肠距离肛门口约2~3 cm，药不经肝脏门静脉而直接吸收近50%~70%，而塞入直肠距离肛门口约6 cm，则60%~80%的药经肝脏而被代谢。肛门栓是一种锥形或鱼雷形供塞入肛门的固体。栓重一般成人用为2 g，儿童用为1 g，不用时保持一定的硬度和韧性，以便塞入腔道。肛周的温度为36.2~37.6℃，栓剂的熔点与体温接近，塞入后能迅速熔化、软化或溶解，药物溶出后产生局部和全身的治疗作用。用栓剂要依以下步骤进行：

（1）栓剂基质的硬度易受气候的影响而改变，在夏季，炎热的天气会使栓变的松软而不易使用，应用前宜将其置于冰水或冰箱中10~20 min，待其基质变硬。

（2）剥去栓剂外裹的铝箔或聚乙烯膜，在栓剂的顶端蘸少许液体石蜡、凡士林、植物油或润滑油。

（3）塞入时患者取侧卧位，小腿伸直，大腿向前屈曲，贴着腹部；儿童可爬伏在大人的腿上。

（4）放松肛门，把栓的尖端向肛门插入，并用手指缓缓推进，深度距肛门口幼儿约2 cm，成人约3 cm，合拢双腿并保持侧卧姿势约15 min，以防栓剂被压出。

（5）尽力憋住大便，用药后1~2 h不解大便。因为栓剂在直肠的停留时间越长，吸收越完全。

（6）有条件的话，在肛门塞一点脱脂棉或纸巾，以防基质熔化漏出而污染被褥。

9.阴道栓

女性的阴道为扁的肌性管道，上端连于子宫，下端以阴道口开口于阴道前庭，长约18~24 cm，极易受到病原微生物的侵袭，常见的阴道炎有真菌性、滴虫性、细菌性和老年性阴道炎症4种。前3种的致病微生物分别为真菌、滴虫和厌氧菌，而老年性阴道炎主要是由于体内雌激素分泌不足所致。阴道栓类似于肛门栓，是一种外观球形、卵形或鸭嘴形供塞入阴道的固体，栓重一般为3~5 g，熔点与体温接近。塞在阴道的下端可绕开肝门系统，免于药物被肝脏代谢。按以下步骤使用：

（1）清洗双手和外阴。一般栓剂于睡前置入，唯有壬苯醇醚栓（爱侣栓）于行房事前10 min置入阴道。

（2）剥去栓剂外裹的铝箔或聚乙烯膜，在栓剂的顶端蘸少许液体石蜡、凡士林、植物油或润滑油。

（3）取仰卧位于床上，曲起双膝向外展。

（4）把栓剂的尖端向阴道插入，并用手指轻轻推进，深度距阴道口约5～6 cm，合拢双腿，并保持仰卧姿势30 min。

（5）尽力憋住小便，力争在用药后两个小时不解小便。

10.透皮贴剂

（1）用前将要贴敷的部位的皮肤清洗干净，并稍稍晾干。

（2）从包装中取出贴片，揭去附着的薄膜，但不要触及含药部位。

（3）贴于皮肤上，轻轻按压使之边缘与皮肤贴紧。

（4）皮肤有破损、溃烂、渗出物、红肿的部位不要贴敷。

（5）不要贴在皮肤的皱褶处、四肢下端或紧身衣服底下。

（6）每日更换1次或遵医嘱。

11.气雾剂

使用气雾剂时应按下列步骤进行：

（1）尽量将痰液咳出，口腔内的食物咽下。

（2）用前将气雾剂摇匀，手持气雾剂，通常是倒转位置拿。

（3）将双唇紧贴喷嘴，头稍微后倾，缓缓呼气尽量让肺部的气体排尽。

（4）于深呼吸的同时揿压气雾剂的阀头，使舌头向下；准确掌握剂量，明确每次给药揿压几下。

（5）屏住呼吸约10～15 s，后用鼻子呼气。

（6）用温水清洗口腔或用0.9%氯化钠溶液漱口，喷雾后及时擦洗喷嘴。

12.含漱剂

含漱剂多为水溶液，使用时宜注意：

（1）含漱剂中的成分多为消毒防腐药，含漱时不宜咽下或吞下。

（2）幼儿或恶心、呕吐者暂时不宜含漱。

（3）按说明书的要求稀释浓溶液，如3%过氧化氢溶液一般稀释1倍、复方硼酸钠溶液一般稀释10倍。

（4）含漱后宜保持口腔药浓度20 min，不宜马上饮水和进食。

三、常用注射剂的正确使用

（一）人血丙种球蛋白

注射人血丙种球蛋白属于一种被动免疫治疗，是把免疫球蛋白内所含有的大量抗体输注给接受者，使之从低水平的或无免疫状态变成免疫保护状态，起到中和毒素和杀死细菌、病毒的作用。人血丙种球蛋白是存在于人血浆中免疫球蛋白的抗体浓缩物，是从上千人份血浆中制备的，含有大量抗体，蛋白质含量为16%。

用于预防麻疹，可在与麻疹患者接触后7 d内注射，每千克体重注射0.05～0.1 mL，或5岁以下儿童注射1.5～3 mL，6岁以上儿童最大量为每次6 mL，注射1次其预防效果维持2～4周；用于传染性肝炎，可按每千克体重注射0.05～0.1 mL，或儿童注射1.5～3 mL，成人每次3 mL，注射1次其预防效果维持1～1.5个月，但若与抗生素合用，可提高对传染病的疗效。

（1）丙种球蛋白仅供肌内注射，注射后常在局部有硬结或疼痛。

（2）丙种球蛋白可有轻微沉淀，但可摇匀，如出现浑浊、异物、摇不开的沉淀或安瓿有裂纹，或过期后不得使用。

（3）安瓿打开后宜1次注射完毕，不宜分次使用。

（二）乙型肝炎免疫球蛋白

乙型肝炎免疫球蛋白是从乙型肝炎疫苗免疫的健康人体中采集的高效价血浆或血清中分离提取的免疫球蛋白制剂，含球蛋白约10%，主要成分为IgG。

乙型肝炎免疫球蛋白可预防乙型肝炎，提高人对乙型肝炎病毒的免疫能力。

乙型肝炎免疫球蛋白仅限于肌内注射，不宜静注或静滴，冻干制剂可应用无菌的注射用水溶解，根据标示的单位数加注射用水，使成每1 mL含100 IU的溶液。用于预防乙型肝炎，儿童及成人用量为每次100 IU，必要时可间隔3～4 h再注射1次；用于母婴阻断，可在婴儿出生24 h内注射100 IU，间隔1、2、6个月分别注射乙型肝炎疫苗30 μg。

（1）乙型肝炎免疫球蛋白如出现浑浊、沉淀、异物、安瓿中有裂纹，或过期失效后均不得使用。

（2）安瓿打开后宜1次注射完毕，不宜分次使用。

（三）破伤风免疫球蛋白

破伤风免疫球蛋白是从破伤风类毒素免疫的健康人体中采集的高效价血浆或血清中分离提取的免疫球蛋白制剂，主要用于预防破伤风，尤其是适合对破伤风类毒素有过敏反应者。

破伤风免疫球蛋白的给药途径仅限于臀部肌内注射，不须进行皮肤敏感试验，但不得静注或静滴，冻干制剂可应用无菌注射用水溶解。

用于预防破伤风，儿童与成人用量为每次250 IU，如创面感染严重剂量可加倍；用于治疗破伤风为每次3000～6000 IU。

（1）破伤风免疫球蛋白如出现浑浊、沉淀、异物、安瓶中有裂纹，或过期失效后均不得使用。

（2）可同时使用破伤风类毒素进行自动免疫，但注射部位和用具宜分开。

（四）胸腺肽（胸腺素）

胸腺肽又叫胸腺素，提取较纯的胸腺素有几种：胸腺素组分5（胸腺多肽）、胸腺肽α₁、胸腺素生成素（胸腺喷丁、胸腺五肽）、胸腺刺激素、胸腺体液因子和血清胸腺因子等，其中前3种较为常用。

胸腺肽是由猪、牛身上提取的激素，属于免疫增强剂，有双向作用，既促进T细胞发育并内分泌激素，又可调节人的免疫功能，增强红细胞免疫功能，活化CD₄和CD₈细胞，延长Tc细胞寿命，对抗衰老。

胸腺肽常用于治疗免疫功能低下、癌、感染性疾病、慢性乙型（丙型）肝炎、胸腺发育不良的幼儿。近年来还用于治疗类风湿性关节炎、麻风、慢性肾炎、支气管哮喘、耐药结核杆菌病、红斑狼疮等。

胸腺五肽的作用快，注射后很快（1 h）作用于靶细胞，药效一般维持数日或数周。胸腺五肽可肌内注射或静滴，每次1 mg，每日或隔日1次，短期应用可持续5 d或更长；胸腺多肽每次可皮下注射1.6 mg～10 mg，每周2次。

用小牛胸腺素纯化而得的胸腺素组分5（胸腺素F_5），常用于治疗胸腺依赖性免疫低下、乙型肝炎、重症肝炎、胸腺发育不全等病；对全身性红斑狼疮、类风湿性关节炎等自身免疫性疾病也有一定的疗效。

肌内注射或皮下注射，每次2～10 mg，每日或隔日1次；用于胸腺发育不良症幼儿，每日每千克体重1毫克，待症状改善后，改维持量为每千克体重1毫克，进行长期替代治疗；用于乙型肝炎每次5～10 mg，连续3～6个月；用于全身红斑狼疮、类风湿性关节炎等自身免疫性疾病每次2～10 mg，每日或隔日1次。

（1）胸腺肽注射前或再次注射时须做皮肤过敏试验，以免引起过敏；胸腺五肽可免皮试。

（2）对妊娠及哺乳期妇女，12岁以下儿童慎用。

（3）如同时使用干扰素，可分别于早、晚各自给药。

（4）储存时宜避光和放于冷处（2～10℃）。

（五）诺和笔的使用

（1）诺和笔每支3 mL含300 IU，在标签上有一条色带，色带的颜色表示胰岛素的类型。每次安装和使用前，检查一下胰岛素的类型是否正确。

（2）使用诺和笔注射完毕后，针头应在皮下停留5 s，以保胰岛素完全注入。

（3）如不慎把胰岛素笔弄脏，可用柔软的毛刷来清洗，千万不要在乙醇里浸泡、清洗和润滑。

（4）为视力明显减退者提供方便，应用诺和笔注射操作，在转动剂量选择环时发出咔嗒声，每响一声就是1 IU，这样听声音就可准确计量注射剂量。

（5）每次注射后，立即把针头从诺和笔注射器取下来，如不取下针头药液会外漏。

（6）诺和笔芯应存储于2～8℃的冷暗处，一旦装到笔上就可于室温下保存，存放时间可达4周。但在飞行中不宜放在行李箱里托运，因为行李舱里的温度可达零下几十摄氏度，会把胰岛素冻坏。

（六）青霉素

（1）用药前一定要询问患者有无过敏史，对24 h内未曾使用过青霉素者，以青霉素200～500 IU/mL的氯化钠注射液0.1 mL做皮内敏感试验，20 min后观察注射部位，如出现红晕及红肿，且直径大于1 cm者为阳性反应，此时应禁用。

（2）对青霉素有过敏性休克史者应禁用；有哮喘、枯草热史者也应禁用。

（3）青霉素属于典型的时间依赖性抗毒素，当血药浓度低于最小抑菌浓度（MIC）时，细菌生长很快，当达到MIC时，增加药物浓度并不能增加疗效。增加疗效首要的是延长高于MIC的维持时间，国外研究证明超过剂量间隔时间的40%为最佳。

（4）依据中国医学科学院北京协和医院的研究，青霉素的血浆半衰期很短，疗效与给药方法和时间间隔直接相关，最有效的给药方法为肌内注射，每隔6 h一次，以保持有效的血药浓度。

（七）红霉素

（1）红霉素乳糖酸盐为白色的结晶或结晶性粉末；易溶于水，静滴时先溶于注射用水10 mL中再稀释于5%～10%葡萄糖注射液250～500 mL中。

（2）红霉素可通过胎盘屏障进入胎儿循环，但浓度一般不太高；另可大量进入乳汁中，妊娠及哺乳期妇女应用时宜权衡利弊。

（3）肝功能不全的儿童慎用。

（4）红霉素在酸性溶液中其效价可降低15%，不宜与低于pH6.0的葡萄糖注射液配伍，宜在注射液中加入维生素C或5%碳酸氢钠注射液，有助于稳定。

（5）静注或静滴时有较强的刺激性，可致局部血管疼痛、红肿、静脉炎，故药液以0.1%为宜，并注意勿使药液渗透到血管外侧，对药液渗出处尽快注射透明质酸酶或血管扩张药以帮助吸收。

·第五部分·

习题与参考答案

项目一   总 论

一、单选题

1.药效学是研究（   ）

    A.药物的临床疗效　　　　　　　　B.提高药物疗效的途径

    C.如何改善药物质量　　　　　　　D.机体如何对药物进行处理

    E.药物对机体的作用和作用原理

2.药动学是研究（   ）

    A.机体如何对药物进行处理　　　　B.药物如何影响机体

    C.药物在体内的时间变化　　　　　D.合理用药的治疗方案

    E.药物效应动力学

3.以下对药理学概念的叙述哪一项是正确的？（   ）

    A.是研究药物与机体间相互作用规律及其原理的科学

    B.药理学又名药物治疗学　　　　　C.药理学是临床药理学的简称

    D.阐明机体对药物的作用　　　　　E.是研究药物代谢的科学

4.药理学研究的中心内容是（   ）

    A.药物的作用、用途和不良反应　　B.药物的作用及原理

    C.药物的不良反应和给药方法　　　D.药物的用途、用量和给药方法

    E.药效学、药动学及影响药物作用的因素

5.药理学是一门重要的医学基础课程，是因为它（   ）

    A.只是阐明药物作用机制　　　　　B.改善药物质量，提高疗效

    C.可为开发新药提供实验资料与理论依据

    D.只为指导临床选药提供理论基础　E.具有桥梁科学的性质

6.药理学是研究（   ）

    A.药物效应动力学　　　　　　　　B.药物代谢动力学

    C.药物的学科　　　　　　　　　　D.药物与机体相互作用的规律与原理

    E.与药物有关的生理科学

7.药物作用的完整概念是（   ）

    A.使机体兴奋性提高　　　　　　　B.使机体抑制加深

    C.引起机体在形态或功能上的效应　D.补充机体某些物质

    E.以上说法都不全面

8. "药理学的研究方法是实验性的"，这意味着（　　　）

    A. 用动物实验研究药物的作用　　　　　B. 用离体器官进行药物作用机制的研究

    C. 收集客观实验数据进行统计学处理　　D. 用空白对照做比较、分析、研究

    E. 在严密控制的条件下，观察药物与机体的相互作用

9. 药物是（　　　）

    A. 一种化学物质　　　　　　　　　　　B. 用于防治及诊断疾病的化学物质

    C. 能干扰细胞代谢活动的化学物质　　　D. 能影响机体生理功能的物质

    E. 有滋补保健作用的物质

10. 药物的基本作用指的是组织器官（　　　）

    A. 功能升高或兴奋　　　　　B. 功能降低或抑制　　　　　C. 兴奋或抑制

    D. 产生新的功能　　　　　　E. A和D

11. 药物的作用是指（　　　）

    A. 药理效应　　　　　　　　　　　　　B. 药物具有的特异性作用

    C. 对不同脏器的选择性作用　　　　　　D. 药物与机体细胞间的初始反应

    E. 对机体器官兴奋或抑制作用

12. 能使机体机能活动增强的药物作用称为（　　　）

    A. 防治作用　　　　　　　　　B. 治疗作用　　　　　　　　C. 兴奋作用

    D. 抑制作用　　　　　　　　　E. 预防作用

13. 根据药物是否被吸收入血，药物作用可分为（　　　）

    A. 防治作用和不良反应　　　　B. 选择作用和毒性作用

    C. 副作用和毒性反应　　　　　D. 局部作用和吸收作用

    E. 兴奋作用和抑制作用

14. 下列属于局部作用的是（　　　）

    A. 普鲁卡因的浸润麻醉作用　　B. 利多卡因的抗心律失常作用

    C. 洋地黄的强心作用　　　　　D. 苯巴比妥的镇静催眠作用

    E. 硫喷妥钠的麻醉作用

15. 慢性心功能不全时，用强心苷治疗，它对心脏的作用属于（　　　）

    A. 局部作用　　　　　　　　　B. 普遍细胞作用　　　　　　C. 继发作用

    D. 选择性作用　　　　　　　　E. 特异质反应

16. 药物作用的选择性取决于（　　　）

    A. 药物剂量大小　　　　　　　B. 药物脂溶性大小

    C. 组织器官对药物的敏感性　　D. 药物在体内吸收速度

    E. 药物pKa大小

17. 药物作用的两重性是（　　　）

    A. 防治作用和不良反应　　　　B. 选择作用和副作用

    C. 局部作用和吸收作用　　　　D. 兴奋作用和抑制作用

    E. 副作用和毒性反应

18. 肺炎患者咳嗽应用镇咳药是（   ）

    A. 对因治疗   B. 对症治疗   C. 补充治疗

    D. 安慰治疗   E. 防治作用

19. 青霉素治疗肺部感染是（   ）

    A. 对因治疗   B. 对症治疗   C. 局部治疗

    D. 全身治疗   E. 直接治疗

20. 选择性低的药物，在治疗量时往往呈现（   ）

    A. 毒性较大   B. 副作用较多   C. 过敏反应较剧烈

    D. 容易成瘾   E. 后遗效应大

21. 药物对生命机体的作用不包括（   ）

    A. 改变机体的生理机能   B. 改变机体的生化功能

    C. 产生程度不等的不良反应   D. 掩盖某些疾病现象

    E. 产生新的机能活动

22. 药物的不良反应不包括（   ）

    A. 副作用   B. 毒性反应   C. 过敏反应

    D. 局部作用   E. 后遗效应

23. 药物的副作用是（   ）

    A. 用量过大引起的反应   B. 长期用药引起的反应   C. 与遗传有关的特殊反应

    D. 停药后出现的反应   E. 在治疗量时产生的与治疗目的无关的药理作用

24. 下列对药物副作用的叙述，正确的是（   ）

    A. 危害多且较严重   B. 多因剂量过大引起   C. 不可预知

    D. 与防治作用可相互转化   E. 属于一种与遗传有关的特异质反应

25. 药物的副作用是在下列哪种情况下发生的?（   ）

    A. 极量   B. 治疗剂量   C. LD_{50}

    D. 最小中毒量   E. 最小有效量

26. 药物作用的选择性低说明该药容易产生（   ）

    A. 吸收作用   B. 后遗效应   C. 过敏反应

    D. 副作用   E. 局部作用

27. 用阿托品治疗胃肠绞痛后出现口干是（   ）

    A. 副作用   B. 继发反应   C. 后遗效应

    D. 变态反应   E. 毒性反应

28. 药物产生副作用的药理基础是（   ）

    A. 安全范围小   B. 治疗指数小   C. 选择性低

    D. 剂量过大   E. 用药时间过长

29. 药物副作用的特点不包括（   ）

    A. 在治疗剂量下发生   B. 不可预知

    C. 可随用药目的不同与治疗作用相互转化

    D. 可采用配伍用药拮抗   E. 须预先告知患者

30. 氨基糖苷类抗生素引起的永久性耳聋属于（　　）

    A. 毒性反应　　　　　　　　B. 高敏性　　　　　　　　C. 副作用

    D. 后遗效应　　　　　　　　E. 治疗作用

31. 某患者经一疗程链霉素治疗后，听力下降，虽停药几周听力仍不能恢复，这是（　　）

    A. 药物毒性所致　　　　　　B. 药物引起的变态反应　　　C. 药物引起的后遗效应

    D. 药物的特异质反应　　　　E. 药物的副作用

32. 药物的变态反应与下列哪项有关（　　）

    A. 剂量大小　　　　　　　　B. 毒性大小　　　　　　　C. 体质

    D. 年龄、性别　　　　　　　E. 给药途径

33. 注射青霉素后患者出现呼吸困难、血压下降、意识模糊是（　　）

    A. 毒性反应　　　　　　　　B. 副作用　　　　　　　　C. 后遗效应

    D. 变态反应　　　　　　　　E. 应激反应

34. 反复多次给药机体对药物的敏感性下降称（　　）

    A. 耐药性　　　　　　　　　B. 耐受性　　　　　　　　C. 习惯性

    D. 成瘾性　　　　　　　　　E. 依赖性

35. 属于后遗效应的是（　　）

    A. 青霉素引起过敏性休克　　B. 地高辛引起心律性失常　　C. 呋塞米所致的心律失常

    D. 保泰松所致的肝肾损害　　E. 巴比妥类药催眠后所致的次晨宿醉现象

36. 用异烟肼、利福平、链霉素治疗结核，用药一个月后患者出现耳鸣，继而听力丧失是（　　）

    A. 副作用　　　　　　　　　B. 继发反应　　　　　　　C. 后遗效应

    D. 变态反应　　　　　　　　E. 毒性反应

37. 某降压药停药后血压剧烈回升，此种现象称（　　）

    A. 变态反应　　　　　　　　B. 停药反应　　　　　　　C. 后遗效应

    D. 特异质反应　　　　　　　E. 毒性反应

38. 药酶诱导剂对药物代谢的影响是（　　）

    A. 药物在体内停留时间延长　B. 代谢减慢　　　　　　　C. 血药浓度升高

    D. 代谢加快　　　　　　　　E. 毒性增大

39. 下列何种情况，停药后会出现"戒断症状"？（　　）

    A. 副作用　　　　　　　　　B. 成瘾性　　　　　　　　C. 耐药性

    D. 过敏性　　　　　　　　　E. 高敏性

40. 短期内应用数次麻黄碱后其效应降低，属于（　　）

    A. 习惯性　　　　　　　　　B. 耐受性　　　　　　　　C. 成瘾性

    D. 耐药性　　　　　　　　　E. 高敏性

41. 长期应用某药后需要增加剂量才能奏效，这种现象称为（　　）

    A. 高敏性　　　　　　　　　B. 耐受性　　　　　　　　C. 成瘾性

    D. 习惯性　　　　　　　　　E. 适应性

42. 药物与受体结合后能否兴奋受体取决于（　　）
    A. 药物分子量的大小　　　　B. 药物与受体有无亲和力　　　C. 药物剂量大小
    D. 药物是否具有内在活性　　E. 药物选择性高低

43. 长期应用受体拮抗剂导致受体数目增加称为（　　）
    A. 高敏性　　　　　　　　　B. 过敏反应　　　　　　　　　C. 向上调节
    D. 向下调节　　　　　　　　E. 耐受性

44. 长期应用受体激动剂导致受体数目减少称为（　　）
    A. 高敏性　　　　　　　　　B. 过敏反应　　　　　　　　　C. 向上调节
    D. 向下调节　　　　　　　　E. 耐受性

45. 药物与受体能否结合取决于（　　）
    A. 药物分子量的大小　　　　B. 药物与受体有无亲和力　　　C. 药物剂量大小
    D. 药物是否具有内在活性　　E. 药物选择性高低

46. 药物的内在活性是指（　　）
    A. 药物的脂溶性高低　　　　B. 药物对受体的亲和力大小　　C. 药物水溶性大小
    D. 药物激动受体的能力　　　E. 药物穿透生物膜的能力

47. 受体部分激动药是指（　　）
    A. 亲和力较强，内在活性较弱
    B. 亲和力较弱，内在活性较弱
    C. 亲和力较强，内在活性较强
    D. 被结合的受体只能一部分被活化
    E. 能拮抗激动机体的部分生理效应

48. 受体激动药与受体（　　）
    A. 只有内在活性　　　　　　B. 只有亲和力
    C. 既有亲和力又有内在活性　D. 既无亲和力也无内在活性
    E. 亲和力弱，内在活性强

49. 竞争性拮抗剂的特点是（　　）
    A. 无亲和力，无内在活性　　B. 有亲和力，无内在活性
    C. 有亲和力，有内在活性　　D. 无亲和力，有内在活性
    E. 与受体无关

50. 下列关于药物作用机制的描述中不正确的是（　　）
    A. 改变细胞周围环境的理化性质
    B. 参与或干扰细胞物质代谢过程
    C. 对某些酶有抑制或促进作用
    D. 影响细胞膜的通透性或促进、抑制递质的释放
    E. 激发机体产生新的作用

51. 甘露醇的脱水作用机制属于（　　）
    A. 影响细胞代谢　　　　　　B. 对酶的作用　　　　　　　　C. 对受体的作用
    D. 理化性质的改变　　　　　E. pH改变

52. 大多数药物在体内通过生物膜的方式是（　　　）

　　A. 主动转运　　　　　　　B. 简单扩散　　　　　　　C. 易化扩散

　　D. 膜孔滤过　　　　　　　E. 胞饮

53. 下列关于药物主动转运的叙述错误的是（　　　）

　　A. 要消耗能量　　　　　　B. 可受其他化学品的干扰　　C. 有化学结构特异性

　　D. 比被动转运较快达到平衡　E. 转运速度有饱和限制

54. 主动转运的特点是（　　　）

　　A. 由载体进行，消耗能量　　B. 由载体进行，不消耗能量

　　C. 不消耗能量，无竞争性抑制　D. 消耗能量，无选择性

　　E. 无选择性，有竞争性抑制

55. 体液的pH影响药物转运是由于它改变了药物的（　　　）

　　A. 水溶性　　　　　　　　B. 脂溶性　　　　　　　　C. pKa

　　D. 解离度　　　　　　　　E. 溶解度

56. 药物的pKa是指其（　　　）

　　A. 90%解离时溶液的pH　　B. 99%解离时溶液的pH　　C. 50%解离时溶液的pH

　　D. 不解离时溶液的pH　　　E. 全部解离时溶液的pH

57. 吸收是指药物进入（　　　）

　　A. 胃　　　　　　　　　　B. 靶器官　　　　　　　　C. 血循环

　　D. 细胞内　　　　　　　　E. 肠道

58. 作用产生最快的给药途径是（　　　）

　　A. 直肠给药　　　　　　　B. 肌内注射　　　　　　　C. 舌下给药

　　D. 静脉注射　　　　　　　E. 口服

59. 何种给药途径存在首关效应？（　　　）

　　A. 静注　　　　　　　　　B. 肌注　　　　　　　　　C. 口服

　　D. 舌下给药　　　　　　　E. 吸入给药

60. 大多数药物的生物转化部位是（　　　）

　　A. 血浆　　　　　　　　　B. 肺　　　　　　　　　　C. 肝

　　D. 肾　　　　　　　　　　E. 消化道

61. 最常用的给药途径和药物主要的排泄途径分别是（　　　）

　　A. 口服；肾脏　　　　　　B. 静脉滴注；肾脏　　　　C. 肌内注射；消化道

　　D. 口服；消化道　　　　　E. 舌下；肾脏

62. 舌下给药的目的在于（　　　）

　　A. 避免胃肠道刺激　　　　B. 避免首关效应　　　　　C. 避免药物被胃肠道破坏

　　D. 减慢药物代谢　　　　　E. 增加吸收

63. 硝酸甘油口服后进入体循环的药量仅有10%，这说明该药（　　　）

　　A. 活性低　　　　　　　　B. 效能低　　　　　　　　C. 首关效应显著

　　D. 排泄快　　　　　　　　E. 吸收差

64. 药物在血浆中与血浆蛋白结合后（   ）

    A. 药物作用增强   B. 药物代谢加快   C. 药物转运加快

    D 药物排泄加快   E 暂时失去药理活性

65. 药物排泄的主要器官是（   ）

    A. 肝脏   B. 肾脏   C. 肠道

    D. 腺体   E. 呼吸道

66. 弱酸性药物在碱性环境中（   ）

    A. 解离度降低   B. 脂溶性增加

    C. 易透过血脑屏障   D. 易被肾小管重吸收   E. 经肾排泄加快

67. 酸化尿液可使弱碱性药物经肾排泄时（   ）

    A. 解离增加，重吸收增加，排出减少   B. 解离减少，重吸收增加，排出减少

    C. 解离减少，重吸收减少，排出增加   D. 解离增加，重吸收减少，排出增加

    E. 解离增加，重吸收减少，排出减少

68. 在酸性尿液中弱酸性药物（   ）

    A. 解离多，再吸收多，排泄慢   B. 解离少，再吸收多，排泄慢

    C. 解离多，再吸收多，排泄快   D. 解离多，再吸收少，排泄快

    E. 解离少，再吸收少，排泄快

69. 苯巴比妥中毒时应用碳酸氢钠的目的是（   ）

    A. 加速药物从尿液的排泄   B. 加速药物从尿液的代谢灭活

    C. 加速药物由脑组织向血浆的转移   D. A和C

    E. A和B

70. 下列情况可称为首关效应的是（   ）

    A. 苯巴比妥肌注后被肝药酶代谢，使血中浓度降低

    B. 硝酸甘油舌下给药，自口腔黏膜吸收，经肝代谢后药效降低

    C. 青霉素口服后被胃酸破坏，使吸收入血的药量减少

    D. 普萘洛尔口服，经肝代谢，使进入体循环的药量减少

    E. 庆大霉素在胃肠不吸收，肠道内浓度高

71. 阿司匹林在碱性尿液中（   ）

    A. 解离多，再吸收少，排泄快   B. 解离多，再吸收少，排泄慢

    C. 解离少，再吸收少，排泄快   D. 解离少，再吸收多，排泄慢

    E. 排泄速度不变

72. 下列关于药物吸收的叙述错误的是（   ）

    A. 吸收是指药物从给药部位进入血液循环的过程

    B. 皮下或肌注给药通过毛细血管壁吸收

    C. 口服给药因首关效应而吸收减少

    D. 舌下或直肠给药可因通过肝破坏而效应下降

    E. 皮肤给药除脂溶性高的药物以外都不易吸收

73. 大多数药物在胃肠道的吸收是按（　　　）

  A. 有载体参与的主动转运   B. 一级动力学被动转运

  C. 零级动力学被动转运   D. 易化扩散转运

  E. 胞饮的方式转运

74. 下列给药途径中吸收速度最快的是（　　　）

  A. 肌内注射   B. 皮下注射   C. 吸入

  D. 口服   E. 直肠给药

75. 下列关于影响药物吸收的因素叙述错误的是（　　　）

  A. 饭后口服给药   B. 用药部位血流量减少 C. 微循环障碍

  D. 口服生物利用度高的药物吸收少 E. 口服首关效应少的药物效应强

76. 与药物吸收无关的因素是（　　　）

  A. 药物的理化性质   B. 药物的剂型   C. 给药途径

  D. 药物与血浆蛋白的结合率 E. 药物的首关效应

77. 影响生物利用度较大的因素是（　　　）

  A. 给药次数   B. 给药时间   C. 给药剂量

  D. 给药途径   E. 患者年龄

78. 药物肝肠循环影响了药物在体内的（　　　）

  A. 起效快慢   B. 代谢快慢   C. 分布

  D. 作用持续时间   E. 与血浆蛋白结合

79. 药物效应可能取决于（　　　）

  A. 吸收   B. 分布   C. 生物转化

  D. 血药浓度   E. 以上均可能

80. 药物与血浆蛋白结合（　　　）

  A. 是永久性的   B. 加速药物在体内的分布 C. 是可逆的

  D. 对药物主动转运有影响 E. 促进药物排泄

81. 药物与血浆蛋白结合率高，则药物的作用（　　　）

  A. 起效快   B. 起效慢   C. 维持时间长

  D. 维持时间短   E. 分布广

82. 药物通过血液进入组织间液的过程称为（　　　）

  A. 吸收   B. 分布   C. 贮存

  D. 代谢   E. 排泄

83. 对药物分布无影响的因素是（　　　）

  A. 药物的理化性质   B. 组织器官血流量 C. 血浆蛋白结合率

  D. 组织亲和力   E. 药物剂型

84. 易透过血脑屏障的药物具有的特点为（　　　）

  A. 与血浆蛋白结合率高   B. 分子量大   C. 极性大

  D. 脂溶度高   E. 解离多

85. 影响药物体内分布的因素不包括（　　　）

A. 药物的脂溶性及其与组织的亲和力

B. 局部器官血流量　　　　　　　　C. 给药途径

D. 血脑屏障作用　　　　　　　　　E. 胎盘屏障作用

86. 药物的生物转化是指其在体内发生的（　　　）

A. 活化　　　　　　　　B. 灭活　　　　　　　　C. 化学结构的变化

D. 消除　　　　　　　　E. 再分布

87. 下列关于药物体内生物转化的叙述错误的是（　　　）

A. 药物的生物转化皆在肝脏进行

B. 药物体内主要代谢酶是细胞色素P450酶系

C. 肝药酶的作用专一性很低

D. 有些药可抑制肝药酶活性

E. 巴比妥类能诱导肝药酶活性

88. 代谢药物的主要器官是（　　　）

A. 肠黏膜　　　　　　　B. 血液　　　　　　　　C. 肌肉

D. 肾　　　　　　　　　E. 肝

89. 药物的灭活和消除速度决定其（　　　）

A. 起效的快慢　　　　　B. 作用持续时间　　　　C. 最大效应

D. 后遗效应的大小　　　E. 不良反应的大小

90. 促进药物生物转化的主要酶系统是（　　　）

A. 单胺氧化酶　　　　　B. 细胞色素P450酶系统　　C. 辅酶Ⅱ

D. 葡萄糖醛酸转移酶　　E. 水解酶

91. 下列关于药酶诱导剂叙述错误的是（　　　）

A. 使肝药酶活性增加

B. 可能加速本身被肝药酶代谢

C. 可加速被肝药酶转化的药物的代谢

D. 可使被肝药酶转化的药物血药浓度升高

E. 可使被肝药酶转化的药物的血药浓度降低

92. 口服苯妥英钠几周后又加服氯霉素，测得苯妥英钠血药浓度明显升高，这种现象是因为（　　　）

A. 氯霉素使苯妥英钠吸收增加

B. 氯霉素增加苯妥英钠的生物利用度

C. 氯霉素与苯妥英钠竞争与血浆蛋白结合的机会，使游离型苯妥英钠增加

D. 氯霉素抑制肝药酶使苯妥英钠代谢减少

E. 氯霉素诱导肝药酶使苯妥英钠代谢增加

93. 有关药物排泄的描述错误的是（　　　）

A. 极性大、水溶性大的药物在肾小管重吸收少，易排泄

B. 酸性药在碱性尿中解离少，重吸收多，排泄慢

C. 脂溶度高的药物在肾小管重吸收多，排泄慢

D. 解离度大的药物重吸收少，易排泄

E. 药物自肾小管的重吸收可影响药物在体内存留的时间

94. 药物在体内的转化和排泄统称为（　　　）

A. 代谢　　　　　　　　　　B. 消除　　　　　　　　　　C. 灭活

D. 解毒　　　　　　　　　　E. 生物利用度

95. 肾功能不良时，用药时需要减少剂量的是（　　　）

A. 所有的药物　　　　　　　B. 主要从肾排泄的药物　　　C. 主要在肝代谢的药物

D. 胃肠道很少吸收的药物　　E. 口服的药物

96. 下列关于清除率（CL）的叙述错误的是（　　　）

A. 单位时间内将多少容积血浆中的药物清除干净

B. 药物的CL值与血药浓度有关

C. 药物的CL值与消除速率有关

D. 药物的CL值与药物剂量大小无关

E. 单位时间内药物被消除的百分率

97. 药物消除的零级动力学是指（　　　）

A. 吸收与代谢平衡　　　　　B. 血浆浓度达到稳定水平

C. 单位时间消除恒定量的药物　D. 单位时间消除恒定比例的药物

E. 药物完全消除到零

98. 影响药物转运的因素不包括（　　　）

A. 药物的脂溶性　　　　　　B. 药物的解离度　　　　　　C. 体液的pH

D. 肝药酶的活性　　　　　　E. 药物与生物膜接触面积的大小

99. 下列有关半衰期（$t_{1/2}$）的描述中，错误的是（　　　）

A. 一般是指血浆药物浓度下降一半的量

B. 一般是指血浆药物浓度下降一半的时间

C. 按一级动力学规律消除的药物，其$t_{1/2}$是固定的

D. $t_{1/2}$反映药物在体内消除速度的快慢

E. $t_{1/2}$可作为制定给药方案的依据

100. 与半衰期长短有关的主要因素是（　　　）

A. 剂量　　　　　　　　　　B. 吸收速度　　　　　　　　C. 原血浆浓度

D. 消除速度　　　　　　　　E. 给药的时间

101. 按一级动力学消除的药物，其半衰期（　　　）

A. 随用药剂量而变　　　　　B. 随给药途径而变　　　　　C. 随血浆浓度而变

D. 随给药次数而变　　　　　E. 固定不变

102. 某药半衰期为8 h，一次给药后，药物在体内基本消除时间为（　　　）

A. 10 h左右　　　　　　　　B. 20 h左右　　　　　　　　C. 1 d左右

D. 2 d左右　　　　　　　　　E. 5 d左右

103. 影响药物血浆半衰期长短的因素是（   ）

    A. 剂量大小   B. 给药途径   C. 给药次数

    D. 肝肾功能   E. 给药速度

104. 一次给药后，约经过几个 $t_{1/2}$ 药物消除约 95%（   ）

    A. 2 ~ 3 个   B. 4 ~ 5 个   C. 6 ~ 8 个

    D. 9 ~ 11 个   E. 12 ~ 15 个

105. 下列有关属于一级动力学药物的稳态血药浓度的描述中，错误的是（   ）

    A. 增加剂量能升高坪值

    B. 剂量大小可影响坪值到达时间

    C. 首次剂量加倍，按原间隔时间给药可迅速到达坪值

    D. 定时恒量给药必须经 4 ~ 5 个半衰期才可到达坪值

    E. 定时恒量给药，达到坪值所需时间与其 $t_{1/2}$ 有关

106. 药物达到稳态血药浓度时意味着（   ）

    A. 药物作用最强   B. 药物的吸收过程已完成

    C. 药物的消除过程正开始   D. 药物的吸收速度与消除速度达到平衡

    E. 药物在体内分布达到平衡

107. 在按半衰期恒量、定时给药时，为缩短达到稳态血浓度的时间，应（   ）

    A. 增加每次给药量   B. 首次剂量加倍   C. 连续恒速静脉滴注

    D. 缩短给药间隔   E. 首次剂量减半

108. 恒量恒速给药最后形成的血药浓度为（   ）

    A. 有效血药浓度   B. 稳态血药浓度   C. 峰浓度

    D. 阈浓度   E. 中毒浓度

109. 某药半衰期为 9 h，1 d 3 次给药，达到稳态血药浓度的时间约需（   ）

    A. 0.5 ~ 1 d   B. 1.5 ~ 2.5 d   C. 3 ~ 4 d

    D. 4 ~ 5 d   E. 5 ~ 6 d

110. 按药物半衰期间隔给药，属一级动力学的药物，大约经过几次给药可达稳态血药浓度（   ）

    A. 2 ~ 3 次   B. 4 ~ 6 次   C. 7 ~ 9 次

    D. 10 ~ 12 次   E. 13 ~ 15 次

111. 需要维持药物有效血药浓度时，正确的恒量给药的间隔时间是（   ）

    A. 每 4 h 给药一次   B. 每 6 h 给药一次   C. 每 8 h 给药一次

    D. 每 12 h 给药一次   E. 根据药物的半衰期确定

112. 时-量曲线下面积代表（   ）

    A. 药物血浆半衰期   B. 药物剂量   C. 药物吸收速度

    D. 药物排泄量   E. 生物利用度

113. 决定药物每天用药次数的主要因素是（   ）

    A. 吸收快慢   B. 作用强弱   C. 体内分布速度

    D. 体内代谢速度   E. 体内消除速度

114. 当每隔一个半衰期给药一次时，为了迅速达到稳态血药浓度可将首次剂量（　　　）

    A. 增加半倍　　　　　　　　　B. 增加一倍　　　　　　　　　C. 增加两倍

    D. 增加三倍　　　　　　　　　E. 增加四倍

115. 药物的生物利用度是指（　　　）

    A. 药物能通过胃肠道进入肝门脉循环的量

    B. 药物能吸收进入体循环的程度　　　C. 药物吸收进入体内的相对速度

    D. 药物被机体吸收利用的程度　　　　E. 以上都不对

116. 药物的常用量是指（　　　）

    A. 最小有效量与极量之间的量　　　　B. 最小有效量与最小中毒量之间的量

    C. 小于最小中毒量的剂量　　　　　　D. 小于极量的剂量

    E. 小于极量，大于最小有效量的剂量

117. 对同一药物而言，以下五者中的最大剂量是（　　　）

    A. 最小有效量　　　　　　　　B. 最小中毒量　　　　　　　　C. 常用量

    D. 极量　　　　　　　　　　　E. 治疗量

118. 药物的治疗指数是（　　　）

    A. ED_{50}/LD_{50}　　　　　　　　B. LD_{50}/ED_{50}　　　　　　　　C. LD_5/ED_{95}

    D. ED_{99}/LD_1　　　　　　　　E. ED_{95}/LD_5

119. 下列药物中，治疗指数最大的药物是（　　　）

    A. A药$LD_{50}=50$ mg　$ED_{50}=100$m　　B. B药$LD_{50}=100$ mg　$ED_{50}=50$ mg

    C. C药$LD_{50}=500$ mg　$ED_{50}=250$ mg　　D. D药$LD_{50}=50$ mg　$ED_{50}=10$ mg

    E. E药$LD_{50}=100$ mg　$ED_{50}=25$ mg

120. 下列有关剂量的描述，错误的是（　　　）

    A. 治疗量包含常用量　　　　　　B. 治疗量包含极量

    C. ED_{50}/LD_{50}称治疗指数　　　　D. 临床用药一般不得超过极量

    E. 安全范围包含治疗量

121. 药物的治疗量是指药物剂量在（　　　）

    A. 最小有效量与最小致死量之间

    B. 常用量和极量之间　　　　　　C. 最小有效量与最小中毒量之间

    D. 最小有效量与极量之间　　　　E. 常用量与最小中毒量之间

122. 药物的极量是指（　　　）

    A. 一次用药量　　　　　　　　B. 一日用药量

    C. 疗程用药总量　　　　　　　D. 单位时间内注入总药量

    E. 以上都不是

123. 安全范围是指（　　　）

    A. 有效剂量的范围　　　　　　B. 最小中毒量与治疗量间的距离

    C. 最小治疗量至最小致死量间的距离　　D. LD_{95}与LD_5间的距离

    E. 最小有效量与最小中毒量间的距离

124. 量效关系是指（   ）

    A. 药物化学结构与药理效应的关系　　B. 药物作用时间与药理效应的关系

    C. 药物剂量（或血药浓度）与药理效应的关系

    D. 半数有效量与药理效应的关系　　E. 最小有效量与药理效应的关系

125. 药物效价强度（   ）

    A. 其值越小则强度越小　　　　　　B. 与药物的最大效能相平行

    C. 是指能引起等效反应的相对剂量　　D. 反映药物与受体的解离

    E. 越大则疗效越好

126. 对受体亲和力高的药物，它在机体内（   ）

    A. 排泄慢　　　　　　　　　B. 排泄快　　　　　　　　　C. 吸收快

    D. 产生作用所需的浓度较低　　E. 产生作用所需的浓度较高

127. 药物与特异性受体结合后，可能激动受体，也可能阻断受体，这取决于（   ）

    A. 药物的作用强度　　　　　　B. 药物的剂量大小

    C. 药物的脂/水分配系数　　　　D. 药物是否具有亲和力

    E. 药物是否具有内在活性（效应力）

128. 药物的内在活性（效应力）是指（   ）

    A. 药物穿透生物膜的能力　　　　B. 受体激动时的反应强度

    C. 药物水溶性大小　　　　　　　D. 药物对受体亲和力高低

    E. 药物脂溶性强弱

129. 一个好的受体激动剂应该是（   ）

    A. 高亲和力，低内在活性　　　　B. 低亲和力，高内在活性

    C. 低亲和力，低内在活性　　　　D. 高亲和力，高内在活性

    E. 高脂溶性，短 $t_{1/2}$

130. 下列关于受体阻断剂的描述中，错误的是（   ）

    A. 有亲和力，无内在活性　　　　B. 无激动受体的作用

    C. 效应器官必定呈现抑制效应　　D. 能拮抗激动剂过量的毒性反应

    E. 可与受体结合，而阻断激动剂与受体的结合

131. 下列哪一组药物可能发生竞争性对抗作用？（   ）

    A. 肾上腺素和乙酰胆碱　　　　　B. 组胺和苯海拉明

    C. 毛果芸香碱和新斯的明　　　　D. 间羟胺和异丙肾上腺素

    E. 阿托品和尼可刹米

132. 当X轴为实数、Y轴为累加频数坐标时，质反应的量效曲线的图形为（   ）

    A. 对数曲线　　　　　　　B. 长尾S型曲线　　　　　C. 正态分布曲线

    D. 直线　　　　　　　　　E. 不均匀分布的点

133. 质反应的量效曲线可以为用药提供何种参考？（   ）

    A. 药物的毒性性质　　　　　　B. 药物的疗效大小

    C. 药物的安全范围　　　　　　D. 药物的给药方案

    E. 药物的体内过程

134. 某药的量效曲线因受某种因素的影响平行右移时，提示（　　　　）

    A. 作用点改变　　　　　　　　B. 作用机制改变　　　　　　C. 作用性质改变

    D. 最大效应改变　　　　　　　E. 作用强度改变

135. 质反应中药物的ED_{50}是指药物（　　　　）

    A. 引起50%最大效能的剂量　　　　　B. 引起50%动物阳性效应的剂量

    C. 和50%受体结合的剂量　　　　　　D. 达到50%有效血浓度的剂量

    E. 引起50%动物中毒的剂量

136. 药物的半数致死量（LD_{50}）是指（　　　　）

    A. 抗生素杀死一半细菌的剂量　　　　B. 抗寄生虫药杀死一半寄生虫的剂量

    C. 产生严重副作用的剂量　　　　　　D. 引起半数实验动物死亡的剂量

    E. 致死量的一半

137. 半数致死量（LD_{50}）用以表示（　　　　）

    A. 药物的安全度　　　　　　　B. 药物的治疗指数

    C. 药物的急性毒性　　　　　　D. 药物的极量

    E. 评价新药是否优于老药的指标

138. 几种药物相比较时，药物的LD_{50}值愈大，则其（　　　　）

    A. 毒性愈大　　　　　　　　　B. 毒性愈小　　　　　　　C. 安全性愈小

    D. 安全性愈大　　　　　　　　E. 治疗指数愈高

139. A药的LD_{50}值比B药大，说明（　　　　）

    A. A药毒性比B药大　　　　　　B. A药毒性比B药小

    C. A药效能比B药大　　　　　　D. A药效能比B药小

    E. A药安全性比B药大

140. 下列可表示药物的安全性的参数是（　　　　）

    A. 最小有效量　　　　　　　　B. 极量　　　　　　　　C. 治疗指数

    D. 半数致死量　　　　　　　　E. 半数有效量

141. B药比A药安全的依据是（　　　　）

    A. B药的LD_{50}比A药大　　　　　　B. B药的LD_{50}比A药小

    C. B药的LD_{50}/ED_{50}比A药大　　　　D. B药的LD_{50}/ED_{50}比A药小

    E. B药的ED_{50}比A药小

142. 下列有关药物安全性的叙述，正确的是（　　　　）

    A. LD_{50}/ED_{50}的比值越大，用药越安全　B. LD_{50}越大，用药越安全

    C. 药物的极量越小，用药越安全　　D. LD_{50}/ED_{50}的比值越小，用药越安全

    E. 最小中毒量越大，用药越安全

143. 利用药物协同作用的目的是（　　　　）

    A. 增加药物在肝脏的代谢　　　B. 增加药物在受体水平的拮抗

    C. 增加药物的吸收　　　　　　D. 增加药物的排泄

    E. 增加药物的疗效

144. 药物的配伍禁忌是指（　　　）

    A. 吸收后和血浆蛋白结合

    B. 体外配伍过程中发生的物理和化学变化

    C. 肝药酶活性的抑制

    D. 两种药物在体内产生拮抗作用

    E. 抑制肾排泄

145. 对肝功能不良患者应用药物时，应着重考虑患者的（　　　）

    A. 对药物的转运能力　　　　B. 对药物的吸收能力　　　　C. 对药物排泄能力

    D. 对药物转化能力　　　　E. 对药物分布能力

146. 一级动力学消除（　　　）

    A. 药物消除速率快　　　　B. 药物消除速率慢

    C. 药物消除与体内药量无关　　D. 药物消除与血药浓度成正比

    E. 药物消除与血药浓度成反比

147. 临床上可用丙磺舒增加青霉素的疗效，原因是（　　　）

    A. 在杀菌作用上有协同作用　B. 二者竞争肾小管的分泌通道

    C. 对细菌代谢双重阻断作用　D. 延缓耐药性产生　　　　E. 对抗不良反应

148. 药物相互之间的拮抗作用可（　　　）

    A. 使药物原有作用减弱　　　B. 减少药物的不良反应　　C. 解决个体差异问题

    D. 增加其中一药的疗效　　　E. 延长体内作用时间

149. 长期服用口服避孕药者失败，可能是因为（　　　）

    A. 同时服用肝药酶诱导剂　　B. 同时服用肝药酶抑制剂　　C. 产生耐受性

    D. 产生耐药性　　　　E. 首关效应改变

150. 张某，男，35岁，因慢性支气管炎并发肺炎入院，医生给予苯唑西林静脉滴注，第二
    天患者皮肤出现药疹、瘙痒，该患者出现何种不良反应？（　　　）

    A. 副作用　　　　　　　B. 急性中毒　　　　　　C. 继发反应

    D. 药物过敏　　　　　　E. 特异质反应

151. 王某，女，43岁，患肺结核，医生给予抗结核药物链霉素，用药一个月后患者出现了
    耳鸣，继而听力丧失，这是患者出现了（　　　）

    A. 副作用　　　　　　　B. 继发反应　　　　　　C. 后遗效应

    D. 变态反应　　　　　　E. 毒性反应

152. 刘某，女，41岁，患胃溃疡数年，近年来发作加剧，伴有反酸，医生给予抗酸药氢氧
    化铝口服中和胃酸，这种药物治疗是（　　　）

    A. 选择作用　　　　　　B. 预防作用　　　　　　C. 局部作用

    D. 吸收作用　　　　　　E. 对因治疗

153. 患者王某，因伤寒高热，医生给予阿司匹林退热。此治疗为（　　　）

    A. 对症治疗　　　　　　B. 对因治疗　　　　　　C. 局部作用

    D. 预防作用　　　　　　E. 吸收作用

154. 某男，47岁，因患荨麻疹，睡前服用苯海拉明，次晨出现头晕、嗜睡等，此现象是（　　）

　　A. 过敏反应　　　　　　　　B. 毒性反应　　　　　　　　C. 后遗效应

　　D. 继发反应　　　　　　　　E. 特异质反应

155. 吕某，女，52岁，患失眠症，每晚服用地西泮5 mg即可入睡，3个月后服用此量却无法入睡，这是因为机体对药物产生了（　　）

　　A. 耐受性　　　　　　　　　B. 成瘾性　　　　　　　　　C. 副作用

　　D. 毒性反应　　　　　　　　E. 继发反应

156. 老年人器官功能衰退，用药剂量应为成人（　　）

　　A. 1/2　　　　　　　　　　B. 1/3　　　　　　　　　　C. 2/3

　　D. 3/4　　　　　　　　　　E. 4/5

157. 不同的药物具有不同的适应证，它可取决于（　　）

　　A. 药物的不同作用　　　　　B. 药物作用的选择性　　　　C. 药物的不同给药途径

　　D. 药物的不良反应　　　　　E. 以上均可能

158. 合理用药须具备下述有关药理学知识：（　　）

　　A. 药物作用与副作用　　　　B. 药物的毒性与安全范围　　C. 药物的效价与效能

　　D. 药物的$t_{1/2}$与消除途径　　E. 以上都需要

159. 安慰剂是一种（　　）

　　A. 可以增加疗效的药物　　　B. 阳性对照药

　　C. 口服制剂　　　　　　　　D. 使患者在精神上得到鼓励和安慰的药物

　　E. 不具有药理活性的剂型

160. 下述关于两种或两种以上药物合用时可能产生药物拮抗作用的叙述中，错误的是（　　）

　　A. 它可以是联合用药的一种方式

　　B. 拮抗作用可以减少不良反应的发生

　　C. 可能符合用药目的

　　D. 拮抗作用皆不利于患者

　　E. 拮抗作用会使药物原有的作用减弱

161. 反复应用药物后，人体对药物的敏感性降低是因为（　　）

　　A. 习惯性　　　　　　　　　B. 成瘾性　　　　　　　　　C. 依赖性

　　D. 耐受性　　　　　　　　　E. 抗药性

162. 机体对药物产生了依赖性，一旦停药出现戒断症状，称为（　　）

　　A. 高敏性　　　　　　　　　B. 耐受性　　　　　　　　　C. 过敏性

　　D. 成瘾性　　　　　　　　　E. 毒性反应

163. 某患者应用药物时，必须应用比一般人更大的剂量才能呈现应有的效应，这是因为产生了（　　）

　　A. 耐受性　　　　　　　　　B. 依赖性　　　　　　　　　C. 高敏性

　　D. 成瘾性　　　　　　　　　E. 过敏性

164. 连续用药后，机体对药物反应的改变，不包括（   ）

    A. 药物慢代谢性   B. 耐受性   C. 习惯性

    D. 交叉耐受性   E. 成瘾性

165. 某患者服用一种药物的最低限量后即可产生正常药理效应或不良反应，这是属于（   ）

    A. 高敏性   B. 过敏反应   C. 超敏反应

    D. 耐受性   E. 成瘾性

166. 临床最常用的给药途径是（   ）

    A. 静脉注射   B. 雾化吸入   C. 肌内注射

    D. 皮下注射   E. 口服

167. 下列描述错误的是（   ）

    A. 在给药方法中，口服最常用

    B. 过敏反应难以预知   C. 药物的作用性质与给药途径无关

    D. 肌注比皮下注射吸收快   E. 首关效应多的药物不宜口服

168. 紧急治病，应采用的给药方式是（   ）

    A. 静脉注射   B. 肌内注射   C. 口服

    D. 舌下含服   E. 外敷

169. 休克患者最适宜的给药途径是（   ）

    A. 皮下注射   B. 舌下给药   C. 静脉给药

    D. 肌内注射   E. 直肠给药

170. 常用舌下给药的药物是（   ）

    A. 阿司匹林   B. 硝酸甘油   C. 维拉帕米

    D. 链霉素   E. 苯妥英钠

二、配伍题

题干：171–175

A. 药物引起的反应与个体体质有关，与用药剂量无关

B. 等量药物引起和一般患者相似但强度更高的药理效应或毒性

C. 用药一段时间后，患者在精神上对药物产生依赖，中断用药，出现主观不适

D. 长期用药，须逐渐增加剂量，才可保持药效不减

E. 长期用药，生理上产生依赖，停药后出现戒断症状

171. 高敏性是指（   ）

172. 过敏反应是指（   ）

173. 习惯性是指（   ）

174. 耐受性是指（   ）

175. 成瘾性是指（   ）

题干：176–180

A. 患者服治疗量的伯氨喹所致的溶血反应

B. 强心苷所致的心律失常

C. 四环素和氯霉素所致的二重感染

D. 阿托品治疗量解除胃肠痉挛时所致的口干、心悸

E. 巴比妥类药物所致的次晨宿醉现象

176. 属毒性反应的是（　　　）

177. 属后遗效应的是（　　　）

178. 属继发反应的是（　　　）

179. 属特异质反应的是（　　　）

180. 属副作用的是（　　　）

题干：181–183

A. 强的亲和力，强的内在活性　　B. 强的亲和力，弱的效应力　　C. 强的亲和力，无效应力

D. 弱的亲和力，强的效应力　　E. 弱的亲和力，无效应力

181. 激动药具有（　　　）

182. 拮抗药具有（　　　）

183. 部分激动药具有（　　　）

题干：184–186

A. 停药反应　　　　B. 后遗效应　　　　C. 副作用

D. 变态反应　　　　E. 特异质反应

184. 长期应用可乐定后突然停药可引起（　　　）

185. 先天性血浆胆碱酯酶缺乏可导致（　　　）

186. 阿托品治疗胃肠绞痛可产生（　　　）

题干：187–189

A. 药理学　　　　B. 药动学　　　　C. 药效学

D. 毒理学　　　　E. 生药学

187. 研究药物对机体的作用及作用机制的是（　　　）

188. 研究药物与机体相互作用规律的是（　　　）

189. 研究机体对药物影响的是（　　　）

题干：190–193

A. 与药物剂量有关　　B. 与机体体质有关　　C. 与药物消除速度有关

D. 与给药途径有关　　E. 与药物作用的选择性有关

190. 过敏反应的发生（　　　）

191. 药物起效的快慢（　　　）

192. 毒性反应的发生（　　　）

193. 副作用的发生（　　　）

题干: 194–197

A. 兴奋作用与抑制作用　　　　B. 选择作用与普遍细胞作用　　C. 预防作用与治疗作用

D. 防治作用与不良反应　　　　E. 毒性反应与过敏反应

194. 按对人体的利弊作用可分为（　　　　）

195. 按对机体器官机能的作用可分为（　　　　）

196. 皆对人有利的作用是（　　　）

197. 皆对人有害的作用是（　　　）

题干: 198–201

A. 局部作用　　　　　　　　　B. 吸收作用　　　　　　　　　C. 选择作用

D. 普遍作用　　　　　　　　　E. 反射作用

198. 口服抗酸药中和胃酸是（　　　）

199. 口服碳酸氢钠使尿液碱化，此为（　　　　）

200. 酚类使细菌和人体蛋白质变性，此为（　　　　）

201. 青霉素仅杀灭革兰阳性菌，此为（　　　）

题干: 202–206

A. 治疗作用　　　　　　　　　B. 不良反应　　　　　　　　　C. 副作用

D. 毒性反应　　　　　　　　　E. 耐受性

202. 与治疗目的无关的所有反应统称（　　　　）

203. 达到防治效果的作用是（　　　）

204. 治疗剂量下出现与治疗目的无关的作用是（　　　　）

205. 药物过量出现的对机体损害是（　　　　）

206. 机体对药物的敏感性低是（　　　）

题干: 207–210

A. 参与或干扰代谢　　　　　　B. 影响递质释放　　　　　　　C. 影响酶的活性

D. 影响离子通道　　　　　　　E. 改变理化环境

207. 甘露醇治疗脑水肿是（　　　）

208. 阿司匹林解热镇痛是（　　　）

209. 铁制剂纠正缺铁性贫血是（　　　　）

210. 硝苯地平降血压是（　　　）

题干: 211–213

A. 最小有效量　　　　　　　　B. 最小中毒量　　　　　　　　C. 常用量

D. 极量　　　　　　　　　　　E. 治疗量

211. 五者中最大的剂量（对同一药物而言）是（　　　　）

212. 五者中最小的剂量（对同一药物而言）是（　　　　）

213. 临床应用的适中剂量是（　　　）

题干: 214–218

A. 阈剂量　　　　　　　　　　B. 效能　　　　　　　　　　　C. 效价强度

D. 治疗量　　　　　　　　　　E. ED_{50}

214. 一群动物引起一半阳性反应的量是（　　　）

215. 药物常用的剂量是（　　　）

216. 药物刚刚引起效应的量是（　　　）

217. 最大有效剂量产生的最大效应是（　　　）

218. 达到一定效应时所需的剂量是（　　　）

题干：219–220

A. 最小致死量的1/2　　　　　　　　B. 最大治疗量的1/2

C. 引起1/2动物死亡的剂量　　　　　D. 引起全部动物死亡的剂量

E. 引起1/2动物产生阳性反应的剂量

219. ED_{50}是（　　　）

220. LD_{50}是（　　　）

题干：221–222

A. 最小有效量与极量之间的范围　　　B. 最小有效量与致死量之间的范围

C. 极量与最小中毒量之间的范围　　　D. 极量与致死量之间的范围

E. 最小有效量与最小中毒量之间的范围

221. 药物的治疗宽度（治疗安全范围）是（　　　）

222. 治疗量的范围是（　　　）

题干：223–225

A. LD_{50}较大的药物　　　　　　　B. LD_{50}较小的药物

C. ED_{50}较大的药物　　　　　　　D. ED_{50}较小的药物

E. LD_{50}/ED_{50}比值较大的药物

223. 毒性较高的是（　　　）

224. 疗效较强的是（　　　）

225. 安全性较大的是（　　　）

题干：226–230

A. 激动药　　　　　　　B. 拮抗药　　　　　　　C. 部分激动药

D. 竞争性拮抗药　　　　E. 非竞争性拮抗药

226. 与激动药并用时使激动药量效曲线右移，且使最大效应也降低（　　　）

227. 与受体亲和力及内在活性都强（　　　）

228. 与激动药竞争同一受体使激动药量效曲线右移，但最大效应并不改变（　　　）

229. 与受体亲和力不弱，内在活性小（　　　）

230. 与受体亲和力强而无内在活性（　　　）

题干：231–234

A. 解离多、再吸收多、排泄慢　　　　B. 解离多、再吸收少、排泄快

C. 解离少、再吸收多、排泄慢　　　　D. 解离少、再吸收少、排泄快

E. 解离少、再吸收多、排泄快

231. 弱酸性药物在酸性尿中（　　　）

232. 弱碱性药物在酸性尿中（　　　）

233. 弱酸性药物在碱性尿中（　　　）

234. 弱碱性药物在碱性尿中（　　　）

题干：235–236

A. 1个　　　　　　　　　B. 3个　　　　　　　　　C. 5个

D. 7个　　　　　　　　　E. 9个

235. 恒量恒速给药后，约经几个血浆$t_{1/2}$可达到稳态血浓度（　　　）

236. 一次静注给药后，约经几个血浆$t_{1/2}$可自机体排出95%（　　　）

题干：237–241

A. 吸收速度　　　　　　　B. 消除速度　　　　　　　C. 血浆蛋白结合

D. 给药剂量　　　　　　　E. 零级或一级消除动力学

237. 药物作用的强弱取决于（　　　）

238. 药物作用开始的快慢取决于（　　　）

239. 药物作用持续多久取决于（　　　）

240. 药物的$t_{1/2}$取决于（　　　）

241. 药物的V_d取决于（　　　）

题干：242–247

A. 成瘾性　　　　　　　　B. 习惯性　　　　　　　　C. 耐药性

D. 高敏性　　　　　　　　E. 耐受性

242. 与长期反复用药无关的是（　　　）

243. 长期反复用药后机体对药物反应性降低的是（　　　）

244. 长期反复用药后病原体对药物反应性降低的为（　　　）

245. 很小剂量就可产生较强药理作用的为（　　　）

246. 较大剂量方能产生原有药理作用的为（　　　）

247. 长期反复用药，一旦停药即产生戒断症状的为（　　　）

题干：248–253

A. 空腹内服　　　　　　　B. 饭前内服　　　　　　　C. 饭后内服

D. 睡前内服　　　　　　　E. 定时内服

248. 增进食欲的药物应（　　　）

249. 对胃有刺激性的药物应（　　　）

250. 需要维持有效血浓度的药物应（　　　）

251. 催眠药应（　　　）

252. 驱虫药应（　　　）

253. 促进胰岛素分泌类降血糖药应（　　　）

题干：254–256

A. 皮下注射　　　　　　　B. 皮内注射　　　　　　　C. 静脉注射

D. 肌内注射　　　　　　　E. 关节腔内注射

254. 无吸收过程的给药途径是（　　　）

255. 一般混悬剂不可用于（　　　）

256. 易发生即刻毒性反应的给药途径是（　　　）

题干：257–260

A. 直肠给药　　　　　　　　　　　B. 舌下给药　　　　　　　C. 吸入给药

D. 肌注给药　　　　　　　　　　　E. 口服给药

257. 刺激性较大，肝易灭活的药物适宜（　　　）

258. 气体、易挥发的药物或气雾剂适宜（　　　）

259. 简便、经济、安全而常用的给药方法是（　　　）

260. 药物吸收后可发生首关效应的给药途径是（　　　）

题干：261–264

A. 静注给药　　　　　　　　　　　B. 口服给药　　　　　　　C. 舌下给药

D. 深部肌内注射　　　　　　　　　E. 皮下注射

261. 硝酸甘油常采用（　　　）

262. 胰岛素常采用（　　　）

263. 阿司匹林常采用（　　　）

264. 硫喷妥钠常采用（　　　）

三、多选题

265. 药理学是（　　　）

　　A. 研究药物与机体相互作用规律　　B. 研究药物与机体相互作用原理

　　C. 为临床合理用药提供基本理论　　D. 为防病和治病提供基本理论

　　E. 医学基础科学

266. 新药研究过程有（　　　）

　　A. 临床前研究　　　　　　　　B. 毒性研究　　　　　　　C. 临床研究

　　D. 疗效观察　　　　　　　　　E. 售后调研

267. 关于新药开发与研究，下列叙述哪些正确？（　　　）

　　A. 安慰剂是不含活性药物的制剂

　　B. 双盲法是药剂人员和患者均不能辨别的试验药品和对照品

　　C. 单盲法是患者不能辨别的试验药品和对照品

　　D. 售后调研是在药物广泛推广使用中重点了解长期使用后出现的不良反应和远期疗效

　　E. 临床前研究是要弄清药物的作用谱和可能发生的毒性反应

268. 药物的不良反应包括（　　　）

　　A. 毒性反应　　　　　　　　　B. 副作用　　　　　　　　C. 特异质反应

　　D. 变态反应　　　　　　　　　E. 抑制作用

269. 药物的毒性反应包括（　　　）

　　A. 致突变　　　　　　　　　　B. 慢性毒性　　　　　　　C. 致畸胎

　　D. 急性毒性　　　　　　　　　E. 特异质反应

270. 联合用药可发生的作用包括（　　　）

　　A. 拮抗作用　　　　　　　　　B. 配伍禁忌　　　　　　　C. 协同作用

　　D. 个体差异　　　　　　　　　E. 药剂当量

271. 药物与血浆蛋白结合（   ）

    A. 有利于药物进一步吸收　　　　　　B. 有利于药物从肾脏排泄

    C. 加快药物发生作用　　　　　　　　D. 两种蛋白结合率高的药物易发生竞争置换现象

    E. 血浆蛋白量低者易发生药物中毒

272. 有关副作用的概念正确的是（   ）

    A. 治疗剂量时出现　　　　　　　　　B. 大剂量时出现

    C. 一般反应轻，可以恢复　　　　　　D. 与药物的选择性低有关

    E. 每一个副作用都是难以克服改变的

273. 可避免首关效应的给药途径为（   ）

    A. 口服给药　　　　　　　B. 舌下给药　　　　　　C. 直肠给药

    D. 静脉注射　　　　　　　E. 皮下注射

274. 下列药物作用属于对因治疗的是（   ）

    A. 阿司匹林用于高热　　　　　　　　B. 青霉素治疗流脑

    C. 解磷定用于有机磷中毒　　　　　　D. 哌替啶治疗胆绞痛

    E. 异丙肾上腺素用于支气管哮喘急性发作

275. 联合应用两种以上药物的目的在于（   ）

    A. 减少单味药用量　　　　B. 减少不良反应　　　　C. 增强疗效

    D. 延缓耐受性发生　　　　E. 改变遗传异常表现的快或慢代谢型

276. 药效学研究的内容是（   ）

    A. 药物临床疗效及不良反应　　　　　B. 药物作用及毒性

    C. 药物效应的量效关系规律　　　　　D. 药物的作用机制及构效关系

    E. 机体对药物的处理过程

277. 口服给药的缺点为（   ）

    A. 大多药物发生首关效应使药效降低　B. 对胃肠黏膜的刺激作用　　C. 易被酶破坏

    D. 易受食物影响　　　　　E. 易受胃肠道pH影响

278. 关于后遗效应，下列叙述哪些正确？（   ）

    A. 机体细胞适应性　　　　　　　　　B. 残存的药理效应

    C. 效应器敏感性提高　　　　　　　　D. 药物作用增强

    E. 血药浓度已降至阈浓度以下

279. 变态反应的特点有（   ）

    A. 与剂量大小无关　　　　　　　　　B. 需要敏感化过程

    C. 用药理拮抗药解救有效　　　　　　D. 反应的严重程度差异很大

    E. 是免疫反应

280. 难以预料的不良反应有（   ）

    A. 后遗效应　　　　　　　B. 变态反应　　　　　　C. 停药反应

    D. 特异质反应　　　　　　E. 药源性疾病

281. 受体激动药的特点有（   ）

    A. 与受体亲和力大　　　　B. 内在活性高　　　　　C. 效能大

    D. K_D值小、亲和力大　　E. pD_2值大、亲和力小

282. 下列哪些是药效动力学的内容？（　　　　）

    A. 药物的作用与临床疗效　　　　　　B. 药物的剂量与量效关系

    C. 给药方法和用量　　　　　　　　　D. 药物的作用机制

    E. 药物的不良反应

283. 连续用药后药效递减一般称为（　　　　）

    A. 耐受性　　　　　　　　B. 饱和性　　　　　　　　C. 不应性

    D. 快速耐受性　　　　　　E. 受体脱敏

284. 药物按一级动力学消除的特点是（　　　　）

    A. 按体内药量的恒定百分比消除　　　B. 为绝大多数药物的消除动力学

    C. $t_{1/2}$的计算公式为$0.5\,C_0/K$　　　　D. 单位时间内实际消除药量随时间递减

    E. 半衰期值恒定

285. 药物与血浆蛋白结合的特点是（　　　　）

    A. 暂时失去药理活性　　　　　　　　B. 是可逆的

    C. 结合的特异性低　　　　　　　　　D. 结合点有限

    E. 两药可竞争与同一蛋白结合

286. 药物经过生物转化后（　　　　）

    A. 可以成为有活性的药物　　　　　　B. 有利于肾小管重吸收　　　C. 脂溶性增加

    D. 大多数药失去药理活性　　　　　　E. 极性升高

287. 药物消除是指（　　　　）

    A. 首关效应　　　　　　　B. 肾脏排泄　　　　　　　C. 肝肠循环

    D. 生物转化　　　　　　　E. 与蛋白结合

288. 药物的排泄途径有（　　　　）

    A. 汗腺　　　　　　　　　B. 乳汁　　　　　　　　　C. 肾脏

    D. 胆汁　　　　　　　　　E. 粪便

289. 零级消除动力学的特点是（　　　　）

    A. 消除速度与初始血药浓度无关　　　B. 体内药量超过机体消除能力

    C. 半衰期值恒定　　　　　　　　　　D. 按恒量消除

    E. 体内药量以恒定百分比消除

290. 生物利用度反映（　　　　）

    A. 表观分布容积的大小　　　　　　　B. 进入体循环的药量

    C. 药物血浆半衰期的长短　　　　　　D. 药物吸收速度对药效的影响

    E. 药物消除速度的快慢

291. 直肠给药的优点有（　　　　）

    A. 降低药物毒性　　　　　　B. 减少胃肠刺激　　　　　　C. 避免首关效应

    D. 提高药物疗效　　　　　　E. 吸收比较迅速

292. 药物半衰期的影响因素有（　　　　）

    A. 首关效应　　　　　　　　B. 血浆蛋白结合率　　　　　C. 表观分布容积

    D. 血浆清除率　　　　　　　E. 药-时曲线下面积

293. 关于体内药量变化的时间过程，下列叙述哪些是正确的？（　　　）

    A. 小剂量按半衰期间隔给药，经5个半衰期基本达到稳态血药浓度

    B. 一次给药经5个半衰期体内药物基本消除

    C. 药物吸收越快曲线下面积越大

    D. 药物吸收越快峰值浓度出现越快

    E. 药物吸收速度不影响曲线下面积

294. 药物在体内分布的影响因素有（　　　）

    A. 器官血流量   B. 血浆蛋白结合率

    C. 体内特殊屏障   D. 体液的pH

    E. 血药浓度

295. 关于药物在肾脏的排泄，下列叙述哪些正确？（　　　）

    A. 原型药物和代谢产物均可排泄

    B. 可被肾小管重吸收

    C. 尿液的酸碱度影响药物的排泄

    D. 极性低、脂溶性大的药物排泄少

    E. 游离药物能通过肾小球滤过进入肾小管

296. 迅速达到有效血药浓度的方法有（　　　）

    A. 将第一个半衰期内的静脉滴注量在静脉滴注开始时推入静脉

    B. 将第一个半衰期内静脉滴注量的1.44倍在静脉滴注开始时推入静脉

    C. 每隔一个半衰期给药一次时采用首剂加1.44倍剂量

    D. 每隔一个半衰期给药一次时采用首剂减半剂量

    E. 每隔一个半衰期给药一次时采用首剂加倍剂量

297. 两种以上药物联合应用的目的是（　　　）

    A. 增加疗效   B. 减少特异质反应发生

    C. 增加药物溶解度   D. 减少不良反应

    E. 增加药物用量

298. 关于药物作用的个体差异，下列叙述哪些正确？（　　　）

    A. 同样剂量在不同患者体内不一定达到相等的血药浓度

    B. 不同的剂量在不同的患者体内不一定达到相等的效应

    C. 产生个体差异的原因有药物剂型、药动学、药效学和临床病理等因素

    D. 了解个体差异的目的是为了达到最大疗效和发生最小不良反应

    E. 相等的血药浓度在不同的患者体内不一定都能达到等同的药效

299. 影响药代动力学的因素有（　　　）

    A. 胃肠吸收   B. 肝脏生物转化

    C. 干扰神经递质的转运   D. 血浆蛋白结合

    E. 肾脏排泄

四、名词解释

1. 药效学

2. 药动学

3. 效能

4. 效价强度

5. 配伍禁忌

6. 选择作用

7. 不良反应

8. 副作用

9. 毒性反应

10. 后遗效应

11. 停药反应

12. 变态反应

13. 特异质反应

14. 受体激动药

15. 受体阻断药

16. 首关效应

17. 生物利用度

18. 药酶诱导剂

19. 一级动力学消除

20. 零级动力学消除

21. 血浆半衰期（$t_{1/2}$）

22. 坪值（稳态血药浓度）

23. 清除率

24. 表观分布容积

25. 最小有效量

26. 极量（最大治疗量）

27. 最小中毒量

28. 治疗量

29. 常用量

30. 安全范围

31. 治疗指数

32. 耐受性

33. 交叉耐受性

34. 耐药性

35. 习惯性（精神依赖性）

36. 成瘾性（生理依赖性）

项目二　传出神经系统药物

一、单选题

1. 传出神经按照递质可分为（　　　　）
   - A. 运动神经和交感神经
   - B. 副交感神经和交感神经
   - C. 运动神经和自主神经
   - D. 感觉神经和自主神经
   - E. 胆碱能神经和去甲肾上腺素能神经

2. 外周胆碱能神经末梢囊泡中的递质是（　　　　）
   - A. 去甲肾上腺素
   - B. 肾上腺素
   - C. 乙酰胆碱
   - D. 烟碱
   - E. 琥珀胆碱

3. 外周去甲肾上腺素能神经末梢囊泡中的递质是（　　　　）
   - A. 乙酰胆碱
   - B. 多巴胺
   - C. 烟碱
   - D. 去甲肾上腺素
   - E. 琥珀胆碱

4. 突触间隙中乙酰胆碱（Ach）消除的主要方式是（　　　　）
   - A. 突触前膜再摄取
   - B. 被乙酰胆碱酯酶（AChE）灭活
   - C. 被单胺氧化酶（MAO）灭活
   - D. 被儿茶酚-O-甲基转移酶（COMT）灭活
   - E. 环加氧酶氧化

5. 胆碱能神经不包括（　　　　）
   - A. 部分交感神经节前纤维
   - B. 部分副交感神经节前纤维
   - C. 大部分交感神经节后纤维
   - D. 部分副交感神经节后纤维
   - E. 运动神经

6. 属于去甲肾上腺素能神经的是（　　　　）
   - A. 交感神经节前纤维
   - B. 副交感神经节前纤维
   - C. 部分副交感神经节后纤维
   - D. 大部分交感神经节后纤维
   - E. 运动神经

7. M受体激动时可引起（　　　　）
   - A. 胃肠平滑肌收缩
   - B. 心脏兴奋
   - C. 骨骼肌收缩
   - D. 瞳孔扩大
   - E. 支气管扩张

8. M受体激动不会引起（　　　　）
   - A. 缩瞳
   - B. 心脏抑制
   - C. 血压升高
   - D. 胃肠平滑肌收缩
   - E. 腺体分泌增加

9. N_2受体主要存在于（　　　　）
   - A. 自主神经节
   - B. 肾上腺髓质
   - C. 睫状肌
   - D. 骨骼肌
   - E. 瞳孔括约肌

10. 下列哪种表现属于α受体兴奋效应？（　　　）

　　A. 皮肤、黏膜、内脏血管收缩　　B. 骨骼肌兴奋　　　　　　　　C. 心肌收缩力增强

　　D. 支气管扩张　　　　　　　　　E. 瞳孔缩小

11. β₁受体主要分布于以下哪一器官？（　　　）

　　A. 骨骼肌　　　　　　　　　　　B. 支气管　　　　　　　　　　C. 胃肠道平滑肌

　　D. 心脏　　　　　　　　　　　　E. 腺体

12. β₂受体激动可引起（　　　）

　　A. 支气管扩张　　　　　　　　　B. 胃肠道平滑肌收缩　　　　　C. 瞳孔缩小

　　D. 腺体分泌增加　　　　　　　　E. 皮肤、黏膜、内脏血管收缩

13. β受体激动时没有下列哪种现象？（　　　）

　　A. 心脏兴奋　　　　　　　　　　B. 肾素分泌减少　　　　　　　C. 支气管平滑肌松弛

　　D. 糖原分解　　　　　　　　　　E. 血管扩张

14. 去甲肾上腺素能神经的效应不包括（　　　）

　　A. 扩瞳　　　　　　　　　　　　B. 支气管扩张　　　　　　　　C. 心脏兴奋

　　D. 皮肤、黏膜、内脏血管收缩　　E. 胃肠平滑肌收缩

15. 直接激动M受体的药物是（　　　）

　　A. 新斯的明　　　　　　　　　　B. 毒扁豆碱　　　　　　　　　C. 毛果芸香碱

　　D. 阿托品　　　　　　　　　　　E. 琥珀胆碱

16. 毛果芸香碱的作用原理是（　　　）

　　A. 激动M受体　　　　　　　　　B. 阻断M受体　　　　　　　　C. 激动N受体

　　D. 阻断N受体　　　　　　　　　E. 抑制胆碱酯酶

17. 毛果芸香碱滴眼后瞳孔缩小的原因是（　　　）

　　A. 使睫状肌收缩　　　　　　　　B. 使虹膜开大肌松弛　　　　　C. 使抑制胆碱酯酶

　　D. 使虹膜括约肌收缩　　　　　　E. 使睫状肌松弛

18. 毛果芸香碱对眼睛的作用是（　　　）

　　A. 缩瞳、降低眼压、调节痉挛　　B. 缩瞳、降低眼压、调节麻痹

　　C. 缩瞳、升高眼压、调节痉挛　　D. 缩瞳、升高眼压、调节麻痹

　　E. 扩瞳、降低眼压、调节痉挛

19. 毛果芸香碱不具有的药理作用是（　　　）

　　A. 腺体分泌增加　　　　　　　　B. 心率减慢　　　　　　　　　C. 眼内压降低

　　D. 促进胃肠道平滑肌收缩　　　　E. 促进骨骼肌收缩

20. 毛果芸香碱是（　　　）

　　A. 作用于α受体的药物　　　　　B. α受体激动剂　　　　　　　C. 作用于N受体的药物

　　D. M受体激动剂　　　　　　　　E. α受体部分激动剂

21. 治疗青光眼较好的药物是（　　　）

　　A. 新斯的明　　　　　　　　　　B. 阿托品　　　　　　　　　　C. 毛果芸香碱

　　D. 琥珀胆碱　　　　　　　　　　E. 肾上腺素

22. 新斯的明作用最强的是（　　　）
　　A. 增加腺体分泌　　　　　　B. 缩瞳　　　　　　C. 兴奋骨骼肌
　　D. 降低血压　　　　　　　　E. 兴奋胃肠平滑肌

23. 下列药物中治疗重症肌无力最好选用（　　　）
　　A. 新斯的明　　　　　　　　B. 毒扁豆碱　　　　　C. 溴吡斯的明
　　D. 毛果芸香碱　　　　　　　E. 乙酰胆碱

24. 新斯的明的禁忌证是（　　　）
　　A. 青光眼　　　　　　　　　B. 阵发性室上性心动过速　　C. 重症肌无力
　　D. 机械性肠梗阻　　　　　　E. 尿潴留

25. 主要用于治疗手术后腹气胀和尿潴留的药物是（　　　）
　　A. 毒扁豆碱　　　　　　　　B. 新斯的明　　　　　C. 山莨菪碱
　　D. 乙酰胆碱　　　　　　　　E. 阿托品

26. 有机磷酸酯类急性中毒患者出现口吐白沫、严重的恶心、呕吐和呼吸困难时，应立即注射的药物是（　　　）
　　A. 碘解磷定　　　　　　　　B. 杜冷丁　　　　　　C. 麻黄碱
　　D. 肾上腺素　　　　　　　　E. 阿托品

27. 使磷酰化胆碱酯酶复活的药物是（　　　）
　　A. 阿托品　　　　　　　　　B. 氯解磷定　　　　　C. 毛果芸香碱
　　D. 毒扁豆碱　　　　　　　　E. 新斯的明

28. 碘解磷定可解救有机磷农药中毒的药理基础是（　　　）
　　A. 生成磷酰化胆碱酯酶　　　B. 生成磷酰化解磷定　　C. 促进胆碱酯酶再生
　　D. 具有阿托品样作用　　　　E. 可促进乙酰胆碱再摄取

29. 有机磷酸酯类中毒时M样症状产生的原因是（　　　）
　　A. 胆碱能神经递质释放增加　B. 胆碱能神经递质水解减少　C. 直接兴奋胆碱能神经
　　D. M胆碱受体敏感性增加　　E. 去甲肾上腺素释放增加

30. 马拉硫磷中毒的解救药物是（　　　）
　　A. 尼可刹米　　　　　　　　B. 阿托品　　　　　　C. 碘解磷定
　　D. B+C　　　　　　　　　　E. 去甲肾上腺素

31. 毒扁豆碱属于何类药物？（　　　）
　　A. 胆碱酯酶复活药　　　　　B. M胆碱受体激动药　　C. 抗胆碱酯酶药
　　D. N_1胆碱受体阻断药　　　E. N_2胆碱受体阻断药

32. 抗胆碱酯酶药不用于下列哪种情况？（　　　）
　　A. 青光眼　　　　　　　　　B. 重症肌无力　　　　C. 手术后腹气胀和尿潴留
　　D. 房室传导阻滞　　　　　　E. 竞争性神经肌肉阻滞药过量时解毒

33. 去除支配骨骼肌的神经后，再用新斯的明对骨骼肌的影响是（　　　）
　　A. 收缩　　　　　　　　　　B. 松弛　　　　　　　C. 先松弛后收缩
　　D. 兴奋性不变　　　　　　　E. 先收缩后松弛

34. 下列哪一项作用与阿托品阻断M受体无关？（　　　）

    A. 平滑肌松弛　　　　　　B. 腺体分泌减少　　　　　　C. 散瞳

    D. 心脏兴奋　　　　　　　E. 血管扩张、改善微循环

35. 缓解胃肠道绞痛效果较好的药物是（　　　）

    A. 新斯的明　　　　　　　B. 阿托品　　　　　　　　　C. 毛果芸香碱

    D. 琥珀胆碱　　　　　　　E. 肾上腺素

36. 阿托品导致远视的原因是松弛（　　　）

    A. 睫状小带　　　　　　　B. 睫状肌　　　　　　　　　C. 瞳孔散大机

    D. 瞳孔括约肌　　　　　　E. 虹膜平滑肌

37. 胆绞痛、肾绞痛最好选用（　　　）

    A. 阿托品+哌替啶　　　　B. 阿托品　　　　　　　　　C. 新斯的明

    D. 溴丙胺太林　　　　　　E. 哌替啶

38. 阿托品不能引起下列哪种作用？（　　　）

    A. 松弛平滑肌　　　　　　B. 抑制腺体　　　　　　　　C. 兴奋心脏

    D. 降低眼压　　　　　　　E. 调节麻痹

39. 阿托品引起的不良反应不包括（　　　）

    A. 视远物模糊　　　　　　B. 口干　　　　　　　　　　C. 便秘

    D. 心动过速　　　　　　　E. 皮肤干燥

40. 具有明显镇静作用的M受体阻断药是（　　　）

    A. 阿托品　　　　　　　　B. 东莨菪碱　　　　　　　　C. 山莨菪碱

    D. 溴丙胺太林　　　　　　E. 胃复康

41. 下列药物中具有防晕止吐作用的是（　　　）

    A. 阿托品　　　　　　　　B. 东莨菪碱　　　　　　　　C. 山莨菪碱

    D. 溴丙胺太林　　　　　　E. 后马托品

42. 阿托品用于麻醉前给药的主要目的是（　　　）

    A. 增加麻醉的作用　　　　B. 兴奋呼吸中枢　　　　　　C. 预防心动过缓

    D. 减少呼吸道腺体分泌　　E. 松弛胃肠道平滑肌

43. 用于房室传导阻滞的药物是（　　　）

    A. 琥珀胆碱　　　　　　　B. 毛果芸香碱　　　　　　　C. 毒扁豆碱

    D. 阿托品　　　　　　　　E. 泮库溴铵

44. 阿托品禁用于（　　　）

    A. 麻醉前给药　　　　　　B. 胃肠道绞痛　　　　　　　C. 心动过缓

    D. 青光眼　　　　　　　　E. 膀胱刺激症状

45. 阿托品中毒时可用下列何药治疗？（　　　）

    A. 毛果芸香碱　　　　　　B. 酚妥拉明　　　　　　　　C. 东莨菪碱

    D. 后马托品　　　　　　　E. 山莨菪碱

46. 阿托品对眼睛的作用是（　　）

　　A.散瞳、升高眼内压、调节麻痹　　　　B.散瞳、降低眼内压、调节麻痹

　　C.散瞳、升高眼内压、调节痉挛　　　　D.缩瞳、降低眼内压、调节麻痹

　　E.缩瞳、升高眼内压、调节痉挛

47. 误食毒蕈中毒可选用何药治疗？（　　）

　　A.毛果芸香碱　　　　　　　　　B.阿托品　　　　　　　　C.碘解磷定

　　D.美加明　　　　　　　　　　　E.毒扁豆碱

48. 麻醉前给药可用（　　）

　　A.毛果芸香碱　　　　　　　　　B.氨甲酰胆碱　　　　　　C.东莨菪碱

　　D.后马托品　　　　　　　　　　E.毒扁豆碱

49. 东莨菪碱的作用特点是（　　）

　　A.兴奋中枢，增加腺体分泌　　　　　　B.兴奋中枢，减少腺体分泌

　　C.有镇静作用，减少腺体分泌　　　　　D.有镇静作用，增加腺体分泌

　　E.抑制心脏，减慢传导

50. 治疗量的阿托品能引起（　　）

　　A.胃肠平滑肌松弛　　　　　　　　　　B.腺体分泌增加

　　C.瞳孔扩大、眼内压降低　　　　　　　D.心率加快

　　E.中枢抑制、嗜睡

51. 阿托品抗感染中毒性休克的主要原因是（　　）

　　A.抗菌、抗毒素作用，消除休克

　　B.抗迷走神经，兴奋心脏，升高血压　　C.解除血管痉挛，改善微循环

　　D.扩张支气管，缓解呼吸困难　　　　　E.兴奋中枢，对抗中枢抑制

52. 溴丙胺太林主要用于（　　）

　　A.散瞳验光　　　　　　　　　　B.感染中毒性休克　　　　C.胃肠绞痛

　　D.缓慢型心律失常　　　　　　　E.麻醉前给药

53. 有支气管哮喘及机械性肠梗阻的患者应禁用（　　）

　　A.阿托品　　　　　　　　　　　B.新斯的明　　　　　　　C.山莨菪碱

　　D.东莨菪碱　　　　　　　　　　E.后马托品

54. 琥珀胆碱过量中毒时，解救的方法是（　　）

　　A.人工呼吸　　　　　　　　　　B.新斯的明　　　　　　　C.A+B

　　D.苯甲酸钠咖啡因　　　　　　　E.间羟胺

55. 泮库溴铵中毒时，抢救的方法最好的是（　　）

　　A.去甲肾上腺素　　　　　　　　B.肾上腺素　　　　　　　C.人工呼吸

　　D.新斯的明　　　　　　　　　　E.C+D

56. 琥珀胆碱是一种肌松剂，它属于（　　）

　　A.除极化型肌松药　　　　　　　B.竞争型肌松药　　　　　C.中枢性肌松药

　　D.非除极化型肌松药　　　　　　E.N_1胆碱受体阻断药

57. 肾上腺素的作用并不能引起（　　　）

    A. 心率加快　　　　　　　B. 血管收缩　　　　　　　C. 血压升高

    D. 支气管扩张　　　　　　E. 血糖降低

58. 下列不属于肾上腺素的用途是（　　　）

    A. 心跳骤停　　　　　　　B. 过敏性休克　　　　　　C. 心源性哮喘

    D. 局部止血　　　　　　　E. 支气管哮喘

59. 肾上腺素与局麻药合用于局麻的主要目的是（　　　）

    A. 使局部血管收缩而止血　B. 延长局麻作用时间　　　C. 防止过敏性休克

    D. 防止发生低血压　　　　E. 增强中枢镇静作用

60. 防治腰麻和硬膜外麻醉引起的低血压宜选用（　　　）

    A. 肾上腺素　　　　　　　B. 去甲肾上腺素　　　　　C. 麻黄碱

    D. 多巴胺　　　　　　　　E. 异丙肾上腺素

61. 多巴胺舒张肾血管及肠系膜血管的机制是（　　　）

    A. 阻断 α 受体　　　　　　B. 激动DA受体　　　　　　C. 阻断β受体

    D. 激动β受体　　　　　　E. 激动M受体

62. 使用过量最易引起心律失常的药物是（　　　）

    A. 异丙肾上腺素　　　　　B. 多巴胺　　　　　　　　C. 肾上腺素

    D. 麻黄碱　　　　　　　　E. 去甲肾上腺素

63. 下列哪个药物不宜肌内注射？（　　　）

    A. 阿托品　　　　　　　　B. 去甲肾上腺素　　　　　C. 异丙肾上腺素

    D. 肾上腺素　　　　　　　E. 麻黄碱

64. 静脉滴注剂量过大易致肾功能衰竭的药物是（　　　）

    A. 肾上腺素　　　　　　　B. 多巴胺　　　　　　　　C. 去甲肾上腺素

    D. 麻黄碱　　　　　　　　E. 异丙肾上腺素

65. 多巴胺增加肾血流量的主要机制是（　　　）

    A. 兴奋 β_1 受体　　　　　B. 兴奋 β_2 受体　　　　C. 兴奋 α 受体

    D. 兴奋DA受体　　　　　E. 直接兴奋肾血管平滑肌

66. 支气管哮喘急性发作时，应选用（　　　）

    A. 麻黄碱　　　　　　　　B. 异丙肾上腺素　　　　　C. 普萘洛尔

    D. 新斯的明　　　　　　　E. 去氧肾上腺素

67. 治疗过敏性休克首选的药物是（　　　）

    A. 多巴胺　　　　　　　　B. 去甲肾上腺素　　　　　C. 肾上腺素

    D. 异丙肾上腺素　　　　　E. 麻黄碱

68. 用于上消化道出血较好的药物是（　　　）

    A. 肾上腺素　　　　　　　B. 去甲肾上腺素　　　　　C. 异丙肾上腺素

    D. 多巴胺　　　　　　　　E. 麻黄碱

69. 漏出血管外易引起组织缺血坏死的药物是（　　　）

    A. 肾上腺素　　　　　　　B. 去甲肾上腺素　　　　　C. 异丙肾上腺素

    D. 间羟胺　　　　　　　　E. 阿托品

70. 去甲肾上腺素持续静滴的主要危险是（　　　）

A. 肝衰竭　　　　　　　　　B. 局部组织坏死　　　　　　C. 急性肾衰竭

D. 心肌缺血　　　　　　　　E. 心律失常

71. 可降低血压而减慢心率的药物是（　　　）

A. 肾上腺素　　　　　　　　B. 异丙肾上腺素　　　　　　C. 去甲肾上腺素

D. 酚妥拉明　　　　　　　　E. 普萘洛尔

72. 麻黄碱的作用方式是（　　　）

A. 促进肾上腺素能神经末梢释放去甲肾上腺素

B. 直接激动 α 和 β 受体

C. A+B

D. 抑制去甲肾上腺素的重摄取

E. 直接激动 M 和 N 受体

73. 急性肾功能衰竭时，可用何药与利尿剂配伍来增加尿量？（　　　）

A. 多巴胺　　　　　　　　　B. 麻黄碱　　　　　　　　　C. 去甲肾上腺素

D. 异丙肾上腺素　　　　　　E. 肾上腺素

74. 心脏骤停时，应首选何药急救？（　　　）

A. 肾上腺素　　　　　　　　B. 多巴胺　　　　　　　　　C. 麻黄碱

D. 去甲肾上腺素　　　　　　E. 地高辛

75. 氯丙嗪过量引起血压下降时，应选用（　　　）

A. 肾上腺素　　　　　　　　B. 去甲肾上腺素　　　　　　C. 异丙肾上腺素

D. 多巴胺　　　　　　　　　E. 阿托品

76. 为了延长局麻药的局麻作用和减少不良反应，可加用（　　　）

A. 肾上腺素　　　　　　　　B. 异丙肾上腺素　　　　　　C. 多巴胺

D. 去甲肾上腺素　　　　　　E. 麻黄碱

77. 何药只能由静脉给药才能产生全身作用？（　　　）

A. 肾上腺素　　　　　　　　B. 去甲肾上腺素　　　　　　C. 间羟胺

D. 异丙肾上腺素　　　　　　E. 麻黄碱

78. 无尿的休克患者禁用（　　　）

A. 去甲肾上腺素　　　　　　B. 阿托品　　　　　　　　　C. 多巴胺

D. 间羟胺　　　　　　　　　E. 肾上腺素

79. 急、慢性鼻炎，鼻窦炎等引起鼻黏膜充血导致鼻塞时，可用何药滴鼻？（　　　）

A. 去甲肾上腺素　　　　　　B. 麻黄碱　　　　　　　　　C. 异丙肾上腺素

D. 肾上腺素　　　　　　　　E. 阿托品

80. 下列哪种药物既可抑制代谢酶的活性，又可直接激动受体？（　　　）

A. 毒扁豆碱　　　　　　　　B. 新斯的明　　　　　　　　C. 毛果芸香碱

D. 肾上腺素　　　　　　　　E. 间羟胺

81. 下述何药中毒引起血压下降时禁用肾上腺素？（　　　）

A. 苯巴比妥　　　　　　　　B. 氯丙嗪　　　　　　　　　C. 吗啡

D. 地西泮　　　　　　　　　E. 水合氯醛

82. 去甲肾上腺素作用最明显的组织、器官是（　　　）

 A. 胃肠道和膀胱平滑肌　　　　B. 心血管系统　　　　　　　C. 支气管平滑肌

 D. 眼睛　　　　　　　　　　　E. 腺体

83. 过量最易引起心动过速、心室颤动的药物是（　　　）

 A. 肾上腺素　　　　　　　　　B. 麻黄碱　　　　　　　　　C. 异丙肾上腺素

 D. 多巴胺　　　　　　　　　　E. 间羟胺

84. 什么药易于通过血脑屏障？（　　　）

 A. 肾上腺素　　　　　　　　　B. 去甲肾上腺素　　　　　　C. 东莨菪碱

 D. 多巴胺　　　　　　　　　　E. 新斯的明

85. 心源性休克选用哪种药物治疗？（　　　）

 A. 肾上腺素　　　　　　　　　B. 异丙肾上腺素　　　　　　C. 麻黄碱

 D. 去甲肾上腺素　　　　　　　E. 多巴胺

86. 酚妥拉明扩张血管是由于（　　　）

 A. 兴奋 α 受体　　　　　　　　B. 兴奋多巴胺受体　　　　　C. 兴奋 β 受体

 D. 阻断 α 受体　　　　　　　　E. 阻断 M 受体

87. 能阻断 α 受体的药物是（　　　）

 A. 酚妥拉明　　　　　　　　　B. 异丙肾上腺素　　　　　　C. 普萘洛尔

 D. 去甲肾上腺素　　　　　　　E. 肾上腺素

88. 能阻断 β 受体的药物是（　　　）

 A. 酚妥拉明　　　　　　　　　B. 异丙肾上腺素　　　　　　C. 普萘洛尔

 D. 去甲肾上腺素　　　　　　　E. 肾上腺素

89. 氯丙嗪过量引起的低血压宜选用（　　　）

 A. 肾上腺素　　　　　　　　　B. 异丙肾上腺素　　　　　　C. 多巴胺

 D. 去甲肾上腺素　　　　　　　E. 异丙肾上腺素

90. 酚妥拉明扩张血管的作用是由于（　　　）

 A. 激动 α 受体　　　　　　　　B. 阻断 α 受体　　　　　　　C. 激动 β 受体

 D. 激动 DA 受体　　　　　　　E. 激动 M 受体

91. 能对抗去甲肾上腺素缩血管作用的药物是（　　　）

 A. 酚妥拉明　　　　　　　　　B. 普萘洛尔　　　　　　　　C. 多巴胺

 D. 麻黄碱　　　　　　　　　　E. 阿托品

92. 对肾上腺嗜铬细胞瘤诊断性治疗可选用（　　　）

 A. 肾上腺素　　　　　　　　　B. 去甲肾上腺素　　　　　　C. 异丙肾上腺素

 D. 酚妥拉明　　　　　　　　　E. 拉贝洛尔

93. 对血管痉挛性疾病的治疗可选用（　　　）

 A. 阿托品　　　　　　　　　　B. 酚妥拉明　　　　　　　　C. 麻黄碱

 D. 间羟胺　　　　　　　　　　E. 肾上腺素

94. 普萘洛尔不具有的药理作用是（　　　）

 A. 抑制心肌收缩力　　　　　　B. 抑制肾素分泌　　　　　　C. 收缩支气管平滑肌

 D. 抑制腺体分泌　　　　　　　E. 引起糖原、脂肪分解

95. 可翻转肾上腺素升压效应的药物是（   ）

    A. 阿托品   B. 酚妥拉明   C. 甲氧明

    D. 美加明   E. 利血平

96. 普萘洛尔抗甲状腺作用的机制是（   ）

    A. 抑制甲状腺激素的合成   B. 阻断β受体

    C. 抑制5-脱碘酶，减少T_3生成   D. B+C   E. 激动β受体

97. 普萘洛尔治疗心绞痛的主要药理作用是（   ）

    A. 抑制心肌收缩力，减慢心率   B. 扩张冠状动脉   C. 降低心脏前负荷

    D. 降低左室壁张力   E. 抑制血小板聚集

98. 治疗外周血管痉挛性疾病可选用（   ）

    A. β受体阻断剂   B. α受体阻断剂   C. α受体激动剂

    D. β受体激动剂   E. α、β受体阻断剂

99. 下述何药可诱发或加重支气管哮喘？（   ）

    A. 肾上腺素   B. 普萘洛尔   C. 酚苄明

    D. 酚妥拉明   E. 甲氧明

100. 下面哪种情况禁用β受体阻断药？（   ）

    A. 心绞痛   B. 快速型心律失常   C. 高血压

    D. 房室传导阻滞   E. 甲状腺功能亢进症

101. 患者，男，27岁，因眼睑下垂、行走肌肉无力而诊断为重症肌无力，可缓解肌无力的药物是（   ）

    A. 阿托品   B. 肾上腺素   C. 毛果芸香碱

    D. 新斯的明   E. 烟碱

102. 患者，男，37岁，有机磷农药中毒就诊时有恶心、呕吐、腹痛、大小便失禁、出汗、肌肉震颤症状。（   ）

    A. M样症状   B. N样症状   C. 中枢样症状

    D. M样、N样症状   E. M样、中枢症状

103. 患者，女，53岁。查体：呼吸、心率正常，血压150/100 mmHg，需要使用的药物是（   ）

    A. 阿托品   B. 毛果芸香碱   C. 普萘洛尔

    D. 肾上腺素   E. 新斯的明

104. 局麻药对细而无髓鞘的神经纤维敏感，首先麻醉（   ）

    A. 痛觉纤维   B. 温度觉纤维   C. 触觉纤维

    D. 压觉纤维   E. 植物神经

105. 局麻药的作用机制是（   ）

    A. 阻止Ca^{2+}内流   B. 阻止Na^+内流   C. 阻止K^+外流

    D. 阻止Cl^-内流   E. 降低静息膜电位

106. 局麻药在炎症组织中（   ）

    A. 作用增强   B. 作用减弱   C. 易被灭活

    D. 不受影响   E. 无麻醉作用

107. 腰麻时在局麻药中加入麻黄碱的目的是（　　）

    A. 对抗局麻药的扩血管作用　　　　　B. 防止麻醉过程中血压下降

    C. 延长局麻作用持续时间　　　　　　D. 预防过敏性休克

    E. 防止吸收中毒

108. 延长局麻药作用时间的常用办法是（　　）

    A. 增加局麻药浓度　　　　　　　　　B. 增加局麻药溶液的用量

    C. 加入少量肾上腺素　　　　　　　　D. 注射麻黄碱

    E. 调节药物溶液pH至微碱性

109. 注射用局麻药液中加入少量肾上腺素的目的是（　　）

    A. 防止手术中出血　　　　　　　　　B. 预防局麻药过敏

    C. 延长局麻药时间，减少吸收　　　　D. 预防支气管痉挛

    E. 促进局麻药吸收

110. 可用于防治局麻药过量中毒发生惊厥的药物是（　　）

    A. 吗啡　　　　　　　　B. 异戊巴比妥　　　　　　C. 水合氯醛

    D. 地西泮　　　　　　　E. 苯巴比妥

111. 不用于浸润麻醉的药物是（　　）

    A. 丁卡因　　　　　　　B. 普鲁卡因　　　　　　　C. 布比卡因

    D. 利多卡因　　　　　　E. 罗哌卡因

112. 由于扩散力强，麻醉范围及麻醉部位难以控制，一般不用于腰麻的药物是（　　）

    A. 丁卡因　　　　　　　B. 普鲁卡因　　　　　　　C. 布比卡因

    D. 利多卡因　　　　　　E. 地卡因

113. 必须做皮试的局麻药是（　　）

    A. 丁卡因　　　　　　　B. 普鲁卡因　　　　　　　C. 布比卡因

    D. 利多卡因　　　　　　E. 罗哌卡因

114. 最易出现过敏反应的局麻药是（　　）

    A. 丁卡因　　　　　　　B. 普鲁卡因　　　　　　　C. 布比卡因

    D. 利多卡因　　　　　　E. 普鲁卡因胺

115. 普鲁卡因不能用于下列哪种局麻？（　　）

    A. 传导麻醉　　　　　　B. 浸润麻醉　　　　　　　C. 表面麻醉

    D. 蛛网膜下腔麻醉　　　E. 硬膜外麻醉

116. 普鲁卡因产生局麻作用的机制是（　　）

    A. 阻止Ca^{2+}内流　　　　B. 阻止Na^+内流　　　　　C. 阻止K^+外流

    D. 阻止Cl^-内流　　　　E. 阻断Ach释放

117. 对普鲁卡因时过敏常选用（　　）

    A. 丁卡因　　　　　　　B. 罗哌卡因　　　　　　　C. 布比卡因

    D. 利多卡因　　　　　　E. 氧化亚氮

118. 既有局麻作用又有局部封闭作用的药物是（　　）

    A. 丁卡因　　　　　　　B. 普鲁卡因　　　　　　　C. 布比卡因

    D. 利多卡因　　　　　　E. 罗哌卡因

119. 普鲁卡因中毒的表现为（　　　　）
　　A. 中枢神经兴奋　　　　　　　　　　B. 中枢神经抑制
　　C. 中枢神经先兴奋后抑制　　　　　　D. 中枢神经先抑制后兴奋
　　E. 心血管系统抑制

120. 有"全能局麻药"之称的是（　　　　）
　　A. 丁卡因　　　　　　　B. 普鲁卡因　　　　　　C. 布比卡因
　　D. 利多卡因　　　　　　E. 罗哌卡因

121. 既有局麻作用又有抗心律失常作用的药物是（　　　　）
　　A. 普鲁卡因　　　　　　B. 丁卡因　　　　　　　C. 布比卡因
　　D. 利多卡因　　　　　　E. 罗哌卡因

122. 下列关于利多卡因的叙述中错误的是（　　　　）
　　A. 能穿透黏膜，作用比普鲁卡因快、强、持久
　　B. 安全范围较大　　　　　　C. 易引起过敏反应
　　D. 有抗心律失常作用　　　　E. 可用于各种局麻方法

123. 丁卡因一般不用于下列哪种局麻？（　　　　）
　　A. 表面麻醉　　　　　　B. 浸润麻醉　　　　　　C. 传导麻醉
　　D. 蛛网膜下腔麻醉　　　E. 硬膜外麻醉

124. 目前常用局麻药中作用持续时间最长（约10 h）的是（　　　　）
　　A. 普鲁卡因　　　　　　B. 利多卡因　　　　　　C. 布比卡因
　　D. 丁卡因　　　　　　　E. 罗哌卡因

125. 下列局麻药的相对毒性强度正确的是（　　　　）
　　A. 普鲁卡因＞利多卡因＞丁卡因＞布比卡因
　　B. 利多卡因＞普鲁卡因＞丁卡因＞布比卡因
　　C. 丁卡因＞利多卡因＞布比卡因＞普鲁卡因
　　D. 布比卡因＞丁卡因＞利多卡因＞普鲁卡因
　　E. 丁卡因＞布比卡因＞利多卡因＞普鲁卡因

二、配伍题

题干：126-130
A. α受体　　　　　　　　　　B. β_1受体　　　　　　　C. β_2受体
D. M受体　　　　　　　　　　E. N受体

126. 瞳孔扩大肌上的肾上腺素受体是（　　　　）

127. 睫状肌上的肾上腺素受体是（　　　　）

128. 瞳孔括约肌上的胆碱受体是（　　　　）

129. 心脏上的肾上腺素受体是（　　　　）

130. 骨骼肌上的胆碱受体是（　　　　）

题干：131-135
A. 胆碱酯酶　　　　　　　　　　B. 胆碱乙酰化酶　　　　　　C. 单胺氧化酶
D. 儿茶酚氧位甲基转移酶和单胺氧化酶　　E. 酪氨酸羟化酶

131. 释放入突触间隙的去甲肾上腺素（NA）被神经末梢摄取后若未进入囊泡中贮存，可被胞质液中线粒体膜上的哪种酶破坏？（　　　）

132. 释放入突触间隙的NA被许多非神经组织摄取后，可被细胞内的哪种酶破坏？（　　　）

133. 合成乙酰胆碱的酶是（　　　）

134. 去甲肾上腺素合成的限速酶是（　　　）

135. 有机磷酸酯类抑制的酶是（　　　）

题干：136-140

A. 晕动病　　　　　　　　　　B. 胃、十二指肠溃疡　　　　　C. 青光眼

D. 散瞳检查眼底　　　　　　　E. 重症肌无力

136. 后马托品可用于（　　　）

137. 溴丙胺太林可用于治疗（　　　）

138. 毛果芸香碱可用于治疗（　　　）

139. 东莨菪碱可用于防治（　　　）

140. 毒扁豆碱可用于治疗（　　　）

题干：141-144

A. 去氧肾上腺素（苯肾上腺素）　B. 卡巴胆碱（氨甲酰胆碱）　　　C. 对硫磷

D. 新斯的明　　　　　　　　　　E. 毛果芸香碱

141. 主要激动M胆碱受体的药物是（　　　）

142. 难逆性的抗胆碱酯酶药是（　　　）

143. 心血管系统作用类似于去甲肾上腺素的药物是（　　　）

144. 具有酶抑制剂和受体激动剂性质的药物是（　　　）

题干：145-150

A. 多巴胺　　　　　　　　　　B. 异丙肾上腺素　　　　　　　C. 沙丁胺醇

D. 吗啡　　　　　　　　　　　E. 麻黄碱

145. 支气管哮喘患者禁用的药物是（　　　）

146. 可使肾血管扩张，肾血流增加，且有排钠利尿作用的药物是（　　　）

147. 可用于治疗心源性哮喘的药物是（　　　）

148. 可用于治疗伴尿量减少的心源性休克的药物是（　　　）

149. 腰麻时血压下降可选用（　　　）

150. 选择性兴奋β_2受体的药物是（　　　）

题干：151-155

A. 支气管哮喘　　　　　　　　B. 甲状腺功能亢进症　　　　　C. 重症肌无力

D. 青光眼　　　　　　　　　　E. 溃疡病

151. 肾上腺素禁用于（　　　）

152. 普萘洛尔禁用于（　　　）

153. 琥珀胆碱禁用于（　　　）

154. 新斯的明禁用于（　　　）

155. 阿托品禁用于（　　　）

题干：156–160

A. α₁受体阻断药 　　　B. α₁受体激动药 　　　C. M受体阻断药

D. β₁受体激动药 　　　E. β₁受体阻断药

156. 溴丙胺太林属于（　　　）

157. 甲氧明属于（　　　）

158. 哌唑嗪属于（　　　）

159. 多巴酚丁胺属于（　　　）

160. 阿替洛尔属于（　　　）

题干：161–164

A. 普鲁卡因 　　　B. 利多卡因 　　　C. 丁卡因

D. 布比卡因 　　　E. 肾上腺素

161. 临床上使用最广泛，被称为全能局麻药的是（　　　）

162. 因毒性过大，不能做浸润麻醉的是（　　　）

163. 应做皮试的局麻药是（　　　）

164. 为了延长局麻药的作用时间，常在局麻药中加入适量（　　　）

题干：165–168

A. 普鲁卡因 　　　B. 利多卡因 　　　C. 丁卡因

D. 布比卡因 　　　E. 硫喷妥钠

165. 是酯类，穿透力强，毒性较大，用于表面麻醉而不用于浸润麻醉：（　　　）

166. 是酰胺类，穿透力强，毒性较大，用于浸润麻醉而不用于表面麻醉：（　　　）

167. 毒性较小，既适用于浸润麻醉又适用于表面麻醉：（　　　）

168. 是酯类，可用于浸润麻醉，但不用于表面麻醉：（　　　）

题干：169–171

A. 表面麻醉 　　　B. 浸润麻醉 　　　C. 传导麻醉

D. 硬膜外麻醉 　　　E. 蛛网膜下腔麻醉

169. 布比卡因不常用于（　　　）

170. 丁卡因不宜用于（　　　）

171. 普鲁卡因不宜用于（　　　）

题干：172–173

A. 刺激性大 　　　B. 毒性大 　　　C. 穿透力弱

D. 弥散力强 　　　E. 易过敏

172. 丁卡因不用于浸润麻醉，其原因是（　　　）

173. 普鲁卡因不用于表面麻醉，其原因是（　　　）

三、多选题

174. α受体分布的效应器有（　　　）

　　A. 血管平滑肌 　　　B. 骨骼肌 　　　C. 瞳孔开大肌

　　D. 内脏括约肌 　　　E. 肾上腺髓质

175. 去甲肾上腺素合成所需的酶有（　　　）
    A. 二氢叶酸合成酶　　　　　B. 酪氨酸羟化酶　　　　　C. 多巴脱羧酶
    D. 多巴胺β羟化酶　　　　　E. 单胺氧化酶

176. 传出神经系统的药物作用机制包括（　　　）
    A. 直接作用于受体　　　　　B. 影响递质的生物合成　　　C. 影响递质的转化
    D. 影响递质的转运　　　　　E. 影响递质的储存

177. 可能影响血压的受体有（　　　）
    A. α_1　　　　　　　　B. α_2　　　　　　　　C. N_1
    D. N_2　　　　　　　　　　E. β_1

178. 去甲肾上腺素清除的方式有（　　　）
    A. 摄取–1　　　　　　　　　B. 乙酰化　　　　　　　　　C. MAO破坏
    D. COMT破坏　　　　　　　　E. 环加氧酶氧化

179. 支气管平滑肌的受体有（　　　）
    A. N_1　　　　　　　　　　B. N_2　　　　　　　　　　C. M
    D. β_2　　　　　　　　　E. H_1

180. 可被胆碱酯酶水解的药物是（　　　）
    A. 毛果芸香碱　　　　　　　B. 普鲁卡因　　　　　　　　C. 丁卡因
    D. 琥珀胆碱　　　　　　　　E. 吗啡

181. 毛果芸香碱对眼的作用是（　　　）
    A. 调节痉挛　　　　　　　　B. 调节麻痹　　　　　　　　C. 降低眼内压
    D. 缩瞳　　　　　　　　　　E. 扩瞳

182. 关于乙酰胆碱，下列叙述哪些正确（　　　）
    A. 其舒血管作用通过血管内皮细胞一氧化氮介导
    B. 为体内神经递质　　　　　C. 作用于M、N胆碱受体
    D. 无临床实用价值　　　　　E. 化学性质不稳定

183. 毛果芸香碱治疗青光眼的机制是（　　　）
    A. 收缩后房血管，减少房水生成
    B. 缩瞳，使前房角开大　　　C. 收缩睫状肌，使小梁网通畅
    D. 抑制碳酸酐酶　　　　　　E. 阻断α受体，促进房水回流

184. 中毒时可引起瞳孔缩小的药物是（　　　）
    A. 有机磷农药　　　　　　　B. 毛果芸香碱　　　　　　　C. 东莨菪碱
    D. 毒扁豆碱　　　　　　　　E. 吗啡

185. 新斯的明的临床用途有（　　　）
    A. 重症肌无力
    B. 术后腹气胀
    C. 非去极化型肌松药过量中毒
    D. 去极化型肌松药过量中毒
    E. 阵发性室上性心动过速

186. 有机磷农药中毒的抢救措施包括（　　　）

    A. 脱离中毒现场，用温水清洗污染皮肤

    B. 用2%$NaHCO_3$或1∶5000高锰酸钾洗胃

    C. 为加快毒物排出，可用硫酸镁导泻

    D. 及早使用胆碱酯酶复活药

    E. 早期大剂量反复注射阿托品

187. 具有降低眼内压作用可治疗青光眼的药物是（　　　）

    A. 毒扁豆碱　　　　　　　　B. 山莨菪碱　　　　　　　　C. 毛果芸香碱

    D. 新斯的明　　　　　　　　E. 东莨菪碱

188. 治疗腹气胀、尿潴留的药物有（　　　）

    A. 溴吡斯的明　　　　　　　B. 阿托品　　　　　　　　　C. 普鲁本辛

    D. 新斯的明　　　　　　　　E. 筒箭毒碱

189. 治疗青光眼的药物有（　　　）

    A. 氨甲酰胆碱　　　　　　　B. 毛果芸香碱　　　　　　　C. 后马托品

    D. 依色林　　　　　　　　　E. 氯解磷定

190. 与碘解磷定比较，氯磷定的特点有（　　　）

    A. 水溶性高　　　　　　　　B. 溶液较稳定

    C. 可能出现碘过敏反应　　　D. 副作用较小

    E. 可肌内注射或静脉给药

191. 新斯的明对骨骼肌兴奋作用很强，其作用机制包括（　　　）

    A. 阻断骨骼肌运动终板的N_2受体　　B. 兴奋运动神经

    C. 抑制胆碱酯酶　　　　　　　　　　D. 直接激动骨骼肌运动终板的N_2受体

    E. 促进运动神经末梢释放乙酰胆碱

192. 吡啶斯的明临床上用于（　　　）

    A. 腹气胀　　　　　　　　　B. 尿潴留　　　　　　　　　C. 重症肌无力

    D. 房室传导阻滞　　　　　　E. 筒箭毒碱过量中毒的解救

193. 胆碱酯酶抑制药有（　　　）

    A. 氨甲酰胆碱　　　　　　　B. 毒扁豆碱　　　　　　　　C. 安贝氯铵

    D. 加兰他敏　　　　　　　　E. 新斯的明

194. 阿托品可用于治疗（　　　）

    A. 严重的盗汗及流涎　　　　B. 虹膜睫状体发炎

    C. 缓解内脏平滑肌绞痛　　　D. 房室传导阻滞　　　　　　E. 感染性休克

195. 阿托品解救有机磷酸酯类中毒的用法是（　　　）

    A. 早期大剂量反复用药　　　B. 剂量不能超过药典规定的剂量

    C. 达到阿托品化后改用维持量　D. 可合用胆碱酯酶复活药

    E. 阿托品过量时可用新斯的明对抗

196. 散瞳检查眼底可用（　　　）

    A. 阿托品　　　　　　　　　B. 溴丙胺太林　　　　　　　C. 后马托品

    D. 去氧肾上腺素　　　　　　E. 山莨菪碱

197. 阿托品能竞争性阻断下列哪些受体？（　　　）

A. β₁受体 B. M₁受体 C. β₂受体

D. M₂受体 E. M₃受体

198. M胆碱受体阻断药有（　　　）

A. 山莨菪碱 B. 东莨菪碱 C. 毒扁豆碱

D. 毛果芸香碱 E. 筒箭毒碱

199. 阿托品滴眼后的效应是（　　　）

A. 扩瞳 B. 调节痉挛 C. 眼内压升高

D. 调节麻痹 E. 视近物模糊

200. 禁用于青光眼的药物有（　　　）

A. 东莨菪碱 B. 山莨菪碱 C. 阿托品

D. 毛果芸香碱 E. 氨甲酰胆碱

201. 青光眼患者禁用的药物有（　　　）

A. 毛果芸香碱 B. 阿托品 C. 后马托品

D. 琥珀胆碱 E. 噻吗洛尔

202. 非除极化型肌松药有（　　　）

A. 加拉碘铵 B. 筒箭毒碱 C. 琥珀胆碱

D. 泮库溴铵 E. 阿曲库铵

203. 神经节阻断药包括（　　　）

A. 六甲双铵 B. 维库溴铵 C. 咪噻芬

D. 美加明 E. 胍乙啶

204. 关于琥珀胆碱的叙述，下列哪些是正确的？（　　　）

A. 过量中毒不能用新斯的明解救

B. 常出现短时肌颤 C. 作用维持5 min左右

D. 为除极化型肌松药 E. 氨基糖苷类抗生素可加重其肌松作用

205. 肾上腺素抢救过敏性休克的理论依据有（　　　）

A. 兴奋心脏，增加心排血量 B. 扩张支气管，解除呼吸困难症状

C. 收缩血管，升高血压 D. 抑制过敏介质释放

E. 作用快、强，使用方便

206. 去甲肾上腺素引起局部组织缺血坏死时应采取的措施有（　　　）

A. 静脉滴注阿托品 B. 局部热敷 C. 普鲁卡因局部封闭

D. 局部注射酚妥拉明 E. 调换注射部位

207. 肾上腺素禁用于（　　　）

A. 甲状腺功能亢进症 B. 高血压 C. 心脏骤停

D. 糖尿病 E. 氯丙嗪引起的低血压

208. 可治疗阵发性室上性心动过速的药物是（　　　）

A. 阿托品 B. 异丙肾上腺素 C. 新斯的明

D. 去氧肾上腺素 E. 酚妥拉明

209. 休克患者，微循环处于痉挛状态，治疗可选用（　　　）

　　A. 阿托品　　　　　　　　B. 间羟胺　　　　　　　　C. 山莨菪碱

　　D. 哌唑嗪　　　　　　　　E. 酚妥拉明

210. 既直接激动 α、β 受体，又促进去甲肾上腺素释放的药物有（　　　）

　　A. 肾上腺素　　　　　　　B. 异丙肾上腺素　　　　　C. 麻黄碱

　　D. 间羟胺　　　　　　　　E. 多巴胺

211. 肾上腺素抢救过敏性休克的作用机制有（　　　）

　　A. 增加心输出量　　　　　B. 升高外周阻力和血压　　C. 松弛支气管平滑肌

　　D. 抑制组胺等过敏物质释放　　E. 减轻支气管黏膜水肿

212. 反复给药易产生快速耐受性的药物是（　　　）

　　A. 肾上腺素　　　　　　　B. 甲氧明　　　　　　　　C. 间羟胺

　　D. 麻黄碱　　　　　　　　E. 多巴酚丁胺

213. 关于多巴胺的叙述，下列哪些是正确的？（　　　）

　　A. 激动多巴胺受体，舒张肾血管

　　B. 激动 β_1 受体，增加心输出量

　　C. 大剂量激动 α 受体，升高血压

　　D. 具有排钠利尿作用

　　E. 易通过血脑屏障，有中枢兴奋作用

214. 异丙肾上腺素的临床用途有（　　　）

　　A. 房室传导阻滞　　　　　B. 中毒性休克　　　　　　C. 支气管哮喘

　　D. 心搏骤停　　　　　　　E. 过敏性休克

215. 去甲肾上腺素和肾上腺素的共同之处是（　　　）

　　A. 为儿茶酚胺类药物　　　B. 以摄取-1为主要方式消除　　C. 激动 α 受体

　　D. 激动 β_1 受体　　　　E. 可皮下注射

216. 酚妥拉明的临床应用有（　　　）

　　A. 抗休克　　　　　　　　B. 难治性心肌梗死和充血性心衰

　　C. 外周血管痉挛性疾病　　D. 静脉滴注去甲肾上腺素发生外漏

　　E. 嗜铬细胞瘤鉴别诊断

217. 酚妥拉明的不良反应有（　　　）

　　A. 低血压　　　　　　　　B. 腹痛、腹泻及诱发溃疡病

　　C. 静脉注射可诱发心律失常和心绞痛

　　D. 变态反应　　　　　　　E. 低血糖

218. 促进胃肠平滑肌兴奋、胃酸分泌增加的药物有（　　　）

　　A. 可乐定　　　　　　　　B. 酚苄明　　　　　　　　C. 酚妥拉明

　　D. 妥拉唑啉　　　　　　　E. 利血平

219. 普萘洛尔的临床应用有（　　　）

　　A. 抗心律失常　　　　　　B. 治疗慢性心功能不全　　C. 抗心绞痛

　　D. 抗高血压　　　　　　　E. 治疗偏头痛

220. 选择性β₁受体阻断药有（　　　）

    A. 醋丁洛尔　　　　　　　　　B. 纳多洛尔　　　　　　　　C. 美托洛尔

    D. 阿替洛尔　　　　　　　　　E. 吲哚洛尔

221. 关于拉贝洛尔的叙述，下列哪些是正确的？（　　　）

    A. 阻断α受体和β受体

    B. 阻断β受体作用强于阻断α受体作用

    C. 阻断β₁受体作用强于阻断β₂受体作用

    D. 用于治疗支气管哮喘

    E. 用于治疗中度和重度高血压病

222. 普萘洛尔具有下述哪些作用？（　　　）

    A. β₁、β₂受体阻断作用　　　　　B. 膜稳定作用

    C. 内在拟交感活性　　　　　　　D. 扩张冠状动脉

    E. 抗血小板聚集

223. β受体阻断药可治疗（　　　）

    A. 快速型心律失常　　　　　　B. 心绞痛　　　　　　　　　C. 支气管哮喘

    D. 高血压　　　　　　　　　　E. 甲状腺机能亢进症

224. 普萘洛尔禁用于（　　　）

    A. 心绞痛　　　　　　　　　　B. 窦性心动过速　　　　　　C. 房室传导阻滞

    D. 支气管哮喘　　　　　　　　E. 低血压

225. 下述哪种麻醉方法不属于局部麻醉？（　　　）

    A. 表面麻醉　　　　　　　　　B. 静脉麻醉　　　　　　　　C. 浸润麻醉

    D. 蛛网膜下腔麻醉　　　　　　E. 吸入麻醉

226. 普鲁卡因可用于（　　　）

    A. 表面麻醉　　　　　　　　　B. 静脉麻醉　　　　　　　　C. 浸润麻醉

    D. 蛛网膜下腔麻醉　　　　　　E. 吸入麻醉

227. 麻醉前给药的目的是（　　　）

    A. 消除患者紧张情绪　　　　　B. 增强麻醉效果　　　　　　C. 减少麻醉药用量

    D. 防止不良反应　　　　　　　E. 防止吸入性肺炎

228. 患者，男性，24岁。阴茎包皮切除手术，医生开出麻醉处方如下，请分析是否合理？
    为什么？

    Rp：5%普鲁卡因肾上腺素注射液　　1 mL×10

    用法：局部浸润注射（　　　）

    A. 合理，普鲁卡因是局麻药

    B. 不合理，普鲁卡因毒性大，不用于浸润麻醉

    C. 不合理，普鲁卡因肾上腺素注射液不能用于肢体远端手术

    D. 不合理，肾上腺素会收缩血管，用于阴茎部位，容易引起组织缺血坏死

    E. 合理，肾上腺素收缩血管的作用延长普鲁卡因作用时间，减少普鲁卡因不良反应

项目三 中枢神经系统药物

一、单选题

1. 地西泮的作用机制是（　　　）

　　A. 不通过受体，直接抑制中枢

　　B. 作用于苯二氮䓬受体，增加 γ–氨基丁酸（GABA）与GABA受体的亲和力

　　C. 作用于GABA受体，增强体内抑制性递质的作用

　　D. 诱导生成一种新蛋白质而起作用

　　E. 作用于苯二氮䓬受体，减小GABA与GABA受体的亲和力

2. 地西泮抗焦虑的主要作用部位是（　　　）

　　A. 中脑网状结构　　　　　　　　B. 下丘脑　　　　　　　C. 边缘系统

　　D. 大脑皮层　　　　　　　　　　E. 纹状体

3. 下列关于地西泮的不良反应的叙述错误的是（　　　）

　　A. 治疗量可见困倦等中枢抑制作用

　　B. 治疗量口服可产生心血管抑制

　　C. 大剂量偶致共济失调

　　D. 长期服用可产生习惯性、耐受性、成瘾性

　　E. 久用后突然停药可产生戒断症状，如失眠、焦虑等

4. 地西泮不用于（　　　）

　　A. 焦虑症或焦虑性失眠　　　　　B. 麻醉前给药　　　　　C. 高热惊厥

　　D. 癫痫持续状态　　　　　　　　E. 诱导麻醉

5. 地西泮没有的作用是（　　　）

　　A. 抗焦虑　　　　　　　　　　　B. 抗癫痫　　　　　　　C. 抗抑郁

　　D. 镇静催眠　　　　　　　　　　E. 中枢性肌肉松弛

6. 不属于苯二氮䓬类的药物是（　　　）

　　A. 氯氮䓬　　　　　　　　　　　B. 氟西泮　　　　　　　C. 奥沙西泮

　　D. 三唑仑　　　　　　　　　　　E. 甲丙氨酯

7. 苯巴比妥中毒，为促进排泄，应（　　　）

　　A. 碱化尿液，使解离度增大，增加肾小管再吸收

　　B. 碱化尿液，使解离度减小，增加肾小管再吸收

　　C. 碱化尿液，使解离度增大，减少肾小管再吸收

　　D. 酸化尿液，使解离度增大，减少肾小管再吸收

　　E. 酸化尿液，使解离度减小，减少肾小管再吸收

8. 苯二氮䓬类药物与巴比妥类药物比较，前者没有的作用是（　　　）

   A. 镇静催眠　　　　　　　　　　B. 抗焦虑　　　　　　　　C. 麻醉

   D. 抗惊厥　　　　　　　　　　　E. 抗癫痫

9. 关于巴比妥类药物的叙述下列不正确的是（　　　）

   A. 长期应用可产生依赖性　　　　B. 某些具有麻醉的作用

   C. 大剂量误服可急性中毒　　　　D. 药物中毒可碱化尿液促进排泄

   E. 药物中毒可酸化尿液促进排泄

10. 巴比妥类药物进入脑组织快慢主要取决于（　　　）

   A. 药物剂型　　　　　　　　　　B. 用药剂量　　　　　　　C. 给药途径

   D. 药物的脂溶性　　　　　　　　E. 药物的分子大小

11. 苯巴比妥过量急性中毒，为加速其从肾排泄，应采取的主要措施是（　　　）

   A. 静注大剂量维生素C　　　　　B. 静滴碳酸氢钠

   C. 静滴10%葡萄糖液　　　　　　D. 静滴甘露醇

   E. 静滴低分子右旋糖酐

12. 下列关于巴比妥类的作用和应用的叙述不正确的是（　　　）

   A. 剂量不同时对中枢神经系统产生不同程度的抑制作用

   B. 均有抗惊厥作用　　　　　　　C. 可用于麻醉或麻醉前给药

   D. 均可用于抗癫痫　　　　　　　E. 可诱导肝药酶，加速自身代谢

13. 巴比妥类药物中具有抗癫痫作用的是（　　　）

   A. 巴比妥　　　　　　　　　　　B. 戊巴比妥　　　　　　　C. 苯巴比妥

   D. 异戊巴比妥　　　　　　　　　E. 硫喷妥钠

14. 在下面的巴比妥类药物中，哪一个的作用时间最长？（　　　）

   A. 异戊巴比妥　　　　　　　　　B. 戊巴比妥　　　　　　　C. 苯巴比妥

   D. 司可巴比妥　　　　　　　　　E. 硫喷妥钠

15. 巴比妥类禁用于（　　　）

   A. 高血压患者精神紧张　　　　　B. 甲亢患者兴奋失眠

   C. 肺功能不全患者烦躁不安　　　D. 手术前患者恐惧心理

   E. 神经官能症性失眠

16. 巴比妥类药物不可能产生的副作用是（　　　）

   A. 便秘和锥体外系症状　　　　　B. 诱导肝药酶，产生耐受性

   C. 引起药疹、药物热等过敏反应　D. 头昏、困倦、注意力不集中等后遗症状

   E. 精细运动不协调

17. 抢救口服巴比妥类药物中毒，最重要的措施是（　　　）

   A. 排空胃内容物及结合残留的毒物　B. 碱化尿液以促进毒物排泄

   C. 保持呼吸道通畅及充分的肺通气量　D. 输液以增加回心血量及心输出量

   E. 静滴间羟胺以升高血压

18. 巴比妥类中毒时，对患者最危险的是（　　　）

   A. 呼吸麻痹　　　　　　　　　　B. 心跳停止　　　　　　　C. 深度昏迷

   D. 吸入性肺炎　　　　　　　　　E. 肝损害

19. 抢救巴比妥类急性中毒昏迷患者，下列哪项措施不适用？（　　　）
    A. 给氧，必要时人工呼吸　　　　　B. 给予催吐剂　　　　　C. 输液
    D. 通过胃管洗胃　　　　　　　　　E. 用药物强迫利尿

20. 苯巴比妥钠连续应用产生耐受性的主要原因是（　　　）
    A. 再分布于脂肪组织　　　　　　　B. 排泄加快
    C. 被假性胆碱酯酶破坏　　　　　　D. 被单胺氧化酶破坏
    E. 诱导肝药酶使自身代谢加快

21. 下列哪药无抗惊厥作用？（　　　）
    A. 乙琥胺　　　　　　　　　　　　B. 水合氯醛　　　　　　C. 硫酸镁
    D. 地西泮　　　　　　　　　　　　E. 苯巴比妥

22. 关于苯巴比妥的作用错误的是（　　　）
    A. 镇静　　　　　　　　　　　　　B. 催眠　　　　　　　　C. 抗惊厥
    D. 抗癫痫　　　　　　　　　　　　E. 麻醉

23. 水合氯醛不用于（　　　）
    A. 顽固性失眠　　　　　　　　　　B. 小儿高热惊厥
    C. 溃疡病伴焦虑不安　　　　　　　D. 破伤风患者惊厥
    E. 子痫患者的烦躁、惊厥

24. 具有镇静、催眠、抗惊厥、抗癫痫作用的药物是（　　　）
    A. 苯妥英钠　　　　　　　　　　　B. 苯巴比妥　　　　　　C. 水合氯醛
    D. 扑米酮　　　　　　　　　　　　E. 戊巴比妥钠

25. 不产生依赖性的药物是（　　　）
    A. 巴比妥类　　　　　　　　　　　B. 苯二氮䓬类　　　　　C. 吗啡
    D. 杜冷丁　　　　　　　　　　　　E. 阿司匹林

26. 对惊厥治疗无效的是（　　　）
    A. 口服硫酸镁　　　　　　　　　　B. 注射硫酸镁　　　　　C. 苯巴比妥
    D. 地西泮　　　　　　　　　　　　E. 水合氯醛

27. 硫酸镁的肌松作用是因为（　　　）
    A. 抑制脊髓　　　　　　　　　　　B. 抑制网状结构
    C. 抑制大脑运动区　　　　　　　　D. 竞争Ca^{2+}受点，抑制神经化学传递
    E. 抑制中枢

28. 硫酸镁中毒引起血压下降时最好选用（　　　）
    A. 肾上腺素　　　　　　　　　　　B. 去甲肾上腺素　　　　C. 异丙肾上腺素
    D. 葡萄糖　　　　　　　　　　　　E. 氯化钙

29. 对高热性惊厥无效的药是（　　　）
    A. 苯巴比妥　　　　　　　　　　　B. 地西泮　　　　　　　C. 异戊巴比妥
    D. 水合氯醛　　　　　　　　　　　E. 苯妥英钠

30. 具有抗癫痫作用的药物是（　　　）
    A. 戊巴比妥　　　　　　　　　　　B. 硫喷妥钠　　　　　　C. 司可巴比妥
    D. 苯巴比妥　　　　　　　　　　　E. 异戊巴比妥

31. 下列叙述中错误的是（　　　）

A. 苯妥英钠能诱导其自身的代谢

B. 扑米酮可代谢为苯巴比妥

C. 丙戊酸钠对所有类型的癫痫都有效

D. 乙琥胺对失神小发作的疗效优于丙戊酸钠

E. 硝西泮对肌阵挛性癫痫和小发作疗效较好

32. 苯妥英钠抗癫痫作用的主要机制是（　　　）

A. 抑制K^+外流，延长动作电位时程和不应期

B. 稳定神经细胞膜，阻滞Na^+通道，减少Na^+内流

C. 抑制脊髓神经元

D. 具有肌肉松弛作用

E. 对中枢神经系统普遍抑制

33. 不属于苯妥英钠不良反应的是（　　　）

A. 嗜睡　　　　　　　　B. 齿龈增生　　　　　　　C. 粒细胞减少

D. 可致畸胎　　　　　　E. 共济失调

34. 下列关于苯妥英钠的叙述中错误的是（　　　）

A. 口服吸收慢而不规则　　B. 用于癫痫大发作　　　　C. 呈强酸性

D. 可抗心律失常　　　　　E. 长期应用可使齿龈增生

35. 不属于苯妥英钠不良反应的是（　　　）

A. 胃肠反应　　　　　　B. 齿龈增生　　　　　　　C. 过敏反应

D. 共济失调　　　　　　E. 肾严重损害

36. 用于癫痫持续状态的首选药是（　　　）

A. 硫喷妥钠静注　　　　B. 苯妥英钠肌注　　　　　C. 地西泮静注

D. 戊巴比妥钠肌注　　　E. 水合氯醛灌肠

37. 治疗癫痫大发作及部分性发作最有效的药是（　　　）

A. 地西泮　　　　　　　B. 苯巴比妥　　　　　　　C. 苯妥英钠

D. 乙琥胺　　　　　　　E. 乙酰唑胺

38. 对癫痫大发作疗效高，且无催眠作用的首选药是（　　　）

A. 苯巴比妥　　　　　　B. 苯妥英钠　　　　　　　C. 安定

D. 乙琥胺　　　　　　　E. 丙戊酸钠

39. 癫痫小发作首选（　　　）

A. 苯妥英钠　　　　　　B. 苯巴比妥　　　　　　　C. 乙琥胺

D. 丙戊酸钠　　　　　　E. 卡马西平

40. 具有抗癫痫作用，又有抗心律失常作用的药物是（　　　）

A. 苯妥英钠　　　　　　B. 阿托品　　　　　　　　C. 乙琥胺

D. 利多卡因　　　　　　E. 卡马西平

41. 长期用于抗癫痫治疗时会引起牙龈增生的药物是（　　　）

A. 苯巴比妥　　　　　　B. 扑米酮　　　　　　　　C. 氯硝西泮

D. 苯妥英钠　　　　　　E. 乙琥胺

42. 使用苯妥英钠时错误的是（　　　）
    A. 饭后服药　　　　　　　　　　B. 不做肌注，应稀释后静注
    C. 出现严重不良反应，应立即停药
    D. 告诉患者应经常按摩牙龈　　E. 注意观察过敏反应的发生

43. 治疗癫痫复杂部分性发作最有效的药是（　　　）
    A. 乙琥胺　　　　　　　　B. 卡马西平　　　　　　　C. 苯巴比妥
    D. 硝西泮　　　　　　　　E. 戊巴比妥

44. 对各种类型的癫痫发作均有效的药物是（　　　）
    A. 苯巴比妥　　　　　　　B. 苯妥英钠　　　　　　　C. 丙戊酸钠
    D. 乙琥胺　　　　　　　　E. 地西泮

45. 对癫痫大发作或小发作均无效，且可诱发癫痫的药物是（　　　）
    A. 苯妥英钠　　　　　　　B. 地西泮　　　　　　　　C. 苯巴比妥
    D. 氯丙嗪　　　　　　　　E. 水合氯醛

46. 下列关于癫痫的治疗原则的叙述中错误的是（　　　）
    A. 任意给药比不用药更坏　　B. 有效剂量因人而异
    C. 长期服药才能减少复发　　D. 一个药有效就不必用两个药
    E. 一个药无效应立即换用其他药

47. 治疗三叉神经痛首选的药物是（　　　）
    A. 地西泮　　　　　　　　B. 苯妥英钠　　　　　　　C. 氟奋乃静
    D. 卡马西平　　　　　　　E. 去痛片

48. 有关卡比多巴的叙述，下述哪项是错误的？（　　　）
    A. 是外周多巴脱羧酶抑制剂　　B. 能提高L-Dopa的疗效　　C. 单用有抗震颤麻痹作用
    D. 能减轻L-Dopa外周的副作用　E. 能提高脑内多巴胺的浓度

49. 金刚烷胺治疗震颤麻痹的主要作用机制是（　　　）
    A. 转化为多巴胺而起作用　　B. 抗胆碱作用　　　　　　C. 阻断多巴胺受体
    D. 促进多巴胺释放　　　　　E. 激动D_2受体

50. 治疗震颤麻痹最佳联合用药是（　　　）
    A. 左旋多巴+卡比多巴　　　　B. 左旋多巴+卡比多巴+维生素B_6
    C. 左旋多巴+维生素B_6　　　D. 卡比多巴+维生素B_6
    E. 卡比多巴+维生素B_{12}

51. 左旋多巴治疗肝昏迷的原理是（　　　）
    A. 转变成NA，恢复正常的神经活动
    B. 改善肝功能　　　　　　　C. 破坏苯乙醇胺和羟苯乙胺，患者苏醒
    D. 激动纹状体D_2受体　　　E. 抑制纹状体D_2受体

52. 有关苯海索的叙述，下列错误的是（　　　）
    A. 对震颤麻痹的疗效弱　　　B. 外周抗胆碱作用弱
    C. 对氯丙嗪引起的帕金森病无效
    D. 对僵直及运动迟缓疗效差　　E. 有口干副作用

53. 下列何药是中枢性抗胆碱药？（　　　）

A. 卡比多巴　　　　　　　　　　B. 溴隐亭

C. 丙环定（开马君）　　　　　　D. 阿托品　　　　　　E. 山莨菪碱

54. 氯丙嗪不具有的药理作用是（　　　）

A. 抗精神病作用　　　　　　B. 镇静作用　　　　　　C. 催吐作用

D. 退热降温作用　　　　　　E. 加强中枢抑制药的作用

55. 氯丙嗪没有以下哪一种作用？（　　　）

A. 镇吐　　　　　　　　　　B. 抗胆碱　　　　　　　C. 抗肾上腺素

D. 抗心绞痛　　　　　　　　E. 抑制促肾上腺皮质激素（ACTH）释放

56. 关于氯丙嗪，哪项描述不正确？（　　　）

A. 可阻断α受体，引起血压下降

B. 可阻断M受体，引起视力模糊

C. 可用于晕动病的呕吐

D. 配合物理降温方法，不但能降低发热者体温，而且能降低正常体温

E. 主要用于治疗精神分裂症

57. 氯丙嗪临床主要应用是（　　　）

A. 抗精神病、镇吐、人工冬眠　　　B. 镇吐、人工冬眠、抗抑郁

C. 退热、防晕、抗精神病　　　　　D. 退热、抗精神病及帕金森病

E. 低血压性休克、镇吐、抗精神病

58. 长期大剂量应用氯丙嗪最常见的不良反应是（　　　）

A. 胃肠反应　　　　　　　　B. 过敏反应　　　　　　C. 肝损害

D. 锥体外系反应　　　　　　E. 内分泌失调

59. 下列药物除了哪一个以外都能阻断α受体？（　　　）

A. 多巴胺　　　　　　　　　B. 酚妥拉明　　　　　　C. 妥拉唑啉

D. 酚苄明　　　　　　　　　E. 氯丙嗪

60. 在何种情况下氯丙嗪的降温作用最强？（　　　）

A. 阿司匹林加氯丙嗪　　　　B. 哌替啶加氯丙嗪

C. 苯巴比妥加氯丙嗪　　　　D. 苯妥英钠加氯丙嗪

E. 物理降温加氯丙嗪

61. 氯丙嗪对哪种病的疗效好？（　　　）

A. 抑郁症　　　　　　　　　B. 精神分裂症　　　　　C. 惊厥

D. 失眠　　　　　　　　　　E. 晕动症的呕吐

62. 氯丙嗪引起的锥体外系反应不包括哪一项？（　　　）

A. 迟发性运动障碍　　　　　B. 肌张力降低

C. 急性肌张力障碍　　　　　D. 静坐不能　　　　　　E. 帕金森病

63. 下列哪种药物抗精神病作用很强而镇静作用弱？（　　　）

A. 氯丙嗪　　　　　　　　　B. 奋乃静　　　　　　　C. 硫利达嗪

D. 氟哌啶醇　　　　　　　　E. 氯普噻吨（泰尔登）

64. 氯丙嗪引起的血压下降不能用什么药来纠正？（　　　）

  A. 麻黄碱   B. 肾上腺素   C. 去氧肾上腺素

  D. 间羟胺   E. 以上均不是

65. 锥体外系反应最轻的吩噻嗪类抗精神病药是（　　　）

  A. 氯丙嗪   B. 氟奋乃静   C. 奋乃静

  D. 三氟拉嗪   E. 硫利达嗪

66. 具有抗抑郁抗焦虑作用的抗精神病药是（　　　）

  A. 氯丙嗪   B. 奋乃静   C. 泰尔登

  D. 三氟拉嗪   E. 氟奋乃静

67. 有关氯丙嗪的叙述，下述哪项是错误的？（　　　）

  A. 能对抗去水吗啡的催吐作用

  B. 抑制呕吐中枢

  C. 能阻断延脑催吐化学感受区的DA受体

  D. 对各种原因所致的呕吐都有止吐作用

  E. 能制止顽固性呃逆

68. 下列哪一项不是氯丙嗪的不良反应？（　　　）

  A. 习惯性及成瘾性   B. 口干、视力模糊   C. 体位性低血压

  D. 肌肉震颤   E. 粒细胞减少

69. 碳酸锂主要用于治疗（　　　）

  A. 焦虑症   B. 精神分裂症   C. 抑郁症

  D. 躁狂症   E. 帕金森病

70. 吗啡急性中毒引起的呼吸抑制，首选的中枢兴奋药是（　　　）

  A. 尼可刹米   B. 咖啡因   C. 哌醋甲酯

  D. 山莨菪碱   E. 回苏灵

71. 有关哌替啶的作用特点，下列哪一项叙述错误？（　　　）

  A. 镇咳作用与可待因相似   B. 镇痛作用比吗啡弱

  C. 成瘾性较吗啡轻   D. 不引起便秘，也无止泻作用

  E. 治疗剂量能引起体位性低血压

72. 心源性哮喘可选用（　　　）

  A. 肾上腺素   B. 去甲肾上腺素   C. 异丙肾上腺素

  D. 多巴胺   E. 吗啡

73. 不引起体位性低血压的药物是（　　　）

  A. 氯丙嗪   B. 哌替啶   C. 哌唑嗪

  D. 酚妥拉明   E. 苯巴比妥

74. 哌替啶比吗啡应用多的原因是（　　　）

  A. 镇痛作用强   B. 对胃肠道有解痉作用

  C. 没有成瘾性   D. 作用维持时间长

  E. 成瘾性及抑制呼吸作用较吗啡弱

75. 下列关于哌替啶叙述错误的是（　　　　）
    A. 可用于心源性哮喘　　　　　　　　B. 急性中毒时可产生呼吸抑制
    C. 可与氯丙嗪、异丙嗪组成冬眠合剂　D. 无止泻、镇咳作用　　　　E. 无成瘾性

76. 吗啡不具有以下哪一作用？（　　　　）
    A. 体内CO_2潴留　　　　　　　　B. 镇痛　　　　　　　　C. 镇咳
    D. 呼吸抑制　　　　　　　　　　E. 松弛支气管平滑肌

77. 下列哪项符合吗啡的作用和应用？（　　　　）
    A. 感冒头痛　　　　　　　　　　B. 支气管哮喘　　　　　　C. 心源性哮喘
    D. 晕动症止吐　　　　　　　　　E. 解痉

78. 下列叙述正确的是（　　　　）
    A. 哌替啶的镇痛作用较吗啡弱，持续时间比吗啡短
    B. 哌替啶、吗啡都可升高颅内压
    C. 哌替啶和吗啡都有成瘾性，而可待因无成瘾性，故可待因可用于止咳
    D. 哌替啶和吗啡都对咳嗽中枢无明显抑制作用
    E. 吗啡对心源性哮喘有效，哌替啶无效

79. 哌替啶临床应用不包括（　　　　）
    A. 麻醉前给药　　　　　　　　　B. 人工冬眠　　　　　　　C. 镇痛
    D. 止泻　　　　　　　　　　　　E. 心源性哮喘

80. 吗啡适用于（　　　　）
    A. 诊断未明的急腹症　　　　　　B. 分娩止痛　　　　　　　C. 颅脑外伤的疼痛
    D. 其他药物无效的急性锐痛　　　E. 哺乳妇女的止痛

81. 与吗啡的镇痛机制有关的是（　　　　）
    A. 阻断阿片受体　　　　　　　　B. 激动阿片受体
    C. 抑制中枢前列腺素（PG）合成　D. 抑制外周PG合成
    E. 阻断中枢DA受体

82. 治疗胆绞痛宜选（　　　　）
    A. 阿托品　　　　　　　　　　　B. 哌替啶　　　　　　　　C. 阿司匹林
    D. 阿托品+哌替啶　　　　　　　E. 山莨菪碱

83. 患者，女，40岁，上腹绞痛，间歇发作3年左右，近日发作后有持续性钝痛，有时放射至
    右肩，伴有恶心、呕吐等症状。入院诊断为慢性胆囊炎、胆石症。医生给予抗生素抗感
    染外，还应采用下列哪组药物治疗？（　　　　）
    A. 阿托品+阿司匹林　　　　　　B. 吗啡+阿司匹林
    C. 哌替啶+阿托品　　　　　　　D. 对乙酰氨基酚+哌替啶
    E. 哌替啶+阿司匹林

84. 患者，女，45岁，因上腹剧烈绞痛并放射至右肩及腹部，伴有恶心、呕吐、腹泻等症状
    前来就诊。入院后诊断为急性胆囊炎。医生用药物治疗后，患者疼痛缓解，呼吸变慢，
    腹泻得到控制，而呕吐却更剧烈，请问上述现象与哪一药物的应用有关？（　　　　）
    A. 阿托品　　　　　　　　　　　B. 吗啡　　　　　　　　　C. 地西泮
    D. 阿司匹林　　　　　　　　　　E. 氯丙嗪

85. 不属于哌替啶适应证的是（　　　）

  A. 术后疼痛　　　　　　　　B. 人工冬眠　　　　　　　C. 心源性哮喘

  D. 麻醉前给药　　　　　　　E. 支气管哮喘

86. 吗啡不具有的作用是（　　　）

  A. 诱发哮喘　　　　　　　　B. 抑制呼吸　　　　　　　C. 抑制咳嗽中枢

  D. 外周血管扩张　　　　　　E. 引起腹泻症状

87. 骨折引起剧痛应选用（　　　）

  A. 吲哚美辛　　　　　　　　B. 阿司匹林　　　　　　　C. 纳洛酮

  D. 哌替啶　　　　　　　　　E. 保泰松

88. 哌替啶的镇痛机制是（　　　）

  A. 阻断中枢阿片受体　　　　B. 激动中枢阿片受体　　　C. 抑制中枢PG合成

  D. 抑制外周PG合成　　　　　E. 不通过受体，直接抑制中枢

89. 不产生成瘾性的药物是（　　　）

  A. 巴比妥类　　　　　　　　B. 苯二氮䓬类　　　　　　C. 吗啡

  D. 哌替啶　　　　　　　　　E. 苯妥英钠

90. 镇痛作用最强的药是（　　　）

  A. 吗啡　　　　　　　　　　B. 芬太尼　　　　　　　　C. 哌替啶

  D. 喷他佐辛（镇痛新）　　　E. 美沙酮

91. 阿片受体部分激动剂是（　　　）

  A. 吗啡　　　　　　　　　　B. 纳洛酮　　　　　　　　C. 哌替啶

  D. 美沙酮　　　　　　　　　E. 镇痛新

92. 吗啡禁用于分娩止痛是由于（　　　）

  A. 抑制新生儿呼吸作用明显　B. 用药后易产生成瘾性

  C. 新生儿代谢功能低且易蓄积　D. 镇痛效果不佳　　　　　E. 诱发哮喘

93. 吗啡可用于（　　　）

  A. 支气管哮喘　　　　　　　B. 阿司匹林诱发的哮喘　　C. 季节性哮喘

  D. 心源性哮喘　　　　　　　E. 过敏性哮喘

94. 呼吸抑制作用最弱的镇痛药是（　　　）

  A. 吗啡　　　　　　　　　　B. 哌替啶　　　　　　　　C. 芬太尼

  D. 镇痛新　　　　　　　　　E. 美沙酮

95. 下列药物中成瘾性最小的是（　　　）

  A. 美沙酮　　　　　　　　　B. 吗啡　　　　　　　　　C. 芬太尼

  D. 哌替啶　　　　　　　　　E. 镇痛新

96. 吗啡的镇痛作用原理是（　　　）

  A. 激动中枢阿片受体使P物质增多

  B. 激动中枢阿片受体使P物质减少

  C. 阻断中枢阿片受体使P物质减少

  D. 阻断中枢阿片受体使P物质增多

  E. 不通过受体，直接作用于中枢神经

97. 关于镇痛新不正确的叙述是（　　　）

    A. 镇痛效力较吗啡弱　　　　B. 呼吸抑制较吗啡弱　　　　C. 大剂量可致血压升高

    D. 成瘾性与吗啡相似　　　　E. 对μ受体有阻断作用

98. 无抗炎抗风湿作用的药物是（　　　）

    A. 阿司匹林　　　　　　　　B. 保泰松　　　　　　　　　C. 对乙酰氨基酚

    D. 吲哚美辛　　　　　　　　E. 布洛芬

99. 预防心肌梗死可用（　　　）

    A. 布洛芬　　　　　　　　　B. 阿司匹林　　　　　　　　C. 对乙酰氨基酚

    D. 保泰松　　　　　　　　　E. 萘普生

100. 关于阿司匹林不正确的叙述是（　　　）

    A. 其抗炎作用与其抑制PG生物合成有关

    B. 可抑制血小板聚集

    C. 胃肠道反应为常见不良反应

    D. 急性中毒时，可酸化尿液加速其排泄

    E. 小剂量可抗血栓

101. 感冒发热头痛可用（　　　）

    A. 吗啡　　　　　　　　　　B. 阿托品　　　　　　　　　C. 哌替啶

    D. 阿司匹林　　　　　　　　E. 可待因

102. 下列各项叙述错误的是（　　　）

    A. 扑热息痛可替代乙酰水杨酸用于解热、镇痛

    B. 新生儿窒息可首选山莨菪碱

    C. 哌替啶可代替吗啡用于心源性哮喘

    D. 东莨菪碱可代替阿托品用于胃肠绞痛

    E. 哌替啶可以代替吗啡用于镇痛

103. 小剂量阿司匹林可用于预防心肌梗死的机制是（　　　）

    A. 抑制丘脑下部PG合成

    B. 抑制周围组织PG合成

    C. 抑制血小板TXA_2合成，防止血小板聚集

    D. 增加血小板TXA_2合成，防止血小板聚集

    E. 增加前列环素PGI_2合成

104. 关于解热镇痛抗炎药下列各项叙述错误的是（　　　）

    A. 解热作用是由于抑制体温调节中枢PG的合成

    B. 镇痛作用是由于抑制中枢PG的合成

    C. 对乙酰氨基酚无抗炎抗风湿作用

    D. 吲哚美辛虽然对PG合成酶有很强的抑制作用，但不良反应多，仅用于使用其他药物
      疗效不显的患者

    E. 布洛芬的胃肠道不良反应较轻

105. 阿司匹林可抑制下列何种酶？（   ）

    A. 磷脂酶A_2 B. 二氢叶酸合成酶   C.过氧化物酶

    D. 环氧酶   E. 胆碱酯酶

106. 阿司匹林用于（   ）

    A. 术后剧痛   B. 胆绞痛   C.胃肠绞痛

    D. 关节痛   E. 胃肠痉挛

107. 阿司匹林不具有下列哪项不良反应？（   ）

    A. 胃肠道出血   B. 过敏反应   C.水杨酸反应

    D. 水钠潴留   E. 凝血障碍

108. 阿司匹林预防血栓生成是由于（   ）

    A. 小剂量抑制PGI_2生成   B. 小剂量抑制TXA_2生成   C. 小剂量抑制环氧酶

    D. 大剂量抑制TXA_2生成   E. 大剂量抑制PGI_2生成

109. 不属于慎用或禁用阿司匹林的情况是（   ）

    A. 过敏体质   B. 维生素K缺乏   C.甲状腺机能亢进症

    D. 低凝血酶原血症   E. 胃、十二指肠溃疡

110. 胃溃疡患者宜选用何种解热镇痛药？（   ）

    A. 对乙酰氨基酚   B. 布洛芬   C.阿司匹林

    D. 吲哚美辛   E. 保泰松

111. 伴有高血压病的活动性风湿性关节炎患者宜选用（   ）

    A. 阿司匹林   B. 保泰松   C.氢化可的松

    D. 泼尼松龙   E. 地塞米松

112. 保泰松的作用特点是（   ）

    A. 解热镇痛作用弱，抗炎作用强，毒性较小

    B. 解热镇痛作用强，抗炎作用弱，毒性较小

    C. 解热镇痛作用强，抗炎作用弱，毒性较大

    D. 解热镇痛作用强，抗炎作用强，毒性较大

    E. 解热镇痛作用弱，抗炎作用强，毒性较大

113. 下列药物中血浆蛋白结合率高和$t_{1/2}$最长的药是（   ）

    A. 阿司匹林   B. 对乙酰氨基酚   C.吲哚美辛

    D. 保泰松   E. 布洛芬

114. 治疗慢性痛风的药是（   ）

    A. 保泰松   B. 别嘌醇   C.呋塞米

    D. 氢氯噻嗪   E. 阿司匹林

115. 新生儿窒息首选（   ）

    A. 山莨菪碱   B. 回苏灵   C.氯酯醒

    D. 尼可刹米   E. 咖啡因

116. 中枢性呼吸衰竭时，可选用下列哪一药物？（   ）

    A. 间羟胺   B. 尼可刹米   C.酚妥拉明

    D. 美加明   E. 新斯的明

117. 解救巴比妥类药物急性中毒引起的呼吸抑制宜选用（　　）

    A. 回苏灵　　　　　　　　B. 山莨菪碱　　　　　　　　C. 咖啡因

    D. 美解眠　　　　　　　　E. 尼可刹米

118. 吗啡急性中毒引起的呼吸抑制宜用（　　）

    A. 咖啡因　　　　　　　　B. 美解眠　　　　　　　　C. 哌醋甲酯

    D. 尼可刹米　　　　　　　E. 山莨菪碱

119. 哌醋甲酯用于（　　）

    A. 癫痫小发作　　　　　　B. 儿童多动综合征　　　　　C. 高血压

    D. 惊厥　　　　　　　　　E. 高血糖

二、配伍题

题干：120~122

A. 苯妥英钠　　　　　　　　B. 苯巴比妥　　　　　　　　C. 地西泮

D. 乙琥胺　　　　　　　　　E. 扑米酮

120. 有良好的抗焦虑作用，既可用于神经官能症，又可用于癫痫持续状态：（　　）

121. 是镇静催眠药，既可用于失眠症，又是癫痫大发作的常用药：（　　）

122. 为抗癫痫药，既用于治疗癫痫，又可用于抗心律失常：（　　）

题干：123~125

A. 可用于小儿感染所致呼吸衰竭

B. 可用于小儿高热所致惊厥

C. 对其他药物未能控制的顽固性癫痫有时可能奏效

D. 对精神运动性癫痫发作有良好疗效

E. 可用于子痫发作

123. 丙戊酸钠（　　）

124. 苯巴比妥钠（　　）

125. 卡马西平（　　）

题干：126~129

A. 增加纹状体DA浓度　　　B. 激动多巴胺受体　　　　　C. 促进DA释放

D. 阻断纹状体胆碱受体　　　E. 阻断纹状体多巴胺受体

126. 左旋多巴（　　）

127. 苯海索（　　）

128. 溴隐亭（　　）

129. 金刚烷胺（　　）

题干：130~133

A. 苯巴比妥　　　　　　　　B. 苯妥英钠　　　　　　　　C. 丙戊酸钠

D. 乙琥胺　　　　　　　　　E. 氯丙嗪

130. 不但对癫痫无效，甚至可诱发癫痫发作的药是（　　）

131. 对癫痫小发作无效，甚至可诱发小发作的药是（　　）

132. 仅对癫痫小发作有效的药物是（　　）

133. 可以治疗外周神经痛的抗癫痫药是（　　　）

题干：134-137

A. 抗精神病作用弱，锥体外系反应少

B. 抗精神病作用强，锥体外系反应明显

C. 抗精神病作用弱，用于精神分裂症伴有抑郁或焦虑的患者

D. 有抗抑郁作用，用于各种抑郁症

E. 有抗躁狂作用，用于躁狂症

134. 氟奋乃静（　　　）

135. 硫利达嗪（　　　）

136. 氯普噻吨（　　　）

137. 丙咪嗪（米帕明）（　　　）

题干：138-141

A. 中枢性肌肉松弛　　　　B. 反射性地兴奋呼吸中枢　　　C. 外周性肌肉松弛

D. 阻断多巴胺受体　　　　E. 抑制前列腺素合成

138. 地西泮（　　　）

139. 氯丙嗪（　　　）

140. 阿司匹林（　　　）

141. 山莨菪碱（　　　）

题干：142-145

A. 苯巴比妥　　　　B. 地西泮　　　　C. 哌替啶

D. 苯妥英钠　　　　E. 氯丙嗪

142. 对快动眼睡眠时相影响较小、成瘾性较轻的催眠药是（　　　）

143. 癫痫大发作可选用（　　　）

144. 治疗心源性哮喘可选用（　　　）

145. 强心苷中毒所致快速型心律失常可选用（　　　）

题干：146-148

A. 激动苯二氮䓬受体　　　　B. 阻断M胆碱受体　　　　C. 阻断α肾上腺素受体

D. 激动DA受体　　　　E. 阻断黑质-纹状体通路的D_2受体

146. 氯丙嗪引起的体位性低血压是由于（　　　）

147. 氯丙嗪引起的口干、便秘是由于（　　　）

148. 氯丙嗪引起的帕金森病是由于（　　　）

题干：149-153

A. 可待因　　　　B. 镇痛新　　　　C. 哌替啶

D. 芬太尼　　　　E. 纳洛酮

149. 在肝内能转化成吗啡的药（　　　）

150. 肝内代谢产物可兴奋中枢的药（　　　）

151. 与氟哌啶醇合用用于镇痛的药（　　　）

152. 成瘾性极小的镇痛药（　　　）

153. 用于解救阿片类药物急性中毒的药（　　　）

题干：154–158

A. 抑制呼吸作用　　　　　　　B. 镇痛作用　　　　　　　　　C. 便秘作用

D. 缩瞳作用　　　　　　　　　E. 镇咳作用

154. 吗啡作用于中脑盖前核的阿片受体引起（　　　）

155. 吗啡作用于呼吸中枢的阿片受体引起（　　　）

156. 吗啡作用于脊髓、丘脑、脑室及导水管周围的阿片受体引起（　　　）

157. 吗啡作用于中枢及肠道的阿片受体引起（　　　）

158. 吗啡作用于延髓孤束核的阿片受体引起（　　　）

题干：159–163

A. 阿司匹林　　　　　　　　　B. 对乙酰氨基酚　　　　　　　C. 保泰松

D. 吲哚美辛　　　　　　　　　E. 别嘌醇

159. 对阿司匹林过敏的高热患者宜用（　　　）

160. 慢性痛风病应用（　　　）

161. 急性风湿热宜用（　　　）

162. 急性痛风病应用（　　　）

163. 抑制PG合成酶最强的药是（　　　）

题干：164–167

A. 反射性兴奋呼吸中枢　　　　B. 直接兴奋呼吸中枢

C. 阻断中枢腺苷受体产生作用　D. 促进脑细胞代谢及利用葡萄糖

E. 促进中枢NA等释放，改善精神活动

164. 哌醋甲酯（　　　）

165. 山梗菜碱（　　　）

166. 回苏灵（　　　）

167. 甲氯芬酯（氯酯醒）（　　　）

三、多选题

168. 对地西泮的描述哪些正确？（　　　）

　　A. 小剂量即能产生抗焦虑作用

　　B. 剂量加大，依次产生镇静、催眠、抗惊厥、抗癫痫、麻醉、麻痹等作用

　　C. 久用可产生依赖性及耐受性

　　D. 用于催眠，其依赖性、耐受性及反跳现象较巴比妥类药物较轻

　　E. 其作用机制与抑制中枢GABA能神经功能有关

169. 地西泮具有的作用有（　　　）

　　A. 中枢性肌松　　　　　　　B. 抗焦虑　　　　　　　　　　C. 麻醉

　　D. 镇静、催眠　　　　　　　E. 抗惊厥、抗癫痫

170. 苯二氮䓬类具有下列哪些药理作用？（　　　）

　　A. 镇静催眠作用　　　　　　B. 抗焦虑作用　　　　　　　　C. 抗惊厥作用

　　D. 镇吐作用　　　　　　　　E. 抗晕动作用

171. 地西泮用作麻醉前给药的优点有（　　　　）
    A. 安全范围大　　　　　　　　　　B. 镇静作用发生快
    C. 使患者对手术中不良反应不复记忆　D. 减少麻醉药的用量
    E. 缓解患者对手术的恐惧情绪

172. 关于苯二氮䓬类抗焦虑作用，下列叙述哪些正确？（　　　　）
    A. 小于镇静剂量即有良好的抗焦虑作用
    B. 抗焦虑作用的部位在边缘系统
    C. 对持续性焦虑症状宜选用长效类药物
    D. 对间断性严重焦虑者宜选用中、短效类药物
    E. 地西泮和氯氮䓬是常用的抗焦虑药

173. 苯二氮䓬类对下列哪些惊厥有效？（　　　　）
    A. 破伤风惊厥　　　　　　B. 子痫　　　　　　C. 小儿高热惊厥
    D. 中毒引起的惊厥　　　　E. 癫痫持续状态引起的惊厥

174. 苯二氮䓬类的不良反应是（　　　　）
    A. 连续用药可出现头昏、嗜睡　　B. 大剂量可致共济失调
    C. 过量可致心脏抑制　　　　　　D. 吗啡可增强其毒性作用
    E. 大量饮酒可加重其毒性作用

175. 苯二氮䓬类可能引起下列哪些不良反应？（　　　　）
    A. 嗜睡　　　　　　　　　B. 共济失调　　　　C. 习惯性
    D. 成瘾性　　　　　　　　E. 长期使用后突然停药可出现戒断症状

176. 关于苯二氮䓬类的不良反应特点，下列哪些是正确的？（　　　　）
    A. 过量致急性中毒和呼吸抑制　　B. 安全范围比巴比妥类大
    C. 可透过胎盘屏障和随乳汁分泌，孕妇和哺乳妇女忌用
    D. 长期用药可产生耐受性　　　　E. 与巴比妥类相比，其戒断症状发生较迟、较轻

177. 巴比妥类可能出现下列哪些不良反应？（　　　　）
    A. 眩晕、困倦　　　　　　B. 精细运动不协调　　C. 偶可致剥脱性皮炎
    D. 中等剂量即可轻度抑制呼吸中枢　E. 严重肺功能不全或颅脑损伤致呼吸抑制者禁用

178. 巴比妥类镇静催眠药的特点是（　　　　）
    A. 连续久服可引起习惯性
    B. 突然停药易发生反跳现象
    C. 在长期使用情况下，突然停药可使梦魇次数增多
    D. 在长期使用情况下，突然停药可使快动眼睡眠时相延长
    E. 长期使用可以成瘾

179. 关于巴比妥类剂量的叙述，下列哪些是正确的？（　　　　）
    A. 小剂量产生镇静作用　　　　　B. 必须用到镇静剂量才有抗焦虑作用
    C. 剂量由小到大，可相继出现镇静、催眠、抗惊厥、麻醉作用
    D. 中等量可轻度抑制呼吸中枢　　E. 10倍催眠剂量可引起中毒

180. 下列哪些部位分布有苯二氮䓬受体？（　　　　）
    A. 大脑皮质　　　　　　　B. 边缘系统　　　　C. 中脑
    D. 脑干　　　　　　　　　E. 脊髓

181. 关于苯二氮草类的体内过程，下列叙述哪些正确？（　　　　）

A. 口服吸收良好
B. 与血浆蛋白结合率高
C. 分布容积大
D. 脑脊液中浓度与血清中游离药物浓度相等
E. 主要在肝脏进行生物转化

182. 苯妥英钠的不良反应包括（　　　　）

A. 牙龈增生
B. 神经系统反应
C. 消化道反应
D. 巨幼红细胞性贫血
E. 血压下降

183. 常用的有抗惊厥作用的药物有（　　　　）

A. 苯巴比妥
B. 地西泮
C. 水合氯醛
D. 硫酸镁
E. 氯丙嗪

184. 下列哪些药物对癫痫失神发作无效？（　　　　）

A. 苯妥英钠
B. 卡马西平
C. 苯巴比妥
D. 扑米酮
E. 丙戊酸钠

185. 下列哪些药物可治疗癫痫小发作？（　　　　）

A. 乙琥胺
B. 丙戊酸钠
C. 硝西泮
D. 氯硝西泮
E. 氯巴占

186. 下列哪些药物在妊娠早期应用有致畸胎作用？（　　　　）

A. 苯妥英钠
B. 丙戊酸钠
C. 乙琥胺
D. 卡马西平
E. 扑米酮

187. 下列哪些药物大剂量或长期使用可能引起再生障碍性贫血？（　　　　）

A. 乙琥胺
B. 卡马西平
C. 苯妥英钠
D. 地西泮
E. 扑米酮

188. 下列哪些药物可引起共济失调？（　　　　）

A. 苯二氮草类
B. 苯妥英钠
C. 卡马西平
D. 苯巴比妥
E. 扑米酮

189. 下列哪些药物可致巨幼细胞贫血？（　　　　）

A. 扑米酮
B. 苯妥英钠
C. 地西泮
D. 丙戊酸钠
E. 乙琥胺

190. 关于卡马西平作用的叙述，下列哪些是正确的？（　　　　）

A. 能阻滞Na$^+$通道
B. 能抑制癫痫病灶放电
C. 能阻滞周围神经元放电
D. 对精神运动性癫痫有良好疗效
E. 治疗舌咽神经痛

191. 卡马西平的特点是（　　　　）

A. 作用机制与苯妥英钠相似

B. 对精神运动性发作有较好疗效

C. 对中枢疼痛综合征的效果优于苯妥英钠

D. 可作为大发作和部分性发作的首选药物之一

E. 对癫痫并发的躁狂、抑郁症有效

192. 苯妥英钠可能出现的不良反应有（　　　）
 A. 共济失调　　　　　　　B. 牙龈增生　　　　　　C. 巨幼细胞贫血
 D. 再生障碍性贫血　　　　E. 致畸胎

193. 下列哪些药物可治疗癫痫持续状态？（　　　）
 A. 地西泮　　　　　　　　B. 卡马西平　　　　　　C. 戊巴比妥钠
 D. 苯巴比妥　　　　　　　E. 扑米酮

194. 下列哪些药物可治疗破伤风惊厥？（　　　）
 A. 地西泮　　　　　　　　B. 苯巴比妥　　　　　　C. 戊巴比妥钠
 D. 乙琥胺　　　　　　　　E. 卡马西平

195. 对小儿高热惊厥有效的药物有（　　　）
 A. 苯巴比妥　　　　　　　B. 水合氯醛　　　　　　C. 地西泮
 D. 苯妥英钠　　　　　　　E. 卡马西平

196. 苯妥英钠可治疗下列哪些疾病？（　　　）
 A. 快速型心律失常　　　　B. 癫痫大发作　　　　　C. 三叉神经痛
 D. 舌咽神经痛　　　　　　E. 癫痫小发作

197. 关于硫酸镁的作用，下列哪些是正确的？（　　　）
 A. 松弛骨骼肌作用　　　　B. 中枢抑制作用，大剂量引起感觉和意识消失
 C. 过量引起呼吸抑制　　　D. 可降低血压
 E. 口服剂量过大，可致血压骤降、患者死亡

198. 硫酸镁的作用包括（　　　）
 A. 注射硫酸镁可产生降压作用
 B. 注射硫酸镁可产生骨骼肌松弛作用
 C. 注射和口服硫酸镁均可产生骨骼肌松弛作用
 D. 口服硫酸镁有导泻作用
 E. 口服或用导管直接注入十二指肠，可引起利胆作用

199. 抗帕金森病的拟多巴胺类药物有（　　　）
 A. 左旋多巴　　　　　　　B. 卡比多巴　　　　　　C. 金刚烷胺
 D. 溴隐亭　　　　　　　　E. 苯海索

200. 抗帕金森病的胆碱受体阻断药有（　　　）
 A. 金刚烷胺　　　　　　　B. 开马君　　　　　　　C. 苯海索
 D. 溴隐亭　　　　　　　　E. 卡比多巴

201. 关于左旋多巴，下列叙述哪些正确？（　　　）
 A. 维生素B_6可减少其外周副作用
 B. 对抗精神病药引起的帕金森病有效
 C. 起效较慢
 D. 作用持久
 E. 高蛋白饮食可降低其生物利用度

202. 左旋多巴抗帕金森病的作用特点有（   ）

    A. 对轻症患者疗效好   B. 对年轻患者疗效好

    C. 对肌肉僵直者疗效差   D. 对肌肉震颤者疗效好

    E. 起效较慢，但作用持久

203. 冬眠合剂由哪些药物组成？（   ）

    A. 哌替啶   B. 异丙嗪   C. 氯丙嗪

    D. 阿托品   E. 阿司匹林

204. 氯丙嗪降温作用特点是（   ）

    A. 降温作用随环境温度改变而变化   B. 可用于低温麻醉

    C. 可降低正常人及发热者体温   D. 只能降低发热者体温

    E. 降温是由于抑制下丘脑体温调节中枢

205. 氯丙嗪对受体的作用包括（   ）

    A. 阻断M受体   B. 阻断中枢DA受体

    C. 激活阿片受体   D. 阻断α受体

    E. 阻断β受体

206. 氯丙嗪扩张血管的原因包括（   ）

    A. 阻断α肾上腺素受体   B. 阻断M胆碱受体

    C. 抑制血管运动中枢   D. 减少NA的释放

    E. 直接舒张血管平滑肌

207. 氯丙嗪体内过程的特点有（   ）

    A. 口服有首关效应，故生物利用度低

    B. 因局部刺激性大，不作皮下注射，肌内注射应深部注射，静脉注射应稀释

    C. 易通过血脑屏障，脑组织中分布较广

    D. 原型和代谢产物主要由肾脏排泄

    E. 与血浆蛋白结合率高达90%

208. 氯丙嗪的中枢药理作用包括（   ）

    A. 抗精神病   B. 镇吐

    C. 降低血压   D. 降低体温

    E. 增强中枢抑制药的作用

209. 米帕明的禁忌证有（   ）

    A. 癫痫   B. 前列腺肥大   C. 肝炎

    D. 青光眼   E. 糖尿病

210. 氯丙嗪的禁忌证有（   ）

    A. 昏迷患者   B. 癫痫   C. 严重肝功能损害

    D. 高血压   E. 胃溃疡

211. 治疗躁狂症的药物有（   ）

    A. 碳酸锂   B. 马普替林   C. 氯丙嗪

    D. 氟哌啶醇   E. 多塞平

212. 氯丙嗪的降温特点包括（　　　）

　　A. 抑制体温调节中枢，使体温调节失灵

　　B. 不仅降低发热体温，也降低正常体温

　　C. 临床上配合物理降温用于低温麻醉

　　D. 对体温的影响与环境温度无关

　　E. 用于人工冬眠，可使体温、代谢及耗氧量均降低

213. 氯丙嗪的一般不良反应有（　　　）

　　A. 帕金森病　　　　　　　　　　B. 抗胆碱作用引起的症状

　　C. 静脉注射可引起血栓性静脉炎　　D. 乳房肿大、闭经及生长减慢

　　E. 体位性低血压

214. 对抑郁症有效的药物有（　　　）

　　A. 氯丙嗪　　　　　　　　B. 氯普噻吨　　　　　　C. 米帕明

　　D. 舒必利　　　　　　　　E. 诺米芬新

215. 米帕明的作用包括（　　　）

　　A. 对内分泌系统的影响　　　　　B. 对自主神经系统的影响

　　C. 对中枢神经系统的影响　　　　D. 对心血管系统的影响

　　E. 对锥体外系的影响

216. 氯丙嗪的锥体外系反应有（　　　）

　　A. 急性肌张力障碍　　　　　　B. 体位性低血压　　　　C. 静坐不能

　　D. 帕金森病　　　　　　　　　E. 迟发性运动障碍

217. 苯海索对氯丙嗪引起的哪些不良反应有效？（　　　）

　　A. 急性肌张力障碍　　　　　　B. 体位性低血压　　　　C. 静坐不能

　　D. 帕金森病　　　　　　　　　E. 迟发性运动障碍

218. 抗精神病药物包括（　　　）

　　A. 吩噻嗪类　　　　　　　　B. 三环类　　　　　　　C. 丁酰苯类

　　D. 硫杂蒽类　　　　　　　　E. 苯二氮䓬类

219. 与氯丙嗪抗精神病作用机制有关的DA神经通路有（　　　）

　　A. 中脑–边缘叶通路　　　　　B. 黑质–纹状体通路

　　C. 结节–漏斗通路　　　　　　D. 中脑–皮质通路

　　E. 脑干网状结构上行激活系统

220. 易引起体位性低血压的药物有（　　　）

　　A. 哌替啶　　　　　　　　　B. 氯丙嗪　　　　　　　C. 酚妥拉明

　　D. 吗啡　　　　　　　　　　E. 对乙酰氨基酚

221. 吗啡用于心源性哮喘，与下列哪些作用有关？（　　　）

　　A. 镇痛　　　　　　　　　　B. 抑制呼吸　　　　　　C. 止咳

　　D. 镇静　　　　　　　　　　E. 扩张外周血管

222. 吗啡急性中毒临床表现有（　　　）

　　A. 昏迷　　　　　　　　　　B. 瞳孔针尖样缩小　　　C. 呼吸高度抑制

　　D. 血压下降　　　　　　　　E. 腹泻

223. 禁用于支气管哮喘的药物有（ 　　）
　　A. 吗啡　　　　　　　　　B. 阿司匹林　　　　　　　C. 普萘洛尔
　　D. 氯丙嗪　　　　　　　　E. 去甲肾上腺素

224. 吗啡禁用于（ 　　）
　　A. 哺乳妇女止痛　　　　　B. 支气管哮喘患者　　　　C. 肺心病患者
　　D. 肝功能严重减退患者　　E. 颅脑损伤昏迷患者

225. 吗啡的临床应用有（ 　　）
　　A. 心肌梗死引起的剧痛　　B. 严重创伤痛　　　　　　C. 心源性哮喘
　　D. 止泻　　　　　　　　　E. 与氯丙嗪、异丙嗪组成人工冬眠合剂

226. 哌替啶的临床应用有（ 　　）
　　A. 创伤性疼痛　　　　　　B. 内脏绞痛　　　　　　　C. 麻醉前给药
　　D. 与氯丙嗪、异丙嗪组成人工冬眠合剂　　　　　　　E. 心源性哮喘

227. 人工合成的镇痛药有（ 　　）
　　A. 阿法罗定（安那度）　　B. 罗通定　　　　　　　　C. 二氢埃托啡
　　D. 美沙酮　　　　　　　　E. 纳洛酮

228. 喷他佐辛的特点有（ 　　）
　　A. 为苯并吗啡烷类衍生物　　B. 主要激动 κ 和 σ 受体，又可拮抗 μ 受体
　　C. 镇痛效力为吗啡的1/3　　D. 对冠心病患者，静脉注射可增加心脏做功量
　　E. 成瘾性很小，在药政管理上已列入非麻醉药品

229. 阿片受体拮抗剂有（ 　　）
　　A. 纳洛酮　　　　　　　　B. 二氢埃托啡　　　　　　C. 芬太尼
　　D. 烯丙吗啡　　　　　　　E. 纳曲酮

230. 引起"阿司匹林哮喘"的药物有（ 　　）
　　A. 羟基保泰松　　　　　　B. 阿司匹林　　　　　　　C. 吲哚美辛
　　D. 布洛芬　　　　　　　　E. 吡罗昔康

231. 复方扑尔敏片的组成为（ 　　）
　　A. 非那西丁　　　　　　　B. 乙酰水杨酸　　　　　　C. 扑尔敏
　　D. 咖啡因　　　　　　　　E. 巴比妥

232. 治疗慢性痛风的药物有（ 　　）
　　A. 保泰松　　　　　　　　B. 别嘌醇　　　　　　　　C. 布洛芬
　　D. 苯溴马隆　　　　　　　E. 丙磺舒

233. 保泰松的不良反应有（ 　　）
　　A. 变态反应　　　　　　　B. 水钠潴留　　　　　　　C. 胃肠反应
　　D. 甲状腺肿大及黏液性水肿　E. 肝肾损害

234. 阿司匹林的镇痛作用特点是（ 　　）
　　A. 镇痛作用部位主要在外周
　　B. 对慢性钝痛效果好
　　C. 镇痛作用机制是防止炎症时合成PG

D. 常与其他解热镇痛药配成复方使用

E. 对锐痛和内脏平滑肌绞痛也有效

235. 吲哚美辛的不良反应有（　　　）

A. 胃肠反应　　　　　　　B. 水钠潴留　　　　　　C. 中枢神经系统症状

D. 造血系统反应　　　　　E. 变态反应

236. 保泰松的禁忌证有（　　　）

A. 糖尿病　　　　　　　　B. 高血压　　　　　　　C. 溃疡病

D. 心功能不全　　　　　　E. 肝肾功能不良

237. 甲芬那酸的不良反应有（　　　）

A. 胃肠溃疡及出血　　　　B. 溶血性贫血　　　　　C. 骨髓抑制

D. 肝肾功能异常　　　　　E. 高铁血红蛋白血症

238. 阿司匹林引起胃溃疡及胃出血的原因是（　　　）

A. 凝血障碍　　　　　　　B. 变态反应　　　　　　C. 局部刺激

D. 抑制PG合成　　　　　 E. 水杨酸反应

239. 为避免阿司匹林引起胃溃疡及胃出血，可采取（　　　）

A. 饭后服　　　　　　　　B. 同服碳酸氢钠　　　　C. 应用肠溶片

D. 同服碳酸钙　　　　　　E. 不将药片嚼碎

240. 保泰松可增强下列哪些药物的作用？（　　　）

A. 口服抗凝血药　　　　　B. 强心苷类药　　　　　C. 口服降血糖药

D. 苯妥英钠　　　　　　　E. 肾上腺皮质激素

241. 阿司匹林由于血浆蛋白结合率高，可增强下列哪些药物的作用或毒性？（　　　）

A. 双香豆素　　　　　　　B. 甲氨蝶呤　　　　　　C. 甲磺丁脲

D. 肾上腺皮质激素　　　　E. 呋塞米

242. 阿司匹林对凝血系统的影响包括（　　　）

A. 抑制血小板聚集　　　　B. 延长出血时间　　　　C. 抑制凝血酶原形成

D. 延长凝血酶原时间　　　E. 拮抗维生素K

243. 主要用于风湿性和类风湿性关节炎的药物有（　　　）

A. 保泰松　　　　　　　　B. 对乙酰氨基酚　　　　C. 甲芬那酸

D. 阿司匹林　　　　　　　E. 布洛芬

244. 关于尼可刹米的描述不正确的有（　　　）

A. 直接兴奋延脑呼吸中枢

B. 对呼吸中枢无直接兴奋作用

C. 通过刺激颈动脉体和主动脉体化学感受器反射性兴奋呼吸中枢

D. 可首选用于吗啡中毒引起的呼吸衰竭

E. 首选用于新生儿窒息

245. 山梗菜碱的特点有（　　　）

A. 对延脑无直接兴奋作用

B. 安全范围大，不易致惊厥

C. 剂量较大可兴奋迷走中枢而致心动过缓、传导阻滞

D. 过量时可兴奋交感神经节及肾上腺髓质而致心动过速

E. 作用短暂

246. 咖啡因的药理作用有（　　　）

A. 兴奋大脑皮质　　　　B. 兴奋延脑呼吸中枢　　　　C. 兴奋血管运动中枢

D. 中毒量时兴奋脊髓　　E. 兴奋迷走中枢

247. 咖啡因的外周作用有（　　　）

A. 直接兴奋心脏　　　　B. 扩张冠状血管　　　　C. 扩张肾血管

D. 舒张支气管平滑肌　　E. 刺激胃酸分泌

248. 咖啡因的临床用途有（　　　）

A. 严重传染病引起的昏睡及呼吸循环抑制

B. 镇静催眠药过量引起的呼吸抑制

C. 配伍麦角胺治疗偏头痛

D. 配伍解热镇痛药治疗头痛

E. 儿童多动综合征

249. 服用较大剂量的咖啡因可能出现的不良反应是（　　　）

A. 激动不安　　　　　　B. 失眠　　　　　　C. 心悸

D. 头痛　　　　　　　　E. 昏迷

250. 吡拉西坦的药理作用特点是（　　　）

A. 促进大脑皮质的细胞代谢

B. 增进线粒体内ATP合成

C. 提高脑组织对葡萄糖的利用率

D. 对脑缺氧所致的脑损伤有保护作用

E. 促进儿童大脑及智力发育

项目四   心血管系统药物

一、单选题

1. 在联合用药治疗高血压药物中的基础降压药是（   ）
    A. 硝普钠   B. 普萘洛尔   C. 硝苯地平
    D. 氢氯噻嗪   E. 利血平

2. 血管紧张素 I 转化酶抑制药是（   ）
    A. 卡托普利   B. 硝吡啶   C. 可乐定
    D. 普萘洛尔   E. 利血平

3. 属于利尿降压药的是（   ）
    A. 利血平   B. 氢氯噻嗪   C. 哌唑嗪
    D. 硝苯地平   E. 卡托普利

4. 下列何药可加重胃、十二指肠溃疡？（   ）
    A. 利血平   B. 氢氯噻嗪   C. 普萘洛尔
    D. 美加明   E. 硝苯地平

5. 遇光容易分解，配制和应用时必须避光的是（   ）
    A. 硝苯地平   B. 硝普钠   C. 普萘洛尔
    D. 哌唑嗪   E. 硝酸甘油

6. 高血压兼有溃疡病者宜选用（   ）
    A. 卡托普利   B. 可乐定   C. 胍乙啶
    D. 氢氯噻嗪   E. 拉贝洛尔

7. 高血压合并糖尿病不宜选用（   ）
    A. 依那普利   B. 哌唑嗪   C. 氢氯噻嗪
    D. 尼群地平   E. 硝苯地平

8. 下述抗高血压药物中，易引起踝关节水肿的是（   ）
    A. 氢氯噻嗪   B. 硝苯地平   C. 胍乙啶
    D. 可乐定   E. 硝普钠

9. 高血压伴有消化性溃疡和精神抑郁症患者不宜选用（   ）
    A. 利血平   B. 氢氯噻嗪   C. 硝普钠
    D. 硝本地平   E. 可乐定

10. 可引起"首剂效应"的抗高血压药物是（   ）
    A. 肼屈嗪   B. 哌唑嗪   C. 胍乙啶
    D. 硝苯地平   E. 硝普钠

11. 高血压伴有痛风及潜在性糖尿病患者不宜选用的药物是（　　）
　　A. 氢氯噻嗪 　　　　　　B. 硝普钠 　　　　　　C. 利血平
　　D. 可乐定 　　　　　　　E. 胍乙啶

12. 能逆转心肌肥厚的降压药是（　　）
　　A. 卡托普利 　　　　　　B. 硝普钠 　　　　　　C. 哌唑嗪
　　D. 利血平 　　　　　　　E. 普萘洛尔

13. 具有 α 和 β 受体阻滞作用的抗高血压药是（　　）
　　A. 普萘洛尔 　　　　　　B. 拉贝洛尔 　　　　　　C. 美托洛尔
　　D. 美加明 　　　　　　　E. 硝普钠

14. 主要用于高血压危象的药物是（　　）
　　A. 利血平 　　　　　　　B. 卡托普利 　　　　　　C. 可乐定
　　D. 硝普钠 　　　　　　　E. 普萘洛尔

15. 适用于心率快、高肾素高血压患者的药物是（　　）
　　A. 硝吡啶 　　　　　　　B. 普萘洛尔 　　　　　　C. 可乐定
　　D. 肼屈嗪 　　　　　　　E. 氢氯噻嗪

16. 剂量过大可出现狼疮样综合征的抗高血压药是（　　）
　　A. 甲基多巴 　　　　　　B. 硝普钠 　　　　　　C. 肼屈嗪
　　D. 卡托普利 　　　　　　E. 胍乙啶

17. 长期用药易致低血钾的是（　　）
　　A. 普萘洛尔 　　　　　　B. 硝苯地平 　　　　　　C. 哌唑嗪
　　D. 可乐定 　　　　　　　E. 氢氯噻嗪

18. 伴支气管哮喘的高血压患者，应禁用（　　）
　　A. 可乐定 　　　　　　　B. 普萘洛尔 　　　　　　C. 卡托普利
　　D. 硝苯地平 　　　　　　E. 氢氯噻嗪

19. 具有中枢镇静作用的抗高血压药（　　）
　　A. 硝苯地平 　　　　　　B. 肼屈嗪 　　　　　　C. 卡托普利
　　D. 可乐定 　　　　　　　E. 哌唑嗪

20. 哌唑嗪的降压作用机制主要是（　　）
　　A. 阻断神经节 　　　　　B. 阻断 β 受体 　　　　　C. 直接舒张血管
　　D. 阻断 α_1 受体 　　　E. 阻断 α_2 受体

21. 下列哪项为哌唑嗪的主要不良反应？（　　）
　　A. 心率加快 　　　　　　B. 首剂效应 　　　　　　C. 嗜睡、乏力
　　D. 胃酸分泌增多 　　　　E. 水钠潴留

22. 久用可引起血锌降低的药物是（　　）
　　A. 硝苯地平 　　　　　　B. 普萘活尔 　　　　　　C. 利血平
　　D. 哌唑嗪 　　　　　　　E. 卡托普利

23. 高血压伴有心绞痛者宜选用（　　）
　　A. 普萘洛尔 　　　　　　B. 卡托普利 　　　　　　C. 利血平
　　D. 硝普钠 　　　　　　　E. 哌唑嗪

24. 卡托普利的抗高血压机制是（　　　　）

A. 抑制肾素活性　　　　　　　　　　　B. 抑制血管紧张素 I 转化酶的活性

C. 抑制β-羟化酶的活性　　　　　　　　D. 抑制血管紧张素 I 的生成

E. 阻断血管紧张素 II 受体

25. 患者女，58岁，患有高血压，一日与家人怄气时突然头痛、眩晕、视物模糊，选用硝普钠治疗，静脉滴注时，错误的操作是（　　　　）

A. 遵医嘱准确控制滴速　　　　　　　　B. 始终守候，严密监测血压

C. 药液应现配现用　　　　　　　　　　D. 避光纸包裹静滴容器

E. 静滴受阻时挤压输液管，增加滴速

26. 在长期用药情况下，突然停药会导致因受体增敏而引起血压升高的药物是（　　　　）

A. 氢氯噻嗪　　　　　　　　B. 普萘洛尔　　　　　　　　C. 哌唑嗪

D. 维拉帕米　　　　　　　　E. 卡托普利

27. ACEI最常见的不良反应为（　　　　）

A. 干咳　　　　　　　　　　B. 直立性低血压　　　　　　C. 肝功能损害

D. 肾功能损害　　　　　　　E. 白细胞减少

28. 在给患者讲述降压药的用药注意事项时哪项的做法不正确？（　　　　）

A. 联合用药可增强疗效，减少副作用

B. 应遵医嘱用药，不可自行增减药量

C. 发现血压超过正常范围，应使血压迅速降至正常

D. 服药后变换体位应缓慢，以防止发生体位性低血压

E. 服药期间应自我监测血压情况

29. 在长期用药的过程中，突然停药最容易引起反跳现象的抗高血压药物是（　　　　）

A. 哌唑嗪　　　　　　　　　B. 普萘洛尔　　　　　　　　C. 肼屈嗪

D. 氢氯噻嗪　　　　　　　　E. 利血平

30. 有肾功能不良的高血压患者宜选用（　　　　）

A. 氢氯噻嗪　　　　　　　　B. 利血平　　　　　　　　　C. 胍乙啶

D. 肼屈嗪　　　　　　　　　E. 硝苯地平

31. 使用利尿降压药后期的降压机制是（　　　　）

A. 排Na^+利尿，降低血容量　　　　　B. 降低血浆肾素活性

C. 增加血浆肾素活性　　　　　　　　　D. 减少血管平滑肌细胞内Na^+

E. 抑制醛固酮的分泌

32. 下列何项不是强心苷的适应证？（　　　　）

A. 充血性心力衰竭　　　　　　B. 心房纤颤　　　　　　　　C. 心房扑动

D. 室性早搏　　　　　　　　　E. 阵发性室上性心动过速

33. 强心苷中毒引起窦性心动过缓或传导阻滞时宜用下列哪一药物对抗？（　　　　）

A. 咖啡因　　　　　　　　　B. 肾上腺素　　　　　　　　C. 麻黄碱

D. 尼可刹米　　　　　　　　E. 阿托品

34. 强心苷中毒引起的室性早搏或室性心动过速宜应用下列哪一药物解除？（　　　）

　　A. 苯妥英钠　　　　　　　　　　B. 氯丙嗪　　　　　　　C. 地西泮

　　D. 尼可刹米　　　　　　　　　　E. 奎尼丁

35. 强心苷加强心肌收缩力的作用机制是（　　　）

　　A. 抑制M受体　　　　　　　　　　B. 兴奋β受体

　　C. 抑制Na$^+$，K$^+$–ATP酶　　　　D. 激活腺苷酸环化酶

　　E. 抑制磷酸二酯酶

36. 强心苷治疗心力衰竭的主要药理作用是（　　　）

　　A. 降低心肌耗氧量　　　　　　　　B. 正性肌力作用

　　C. 使已扩大的心室容积缩小　　　　D. 减慢心率　　　　　E. 减慢房室传导

37. 强心苷对下列何种疾病导致的心衰疗效较差甚至无效？（　　　）

　　A. 高血压心脏病　　　　　　　　　B. 心瓣膜病　　　　　　C. 先天性心脏病

　　D. 心衰伴有房颤　　　　　　　　　E. 缩窄性心包炎

38. 强心苷中毒最常见的早期症状是（　　　）

　　A. 心电图出现Q–T间期缩短　　　　B. 头痛　　　　　　　　C. 房室传导阻滞

　　D. 低血钾　　　　　　　　　　　　E. 胃肠道反应

39. 一位患高血压心脏病的心衰患者，出现室性心动过速，用下述药物治疗出现厌食、恶心、黄视，为迅速改善病情，应立即停用（　　　）

　　A. 利多卡因　　　　　　　　　　　B. 螺内酯　　　　　　　C. 可乐定

　　D. 地高辛　　　　　　　　　　　　E. 卡托普利

40. 关于强心苷中毒处理错误的是（　　　）

　　A. 及时停药　　　　　　　　　　　B. 适当补充氯化钾

　　C. 出现缓慢型心律失常可用阿托品　　D. 出现室性早搏可用苯妥英钠

　　E. 合用高效能利尿药促进排泄

41. 强心苷中毒后不宜补钾盐治疗的心律失常是（　　　）

　　A. 房性期前收缩　　　　　　　　　B. 房颤　　　　　　　　C. 室性期前收缩

　　D. 室上性阵发性心动过速　　　　　E. 房室传导阻滞

42. 服用洋地黄药物后，患者将白大衣看成绿色是（　　　）

　　A. 血钠过高　　　　　　　　　　　B. 血钾过高　　　　　　C. 心衰症状好转

　　D. 血镁过高　　　　　　　　　　　E. 洋地黄中毒

43. 给心衰患者用地高辛前，应先数心率，若心率少于多少次则不能给药？（　　　）

　　A. 100次/分　　　　　　　　　　　B. 90次/分　　　　　　C. 80次/分

　　D. 70次/分　　　　　　　　　　　E. 60次/分

44. 洋地黄类药物中毒所致心律失常中，最常见的是（　　　）

　　A. 室上性心动过速　　　　　　　　B. 室颤　　　　　　　　C. 室性早搏

　　D. 窦性心动过速　　　　　　　　　E. 窦性心动过缓

45. 强心苷安全范围很窄，下列治疗量已接近中毒量的是（　　　）

　　A. 30%　　　　　　　　　　　　　B. 40%　　　　　　　　C. 50%

　　D. 60%　　　　　　　　　　　　　E. 70%

46. 米力农只能短期静脉给药，不能久用的主要原因是（　　　）
　　A. 血小板减少　　　　　　　　　　B. 耐药
　　C. 心律失常、病死率增加　　　　　D. 肾功能减退　　　　　E. β受体下调

47. 洋地黄类药物应避免与下列哪种药物合用？（　　　）
　　A. 氯化钾　　　　　　　　　　B. 钙剂　　　　　　　C. 硫酸镁
　　D. 碳酸氢钠　　　　　　　　　E. 硝苯地平

48. 小儿洋地黄中毒最常见的表现是（　　　）
　　A. 嗜睡　　　　　　　　　　B. 胃肠道反应　　　　　C. 抽搐
　　D. 心律失常　　　　　　　　E. 呼吸困难

49. 下列哪个药物不能用于心源性哮喘？（　　　）
　　A. 吗啡　　　　　　　　　　B. 毒毛花苷K　　　　　C. 氨茶碱
　　D. 硝普钠　　　　　　　　　E. 异丙肾上腺素

50. 强心苷中毒引起快速型心律失常，下述哪一项治疗措施是错误的？（　　　）
　　A. 停药　　　　　　　　　　B. 给氯化钾　　　　　　C. 用苯妥英钠
　　D. 给呋塞米　　　　　　　　E. 给考来烯胺，以打断强心苷的肝肠循环

51. 下列哪种强心苷口服吸收率最高？（　　　）
　　A. 洋地黄毒苷　　　　　　　B. 毒毛花苷K　　　　　C. 地高辛
　　D. 西地兰　　　　　　　　　E. 铃兰毒苷

52. 关于米力农，下述哪种说法是错误的？（　　　）
　　A. 抑制磷酸二酯酶Ⅲ　　　　　　　B. 提高细胞内cAMP含量
　　C. 可增加心肌收缩性和扩张血管　　D. 促进Ca^{2+}内流，但抑制Na^+通道和K^+通道
　　E. 可改善心脏收缩功能和舒张功能

53. 下列哪个药物能增强地高辛的毒性？（　　　）
　　A. 氯化钾　　　　　　　　　B. 考来烯胺　　　　　　C. 苯妥英钠
　　D. 螺内酯　　　　　　　　　E. 奎尼丁

54. 血浆半衰期最长，作用最为持久的药物是（　　　）
　　A. 地高辛　　　　　　　　　B. 毒毛花苷K　　　　　C. 洋地黄毒苷
　　D. 西地兰　　　　　　　　　E. 铃兰毒苷

55. 地高辛的$t_{1/2}$为36 h，若每日给予维持量，则达到稳态血药浓度约需（　　　）
　　A. 10 d　　　　　　　　　　B. 12 d　　　　　　　　C. 9 d
　　D. 2~3 d　　　　　　　　　E. 6~7 d

56. 强心苷对以下哪种原因引起的心衰疗效良好？（　　　）
　　A. 由高度二尖瓣狭窄诱发的心衰　　B. 由肺原性心脏病引起的心衰
　　C. 由瓣膜病、高血压、先天性心脏病引起的心衰
　　D. 由严重贫血诱发的心衰　　　　　E. 由甲状腺功能亢进症诱发的心衰

57. 血管扩张药治疗心衰的药理依据主要是（　　　）
　　A. 扩张冠状动脉，增加心肌供氧量　　B. 减少心肌耗氧量
　　C. 减轻心脏的前、后负荷　　　　　D. 降低血压　　　　E. 降低心输出量

58. 变异型心绞痛不宜选用的药物是（　　　）

    A. 硝酸异山梨酯　　　　　　　　B. 硝酸甘油　　　　　　　　C. 硝苯地平

    D. 普萘洛尔　　　　　　　　　　E. 维拉帕米

59. 硝酸甘油控制心绞痛急性发作的给药方法是（　　　）

    A. 口服　　　　　　　　　　　　B. 肌内注射　　　　　　　　C. 舌下含服

    D. 吸入　　　　　　　　　　　　E. 静脉注射

60. 抗心绞痛药的治疗作用主要是通过（　　　）

    A. 抑制心肌收缩力　　　　　　　B. 加强心肌收缩力，改善冠状动脉血流

    C. 增加心肌耗氧　　　　　　　　D. 降低心肌耗氧，增加心肌缺血区血流量

    E. 减少心室容积

61. 治疗各型心绞痛的首选药是（　　　）

    A. 硝酸甘油　　　　　　　　　　B. 普萘洛尔　　　　　　　　C. 美托洛尔

    D. 硝苯地平　　　　　　　　　　E. 硝酸异山梨酯

62. 硝酸甘油、普萘洛尔及硝苯地平治疗心绞痛的共同作用机制是（　　　）

    A. 扩张阻力血管　　　　　　　　B. 抑制心肌收缩力　　　　　C. 减慢心率

    D. 降低心肌耗氧量　　　　　　　E. 扩张冠状动脉血管

63. 下列关于普萘洛尔与硝酸甘油合用治疗心绞痛的理论依据，哪项是错误的？（　　　）

    A. 防止心率加快　　　　　　　　B. 增加心室容积

    C. 协同降低心肌耗氧量　　　　　D. 避免冠状动脉痉挛　　　　E. 增加心肌供血

64. 下面对于心绞痛患者的用药指导，不妥的是（　　　）

    A. 坚持服用预防心绞痛发作的药物

    B. 运动和情绪激动前含服硝酸甘油，预防心绞痛发作

    C. 随身携带硝酸甘油

    D. 硝酸甘油应避光保存，放置在固定地点

    E. 每年更换一次药物

65. 硝酸甘油与何药联合用可取长补短，提高疗效？（　　　）

    A. 硝苯地平　　　　　　　　　　B. 普萘洛尔　　　　　　　　C. 硝酸异山梨酯

    D. 地高辛　　　　　　　　　　　E. 肾上腺素

66. 硝酸甘油用于防治心绞痛时，效果较差的给药途径是（　　　）

    A. 口服　　　　　　　　　　　　B. 舌下含化　　　　　　　　C. 雾化吸入

    D. 软膏涂于前臂、胸及背部皮肤　E. 直肠给药

67. 硝酸甘油与普萘洛尔联合应用治疗心绞痛，药理作用相同的因素是（　　　）

    A. 心率　　　　　　　　　　　　B. 心室容积　　　　　　　　C. 扩张血管

    D. 射血时间　　　　　　　　　　E. 心肌收缩力

68. 硝酸甘油对下列哪类血管的扩张作用较弱？（　　　）

    A. 小动脉　　　　　　　　　　　B. 小静脉

    C. 冠状动脉的输送血管　　　　　D. 冠状动脉的侧支血管

    E. 冠状动脉的小阻力血管

69. 不具有扩张冠状动脉作用的药物是（　　　）
　　A. 硝酸甘油　　　　　　　　　　B. 硝苯地平　　　　　　　　C. 维拉帕米
　　D. 硝酸异山梨酯　　　　　　　　E. 普萘洛尔

70. 下述哪种不良反应与硝酸甘油扩张血管的作用无关？（　　　）
　　A. 心率加快　　　　　　　　　　B. 搏动性头痛　　　　　　　C. 体位性低血压
　　D. 升高眼内压　　　　　　　　　E. 高铁血红蛋白血症

71. 室性心率失常首选（　　　）
　　A. 苯妥英钠　　　　　　　　　　B. 利多卡因　　　　　　　　C. 普鲁卡因胺
　　D. 胺碘酮　　　　　　　　　　　E. 奎尼丁

72. 维拉帕米的首选适应证是（　　　）
　　A. 室性心动过速　　　　　　　　B. 室性期前收缩　　　　　　C. 心房扑动
　　D. 心房颤动　　　　　　　　　　E. 阵发性室性心动过速

73. 治疗心室纤颤的首选药物是（　　　）
　　A. 普萘洛尔　　　　　　　　　　B. 维拉帕米　　　　　　　　C. 利多卡因
　　D. 胺碘酮　　　　　　　　　　　E. 奎尼丁

74. 治疗阵发性室上性心动过速的最佳药物是（　　　）
　　A. 奎尼丁　　　　　　　　　　　B. 利多卡因　　　　　　　　C. 普鲁卡因胺
　　D. 苯妥英钠　　　　　　　　　　E. 维拉帕米

75. 治疗强心苷中毒引起的快速型心律失常的最佳药物是（　　　）
　　A. 苯妥英钠　　　　　　　　　　B. 普萘洛尔　　　　　　　　C. 胺碘酮
　　D. 维拉帕米　　　　　　　　　　E. 奎尼丁

76. 治疗强心苷所致窦性心动过缓和房室传导阻滞的最佳药物是（　　　）
　　A. 奎尼丁　　　　　　　　　　　B. 阿托品　　　　　　　　　C. 异丙肾上腺素
　　D. 麻黄碱　　　　　　　　　　　E. 肾上腺素

77. 治疗急性心肌梗死所致室性心律失常的最佳药物是（　　　）
　　A. 奎尼丁　　　　　　　　　　　B. 胺碘酮　　　　　　　　　C. 普萘洛尔
　　D. 利多卡因　　　　　　　　　　E. 维拉帕米

78. 下列哪种情况不属于奎尼丁的禁忌证？（　　　）
　　A. 完全性房室传导阻滞　　　　　B. 充血性心力衰竭
　　C. 新发病的心房纤颤　　　　　　D. 严重低血压　　　　　　　E. 地高辛中毒

79. 使用奎尼丁治疗房颤常合用强心苷，因为后者能（　　　）
　　A. 拮抗奎尼丁的致血管扩张作用　　B. 拮抗奎尼丁对心脏的抑制作用
　　C. 提高奎尼丁的血药浓度　　　　　D. 增强奎尼丁的抗心律失常作用
　　E. 对抗奎尼丁致心室率加快的作用

80. 利多卡因对哪种心律失常无效？（　　　）
　　A. 心肌梗死致室性心律失常　　　　B. 强心苷中毒致室性心律失常
　　C. 心室纤颤　　　　　　　　　　　D. 室上性心律失常
　　E. 室性早搏

81. 有关利多卡因的叙述，哪一项是错误的？（　　　）

　　A. 促进复极相K$^+$外流，缩短APD

　　B. 抑制4相Na$^+$内流，促进4相K$^+$外流，降低自律性

　　C. 使缺血心肌的传导速度加快

　　D. 主要作用于希–浦系统

　　E. 除抗心律失常作用，还具有局麻作用

82. 关于普萘洛尔的叙述，下列哪一项是错误的？（　　　）

　　A. 降低窦房结的自律性

　　B. 治疗量延长浦肯野纤维的动作电位时程（APD）和有效不应期（ERP）

　　C. 减慢房室传导

　　D. 治疗量延长房室结的APD和ERP

　　E. 阻断心脏的β受体

83. 有关胺碘酮的叙述，下列哪一项是错误的？（　　　）

　　A. 不能用于预激综合征　　　　　B. 可抑制Ca^{2+}内流　　　　　C. 抑制K$^+$外流

　　D. 非竞争性阻断α、β受体　　　　E. 显著延长APD和ERP

84. 能使心肌自律细胞的自律性降低，传导速度减慢，ERP延长的药物是（　　　）

　　A. 利多卡因　　　　　　　　　B. 美西律　　　　　　　　　C. 苯妥英钠

　　D. 维拉帕米　　　　　　　　　E. 阿托品

85. 下列什么药的肝首关效应明显，故不宜口服而常采用静脉给药？（　　　）

　　A. 普鲁卡因胺　　　　　　　　B. 维拉帕米　　　　　　　　C. 奎尼丁

　　D. 胺碘酮　　　　　　　　　　E. 利多卡因

86. 阵发性室上性心动过速并发变异型心绞痛，宜采用下述何种药物治疗？（　　　）

　　A. 维拉帕米　　　　　　　　　B. 利多卡因　　　　　　　　C. 普鲁卡因胺

　　D. 奎尼丁　　　　　　　　　　E. 普萘洛尔

87. 能增加肝HMG-CoA还原酶活性的药物是（　　　）

　　A. 考来烯胺　　　　　　　　　B. 烟酸　　　　　　　　　　C. 氯贝特

　　D. 洛伐他汀　　　　　　　　　E. 普罗布考

88. 对于因高胆固醇血症造成心肌梗死危险的患者，应选择下列哪一种药物作为一线治疗药物？（　　　）

　　A. 考来烯胺　　　　　　　　　B. 烟酸　　　　　　　　　　C. 普罗布考

　　D. 洛伐他汀　　　　　　　　　E. 普萘洛尔

二、配伍题

题干：89-92

A. 踝关节水肿　　　　　　　　　　B. 首剂效应

C. 交感神经功能亢进症状　　　　　D. 支气管收缩痉挛

E. 刺激性干咳

89. 硝苯地平的主要不良反应是（　　　）

90. 哌唑嗪的主要不良反应是（　　　）

91. 可乐定的主要不良反应是（　　　）

92. 卡托普利的主要不良反应是（　　　）

题干：93-97

A.阻断血管紧张素Ⅱ受体　　　　B.阻断 α_1 受体　　　　C.阻断β受体

D.阻断钙通道　　　　E.抑制血管紧张素Ⅰ转化酶

93.哌唑嗪降压作用机制是（　　　）

94.硝苯地平降压作用机制是（　　　）

95.卡托普利降压作用机制是（　　　）

96.普萘洛尔降压作用机制是（　　　）

97.氯沙坦降压作用机制是（　　　）

题干：98-101

A.维拉帕米　　　　B.硝苯地平　　　　C.尼莫地平

D.吗啡　　　　E.氢氯噻嗪

98.高血压伴阵发性室上性心动过速宜选用（　　　）

99.高血压伴支气管哮喘宜选用（　　　）

100.高血压伴慢性心功能不全宜选用（　　　）

101.高血压伴脑血管痉挛宜选用（　　　）

题干：102-106（　　　）

A.普萘洛尔　　　　B.硝苯地平　　　　C.利血平

D.氢氯噻嗪　　　　E.硝普钠

102.高血压伴甲亢者宜选用（　　　）

103.高血压伴有外周血管病者宜选用（　　　）

104.高血压合并心力衰竭不宜选用（　　　）

105.高血压伴有精神抑郁者不宜选用（　　　）

106.高血压伴血浆肾素活性增高者宜选用（　　　）

题干：107-110

A.抑制房室结传导　　　　B.加强心肌收缩力　　　　C.抑制窦房结

D.缩短心房的ERP　　　　E.提高浦肯野纤维的自律性及缩短其ERP

107.强心苷治疗心力衰竭的药理基础是（　　　）

108.强心苷治疗心房纤颤的药理基础是（　　　）

109.强心苷治疗心房扑动的原发作用是（　　　）

110.强心苷中毒导致窦性心动过缓的原因是（　　　）

题干：111-115

A.普萘洛尔　　　　B.硝酸甘油　　　　C.维拉帕米

D.地尔硫䓬　　　　E.氨茶碱

111.伴有支气管哮喘的心绞痛患者不宜选用（　　　）

112.伴有心动过速的心绞痛患者不宜选用（　　　）

113.伴有充血性心力衰竭的心绞痛患者宜选用（　　　）

114.稳定型心绞痛可选用（　　　）

115.变异型心绞痛不宜选用（　　　）

题干：116-120

A. 奎尼丁　　　　　　　　　　B. 利多卡因　　　　　　　C. 普萘洛尔

D. 维拉帕米　　　　　　　　　E. 阿托品

116. 窦性心动过缓宜选用（　　　）

117. 窦性心律过速宜选用（　　　）

118. 室性心律失常危急患者的抢救可选用（　　　）

119. 房颤的转律可选用（　　　）

120. 阵发性室上性心动过速宜选用（　　　）

题干：121-123

A. 奎尼丁　　　　　　　　　　B. 利多卡因　　　　　　　C. 恩卡尼

D. 维拉帕米　　　　　　　　　E. 胺碘酮

121. 缩短APD和ERP的药物是（　　　）

122. 适度延长APD和ERP的药物是（　　　）

123. 显著延长APD和ERP的药物是（　　　）

三、多选题

124. 直接扩张血管而降低血压的药物是（　　　）

　　A. 硝苯地平　　　　　　　　B. 硝普钠　　　　　　　　C. 利血平

　　D. 肼屈嗪　　　　　　　　　E. 氢氟噻嗪

125. 高血压患者使用降压药时正确的是（　　　）

　　A. 从小剂量开始　　　　　　B. 降压不宜太快

　　C. 服药中改变体位要缓慢　　D. 血压降至正常后即可停药

　　E. 不能突然停药

126. 下列哪些药物不宜用于伴有糖尿病的高血压患者？（　　　）

　　A. 氢氯噻嗪　　　　　　　　B. 哌唑嗪　　　　　　　　C. 普萘洛尔

　　D. 硝苯地平　　　　　　　　E. 卡托普利

127. 卡托普利的降压作用与下列哪些机制有关？（　　　）

　　A. 减少循环血液中的血管紧张素Ⅱ生成

　　B. 增加血管内皮超级化因子生成

　　C. 减少局部组织中的血管紧张素Ⅱ生成

　　D. 增加缓激肽的浓度

　　E. 阻断α受体

128. 下列哪些属普萘洛尔的降压机制？（　　　）

　　A. 阻断心脏的β_1受体，减少心输出量

　　B. 阻断肾脏邻球器β_1受体，减少肾素分泌

　　C. 阻断突触前膜的β_2受体，减少交感递质释放

　　D. 阻断外周血管的β_2受体

　　E. 阻断中枢的β受体

129. 下列哪些药物可抑制肾素释放？（　　）

    A. 普萘洛尔   B. 美托洛尔   C. 卡托普利

    D. 噻嗪类   E. 美加明

130. 下列哪些药物可治疗高血压危象？（　　）

    A. 硝普钠   B. 二氮嗪   C. 拉贝洛尔

    D. 可乐定   E. 甲基多巴

131. 卡托普利的不良反应是（　　）

    A. 低血压   B. 血管神经性水肿   C. 干咳

    D. 嗅觉、味觉缺损   E. 脱发

132. 可引起心悸而诱发心绞痛的药物有（　　）

    A. 肼屈嗪   B. 硝苯地平   C. 维拉帕米

    D. 利血平   E. 卡托普利

133. 伴有下列哪些疾病的患者应禁用普萘洛尔？（　　）

    A. 窦性心动过缓   B. 心力衰竭   C. 支气管哮喘

    D. 变异性心绞痛   E. 外周血管病

134. 下列哪种情况易发生洋地黄中毒？（　　）

    A. 高钙血症   B. 低氧血症

    C. 低钾或低镁血症   D. 心肌缺血   E. 尿量减少

135. 强心苷中毒的停药指征是（　　）

    A. 头痛、头晕   B. 疲倦、失眠   C. 视觉异常

    D. 室性早搏   E. 窦性心动过缓（<60次/分）

136. 强心苷中毒时的主要表现有（　　）

    A. 粒细胞减少   B. 胃肠道反应   C. 过敏反应

    D. 视觉异常   E. 心脏毒性

137. 影响心功能的因素有（　　）

    A. 收缩性   B. 心率   C. 前负荷

    D. 后负荷   E. 心肌氧耗量

138. 地高辛的药理作用有（　　）

    A. 正性肌力作用   B. 负性频率作用

    C. 加速房室结传导   D. 舒张血管   E. P–R间期延长

139. 洋地黄毒苷作用持久的原因是（　　）

    A. 口服吸收率高   B. 肝肠循环量大

    C. 原型被肾小管重吸收   D. 血浆蛋白结合率低   E. 肝脏代谢较多

140. 强心苷的临床应用为（　　）

    A. 慢性心功能不全   B. 心房纤颤   C. 心房扑动

    D. 阵发性室上性心动过速   E. 室性心动过速

141. 正性肌力作用的药物是（　　）

    A. 洋地黄毒苷   B. 毒毛花苷K   C. 米力农

    D. 扎莫特罗   E. 异布帕明（异波帕胺）

142. 治疗心衰的血管扩张药有（　　　）

    A. 卡托普利　　　　　　　　B. 硝酸甘油　　　　　　　C. 硝普钠

    D. 肼屈嗪　　　　　　　　　E. 酚妥拉明

143. 强心苷的不良反应有（　　　）

    A. 金鸡纳反应　　　　　　　B. 首剂效应　　　　　　　C. 胃肠道反应

    D. 神经系统反应　　　　　　E. 心毒性反应

144. 卡托普利的临床用途有（　　　）

    A. 抗高血压　　　　　　　　B. 抗慢性心功能不全　　　C. 抗心律失常

    D. 抗心绞痛　　　　　　　　E. 治疗十二指肠溃疡

145. 卡托普利的药理作用有（　　　）

    A. 抑制循环中RAAS　　　　　B. 抑制局部组织中RAAS

    C. 减少缓激肽的降解　　　　D. 降低心脏前、后负荷

    E. 抑制心肌肥厚与构型重建

146. 地高辛抗体解救强心苷中毒的机制是（　　　）

    A. 抑制强心苷吸收

    B. 促进强心苷代谢

    C. 促进强心苷自与Na^+–K^+–ATP酶的结合中解离

    D. 与游离的强心苷结合

    E. 减少强心苷在肾小管重吸收

147. 下列哪种情况宜减少地高辛用量？（　　　）

    A. 老年人　　　　　　　　　B. 儿童

    C. 肝功能轻度损伤　　　　　D. 肾功能损伤

    E. 与奎尼丁合用时

148. 强心苷中毒引起室性心动过速和房室传导阻滞，治疗的药物是（　　　）

    A. 钾盐　　　　　　　　　　B. 普萘洛尔　　　　　　　C. 苯妥英钠

    D. 利多卡因　　　　　　　　E. 地高辛抗体

149. 诱发强心苷中毒的因素有（　　　）

    A. 低血钾　　　　　　　　　B. 高血钙　　　　　　　　C. 低血镁

    D. 心肌缺血　　　　　　　　E. 药物相互作用

150. 通过释放NO而发挥效应的药物有（　　　）

    A. 硝苯地平　　　　　　　　B. 硝酸甘油　　　　　　　C. 硝普钠

    D. 硝酸异山梨酯　　　　　　E. 硝西泮

151. 下列哪些药物合用是正确的？（　　　）

    A. 硝酸甘油与普萘洛尔治疗稳定型心绞痛

    B. 硝苯地平与普萘洛尔治疗不稳定型心绞痛

    C. 强心苷与普萘洛尔治疗心房纤颤

    D. 维拉帕米与地尔硫草治疗变异型心绞痛

    E. 普萘洛尔与噻吗洛尔治疗不稳定型心绞痛

152. 加快心率的药物有（　　　）

    A. 硝苯地平　　　　　　　　　　　B. 维拉帕米　　　　　　　　　　　C. 地尔硫草

    D. 硝酸甘油　　　　　　　　　　　E. 普萘洛尔

153. 药物缓解心绞痛的途径是（　　　）

    A. 舒张冠状动脉　　　　　　　　　B. 促进侧支循环的形成

    C. 降低心脏前后负荷　　　　　　　D. 减慢心率

    E. 降低收缩性

154. 硝酸甘油的临床用途有（　　　）

    A. 高血压　　　　　　　　　　　　B. 心绞痛　　　　　　　　C. 慢性心功能不全

    D. 外周血管痉挛性疾病　　　　　　E. 抗休克

155. 普萘洛尔的药理作用有（　　　）

    A. 减弱心肌收缩力　　　　　　　　B. 减慢心率　　　　　　　C. 扩张冠状动脉

    D. 改善缺血区的供血　　　　　　　E. 促进氧合血红蛋白解离

156. 硝酸甘油可产生哪些不利于缓解心绞痛的机理反应？（　　　）

    A. 心率加快　　　　　　　　　　　B. 心肌收缩力增强　　　　C. 侧支血管血流增加

    D. 室壁张力降低　　　　　　　　　E. 心室容量减小

157. 普萘洛尔可产生哪些不利于缓解心绞痛的机理反应？（　　　）

    A. 增大心室容积　　　　　　　　　B. 降低心室压力　　　　　C. 延长分钟射血时间

    D. 减慢心率　　　　　　　　　　　E. 减弱心肌收缩力

158. 普萘洛尔的临床用途有（　　　）

    A. 不稳定型心绞痛　　　　　　　　B. 稳定型心绞痛　　　　　C. 变异型心绞痛

    D. 窦性心动过速　　　　　　　　　E. 轻、中度高血压

159. 硝苯地平的临床用途有（　　　）

    A. 室上性心动过速　　　　　　　　B. 变异型心绞痛　　　　　C. 各期高血压

    D. 慢性心功能不全　　　　　　　　E. 肺动脉高压症

160. 心绞痛合并心功能不全时，慎用或禁用的药物是（　　　）

    A. 硝苯地平　　　　　　　　　　　B. 硝酸甘油　　　　　　　　C. 普萘洛尔

    D. 维拉帕米　　　　　　　　　　　E. 酚妥拉明

161. 维拉帕米的禁忌证有（　　　）

    A. 严重心衰　　　　　　　　　　　B. 重度房室传导阻滞　　　C. 窦房结疾病

    D. 室上性心动过速　　　　　　　　E. 支气管哮喘

162. 钙拮抗药对心脏的作用有（　　　）

    A. 负性肌力作用　　　　　　　　　B. 负性频率作用　　　　　C. 负性传导作用

    D. 心肌缺血时的保护作用　　　　　E. 舒张冠状血管的作用

163. 钙拮抗药的药理作用有（　　　）

    A. 负性肌力、负性频率和负性传导　　B. 扩血管作用

    C. 舒张支气管平滑肌作用　　　　　D. 改善组织血流的作用

    E. 抗动脉粥样硬化作用

164. 属于二氢吡啶类的药物是（ ）
    A. 尼卡地平   B. 尼群地平   C. 非洛地平
    D. 氨氯地平   E. 拉西地平

165. 主要用于治疗脑血管功能障碍的药物有（ ）
    A. 硝苯地平   B. 维拉帕米   C. 尼群地平
    D. 尼莫地平   E. 氟桂嗪

166. 维拉帕米的临床应用为（ ）
    A. 各型心绞痛   B. 室上性心动过速   C. 室性心动过速
    D. 高血压   E. 肥厚性心肌病

167. Ca^{2+} 参与的生理作用有（ ）
    A. 神经细胞兴奋性   B. 递质释放   C. 肌肉收缩
    D. 腺体分泌   E. 细胞运动

168. 地尔硫草的临床应用为（ ）
    A. 心律失常   B. 雷诺病   C. 高血压
    D. 肥厚性心肌病   E. 心绞痛

169. 抗心律失常药物消除折返的机制有（ ）
    A. 增强膜反应性改善传导   B. 减弱膜反应性减慢传导
    C. 绝对延长ERP   D. 相对延长ERP
    E. 促使邻近细胞ERP的不均一趋向均一

170. 抗心律失常药的基本电生理作用是（ ）
    A. 降低自律性   B. 减少后除极与触发活动
    C. 减弱膜反应性取消折返   D. 改变ERP及APD而减少折返
    E. 增强膜反应性取消折返

171. 奎尼丁的药理作用有（ ）
    A. 降低自律性   B. 减慢传导速度   C. 延长不应期
    D. 对自主神经的影响   E. 杀灭各种疟原虫的红细胞内期滋养体

172. 延长ERP的药物有（ ）
    A. 普鲁卡因胺   B. 苯妥英钠   C. 丙吡胺
    D. 利多卡因   E. 胺碘酮

173. 普萘洛尔临床用于（ ）
    A. 心房颤动   B. 阵发性室上性心动过速   C. 室性早搏
    D. 心室纤颤   E. 窦性心动过缓

174. 治疗阵发性室性心动过速的药物有（ ）
    A. 利多卡因   B. 丙吡胺   C. 美西律
    D. 妥卡尼   E. 普鲁卡因胺

175. 广谱抗心律失常药有（ ）
    A. 奎尼丁   B. 胺碘酮   C. 利多卡因
    D. 苯妥英钠   E. 美西律

176. 缩短ERP的药物是（　　　）

    A. 利多卡因　　　　　　　　B. 苯妥英钠　　　　　　　　C. 美西律

    D. 妥卡尼　　　　　　　　　E. 丙吡胺

177. 心律失常发生的电生理学机制是（　　　）

    A. 自律性增高　　　　　　　B. 早后除极与触发活动

    C. 迟后除极与触发活动　　　D. 单纯性传导障碍

    E. 折返激动

178. 普鲁卡因胺的不良反应有（　　　）

    A. 胃肠反应　　　　　　　　B. 药物热、粒细胞减少

    C. 房室传导阻滞　　　　　　D. 系统性红斑狼疮综合征

    E. 体位性低血压

四、名词解释

179. 首剂效应

180. 全效量

五、简答题

181. 简述强心苷正性肌力作用的机制。

项目五　内脏系统及血液系统药物

一、单选题

1. 以下不属于镇咳药的是（　　　）
   A. 氯化铵　　　　　　　　　B. 喷托维林　　　　　　　　C. 右美沙芬
   D. 苯佐那酯　　　　　　　　E. 可待因

2. 常作为复方感冒制剂的镇咳成分的是（　　　）
   A. 可待因　　　　　　　　　B. 右美沙芬　　　　　　　　C. 喷托维林
   D. 苯佐那酯　　　　　　　　E. 苯丙哌林

3. 上呼吸道感染引起的干咳用（　　　）
   A. 氯化铵　　　　　　　　　B. 色甘酸钠　　　　　　　　C. 喷托维林
   D. 麻黄碱　　　　　　　　　E. 肾上腺素

4. 可待因主要用于（　　　）
   A. 上呼吸道感染引起的急性咳嗽　　　B. 多痰、黏痰引起的剧咳
   C. 剧烈的刺激性干咳　　　　　　　　D. 肺炎引起的咳嗽
   E. 支气管哮喘

5. 对胸膜炎干咳伴有胸痛的首选药是（　　　）
   A. 可待因　　　　　　　　　B. 氨茶碱　　　　　　　　　C. 色甘酸钠
   D. 喷托维林　　　　　　　　E. 肾上腺素

6. 具有中枢和外周双重作用的镇咳药是（　　　）
   A. 可待因　　　　　　　　　B. 氨茶碱　　　　　　　　　C. 溴己新
   D. 喷托维林　　　　　　　　E. 肾上腺素

7. 具有成瘾性的中枢镇咳药是（　　　）
   A. 可待因　　　　　　　　　B. 氨茶碱　　　　　　　　　C. 苯佐那酯
   D. 喷托维林　　　　　　　　E. 肾上腺素

8. 不能控制哮喘发作症状的药物是（　　　）
   A. 特布他林　　　　　　　　B. 氨茶碱　　　　　　　　　C. 色甘酸钠
   D. 异丙肾上腺素　　　　　　E. 肾上腺素

9. 既有局麻作用又有镇咳作用的药物是（　　　）
   A. 可待因　　　　　　　　　B. 氨茶碱　　　　　　　　　C. 苯佐那酯
   D. 色甘酸钠　　　　　　　　E. 肾上腺素

10. 以下不属于祛痰药的是（   ）

    A. 氯化铵   B. 氨茶碱   C. 乙酰半胱氨酸

    D. 羧甲司坦   E. 溴已新

11. 恶心性祛痰药是（   ）

    A. 氯化铵   B. 溴已新   C. 乙酰半胱氨酸

    D. 苯佐那酯   E. 喷托维林

12. 下列关于祛痰药的叙述错误的是（   ）

    A. 抑制黏多糖合成，使痰液变稀   B. 增加呼吸道分泌，稀释痰液

    C. 裂解痰中黏多糖，使痰液变稀   D. 能间接起到镇咳和平喘作用

    E. 扩张支气管，使痰易咯出

13. 以下不具有扩张支气管作用的是（   ）

    A. 沙丁胺醇   B. 氨茶碱   C. 色甘酸钠

    D. 克仑特罗   E. 异丙托溴铵

14. 以下通过阻止过敏介质释放而发挥平喘作用，对正在发作的哮喘无效的是（   ）

    A. 沙丁胺醇   B. 氨茶碱   C. 酮替芬

    D. 异丙肾上腺素   E. 肾上腺素

15. 哮喘急性发作的对症治疗，首选（   ）

    A. 糖皮质激素吸入   B. 氨茶碱吸入   C. 肾上腺素吸入

    D. 异丙肾上腺素吸入   E. 选择性β₂受体阻断药吸入

16. 对β₂受体有较强选择性的平喘药是（   ）

    A. 普萘洛尔   B. 克仑特罗   C. 异丙肾上腺素

    D. 肾上腺素   E. 多巴酚丁胺

17. 能够用于心源性哮喘的药物有（   ）

    A. 沙丁胺醇   B. 氨茶碱   C. 麻黄碱

    D. 去甲肾上腺素   E. 克仑特罗

18. 氨茶碱不用于治疗（   ）

    A. 胆绞痛   B. 心绞痛   C. 支气管哮喘

    D. 心源性哮喘   E. 急性心功能不全

19. 既可用于心源性哮喘又可以用于支气管哮喘的是（   ）

    A. 沙丁胺醇   B. 氨茶碱   C. 色甘酸钠

    D. 异丙肾上腺素   E. 肾上腺素

20. 有关氨茶碱的叙述，下列哪项是错误的？（   ）

    A. 对于痉挛的支气管平滑肌松弛作用显著

    B. 能够抑制儿茶酚胺类物质的释放   C. 对急慢性哮喘均有效

    D. 静注可致心律失常，甚至惊厥   E. 有较弱的利尿作用

21. 仅对支气管哮喘有效而对心源性哮喘无效的药物是（   ）

    A. 异丙肾上腺素   B. 氨茶碱   C. 吗啡

    D. 哌替啶   E. 右美沙芬

22. 预防哮喘发作宜选用（　　　）

    A. 沙丁胺醇　　　　　　　　B. 氨茶碱　　　　　　　　C. 色甘酸钠

    D. 异丙肾上腺素　　　　　　E. 肾上腺素

23. 为减少不良反应，用糖皮质激素类药物平喘时宜（　　　）

    A. 口服　　　　　　　　　　B. 静脉滴注　　　　　　　C. 皮下注射

    D. 吸入给药　　　　　　　　E. 肌内注射

24. 支气管哮喘发作时禁用（　　　）

    A. 肾上腺素　　　　　　　　B. 麻黄碱　　　　　　　　C. 普萘洛尔

    D. 倍氯米松　　　　　　　　E. 氨茶碱

25. 和吗啡属于一类的镇咳药是（　　　）

    A. 可待因　　　　　　　　　B. 右美沙芬　　　　　　　C. 氯化铵

    D. 喷托维林　　　　　　　　E. 苯丙哌林

26. 治疗哮喘持续状态宜选用（　　　）

    A. 麻黄碱口服　　　　　　　B. 色甘酸钠气雾吸入

    C. 倍氯米松气雾吸入　　　　D. 氢化可的松静脉点滴

    E. 异丙托溴铵气雾吸入

27. 色甘酸钠预防哮喘发作的机制是（　　　）

    A. 抑制肥大细胞脱颗粒，从而抑制组胺等过敏介质释放

    B. 直接松弛支气管平滑肌　　　C. 对抗组胺、白三烯等过敏介质

    D. 具有较强的抗炎作用　　　　E. 阻止抗原与抗体结合

28. 倍氯米松治疗哮喘时的主要优点是（　　　）

    A. 平喘作用强　　　　　　　B. 不抑制肾上腺皮质功能

    C. 起效迅速　　　　　　　　D. 局部抗炎作用强　　　　E. 迅速终止症状

29. 可用于预防支气管哮喘发作的是（　　　）

    A. 麻黄碱　　　　　　　　　B. 异丙肾上腺素　　　　　C. 地塞米松

    D. 肾上腺素　　　　　　　　E. 阿托品

30. 预防过敏性哮喘最好选用（　　　）

    A. 麻黄碱　　　　　　　　　B. 氨茶碱　　　　　　　　C. 色甘酸钠

    D. 沙丁胺醇　　　　　　　　E. 肾上腺素

31. 支气管哮喘急性发作时，应选用（　　　）

    A. 特布他林　　　　　　　　B. 麻黄碱　　　　　　　　C. 普萘洛尔

    D. 色甘酸钠　　　　　　　　E. 阿托品

32. 常用于平喘的M受体阻断剂是（　　　）

    A. 阿托品　　　　　　　　　B. 后马托品　　　　　　　C. 异丙托溴铵

    D. 丙胺太林　　　　　　　　E. 山莨菪碱

33. 不能控制哮喘发作症状的药物是（　　　）

    A. 地塞米松　　　　　　　　B. 色甘酸钠　　　　　　　C. 异丙肾上腺素

    D. 氨茶碱　　　　　　　　　E. 硝苯地平

34. 用来预防哮喘发作的平喘药是（　　　　）

    A. 沙丁胺醇（舒喘灵、羟甲叔丁肾上腺素）

    B. 氨茶碱　　　　　　　　　　　C. 异丙肾上腺素

    D. 色甘酸钠　　　　　　　　　　E. 特布他林（间羟叔丁肾上腺素）

35. 乙酰半胱氨酸的祛痰作用机制是（　　　　）

    A. 使痰液生成减少

    B. 扩张支气管使痰液易咯出

    C. 增强呼吸道纤毛运动，促使痰液排出

    D. 裂解痰中黏性成分，使痰黏稠度降低而易咯出

    E. 使呼吸道腺体分泌增加，痰液被稀释而易咯出

36. 不宜与乙酰半胱氨酸混合应用的药物是（　　　　）

    A. 青霉素　　　　　　　B. 氨茶碱　　　　　　　C. 肾上腺素

    D. 氯化铵　　　　　　　E. 诺氟沙星

37. 不属于抗酸药的是（　　　　）

    A. 碳酸氢钠　　　　　　B. 氢氧化镁　　　　　　C. 硫酸镁

    D. 氢氧化铝　　　　　　E. 碳酸钙

38. 引起便秘的抗酸药是（　　　　）

    A. 碳酸氢钠　　　　　　B. 氢氧化镁　　　　　　C. 硫酸镁

    D. 三硅酸镁　　　　　　E. 碳酸钙

39. 能引起轻度腹泻的抗酸药是（　　　　）

    A. 碳酸氢钠　　　　　　B. 氢氧化铝　　　　　　C. 碳酸钙

    D. 氢氧化镁　　　　　　E. 硫酸镁

40. 西咪替丁抑制胃酸分泌的机制是（　　　　）

    A. 阻断M受体　　　　　B. 保护胃黏膜　　　　　C. 阻断H_2受体

    D. 促进PGE_2合成　　　E. 阻断H_1受体

41. 雷尼替丁属于（　　　　）

    A. H_2受体阻断药　　　　　　　B. M受体阻断药

    C. 胃泌素受体阻断药　　　　　　D. H^+-K^+-ATP酶抑制剂

    E. 助消化药

42. 具有H_2受体阻断作用的药物是（　　　　）

    A. 甲硝唑　　　　　　　B. 丙谷胺　　　　　　　C. 法莫替丁

    D. 哌仑西平　　　　　　E. 硫酸镁

43. 具有抗雄性激素样作用，引起男性乳房发育等特征的是（　　　　）

    A. 西咪替丁　　　　　　B. 丙谷胺　　　　　　　C. 雷尼替丁

    D. 哌仑西平　　　　　　E. 奥美拉唑

44. 阻断胃壁细胞H^+泵的抗消化性溃疡药是（　　　　）

    A. 米索前列醇　　　　　B. 奥美拉唑　　　　　　C. 三硅酸镁

    D. 硫糖铝　　　　　　　E. 丙谷胺

45. 抑制胃酸分泌作用最强的药物是（   ）

    A. 哌仑西平   B. 法莫替丁   C. 奥美拉唑

    D. 雷尼替丁   E. 西咪替丁

46. 奥美拉唑特异性的作用于胃黏膜壁细胞，降低胃壁细胞中的（   ）

    A. H^+-Na^+-ATP酶活性   B. H^+-K^+-ACP酶活性

    C. Na^+-K^+-Ca通道活性   D. H^+-K^+-ATP酶活性

    E. H^+-K^+-AMP酶活性

47. 丙谷胺是（   ）

    A. H_2受体阻断药   B. M_1受体阻断药

    C. 胃泌素受体阻断药   D. H^+-K^+-ATP酶抑制剂   E. 胃黏膜保护药

48. 哌仑西平是（   ）

    A. H_2受体阻断药   B. M_1受体阻断药

    C. 胃泌素受体阻断药   D. H^+-K^+-ATP酶抑制剂   E. 抗酸药

49. 奥美拉唑属于（   ）

    A. H^+-K^+-ATP酶抑制剂   B. H_2受体阻断药   C. M受体阻断药

    D. 胃泌素受体阻断药   E. 抗酸药

50. 既能保护胃黏膜又能抑制幽门螺杆菌的药物是（   ）

    A. 碳酸氢钠   B. 氢氧化铝   C. 枸橼酸铋钾

    D. 西咪替丁   E. 哌仑西平

51. 下列不能对抗抑幽门螺杆菌的药物是（   ）

    A. 阿莫西林   B. 硫糖铝   C. 米索前列醇

    D. 枸橼酸铋钾   E. 奥美拉唑

52. 硫糖铝治疗消化道溃疡的机制是（   ）

    A. 中和胃酸   B. 抑制胃酸分泌

    C. 抑制H^+-K^+-ATP酶   D. 保护溃疡黏膜

    E. 抑制胃蛋白酶活性

53. 抗溃疡药米索前列醇禁用于妊娠妇女是因为（   ）

    A. 子宫收缩   B. 胎儿畸形   C. 盆腔充血

    D. 胃肠道反应   E. 女性胎儿男性化

54. 不属于抗消化性溃疡药的是（   ）

    A. 抗酸药   B. 抗幽门螺杆菌药   C. 胃黏膜保护药

    D. 胃酸分泌抑制药   E. 泻药

55. 下列不属于抗消化性溃疡药的是（   ）

    A. 乳酶生   B. 三硅酸镁   C. 西咪替丁

    D. 哌仑西平   E. 奥美拉唑

56. 以下搭配错误的是（   ）

    A. 碳酸氢钠属于抗酸药   B. 兰索拉唑属于胃酸分泌抑制药

    C. 枸橼酸铋钾属于胃黏膜保护药   D. 甲硝唑属于抗幽门螺杆菌药

    E. 奥美拉唑属于抗酸药

57. 硫酸镁不能用于（　　　）

　　A. 治疗子痫　　　　　　　　　　　B. 治疗慢性胆囊炎、阻塞性黄疸

　　C. 妊娠高血压综合症　　　　　　　　D. 治疗消化性溃疡

　　E. 排除肠内毒物、虫体

58. 硫酸镁过量中毒时用何药抢救？（　　　）

　　A. 氯化钾　　　　　　　　B. 氯化钠　　　　　　　　C. 氯化钙

　　D. 氯化铵　　　　　　　　E. 氯化铝

59. 中枢抑制药中毒宜选用的导泻药是（　　　）

　　A. 液状石蜡　　　　　　　B. 比沙可啶　　　　　　　C. 酚酞

　　D. 硫酸钠　　　　　　　　E. 甘油

60. 口服硫酸镁出现的药理作用是（　　　）

　　A. 抗惊厥　　　　　　　　B. 利胆　　　　　　　　　C. 催眠

　　D. 降压　　　　　　　　　E. 治疗强心苷中毒

61. 下列关于硫酸镁的药理作用不正确的是（　　　）

　　A. 导泻　　　　　　　　　B. 利胆　　　　　　　　　C. 降压

　　D. 抗惊厥　　　　　　　　E. 中枢兴奋

62. 硫酸镁导泻的药物作用机制是（　　　）

　　A. 扩张外周血管　　　　　　　　　　B. 激活Na^+–K^+ATP酶

　　C. 对抗Ca^{2+}的作用　　　　　　　D. 在肠腔内形成高渗而减少水分吸收

　　E. 分泌缩胆囊素，促进肠液分泌和蠕动

63. 慢性便秘可选用（　　　）

　　A. 鞣酸蛋白　　　　　　　B. 酚酞　　　　　　　　　C. 硫酸钠

　　D. 硫酸镁　　　　　　　　E. 开塞露

64. 能润滑肠管并软化粪便的药物是（　　　）

　　A. 液状石蜡　　　　　　　B. 鞣酸蛋白　　　　　　　C. 酚酞

　　D. 硫酸镁　　　　　　　　E. 乳果糖

65. 能促进胃蠕动，加速胃排空的药物是（　　　）

　　A. 甲氧氯普胺　　　　　　B. 地芬诺酯　　　　　　　C. 昂丹司琼

　　D. 比沙可啶　　　　　　　E. 蒙脱石

66. 下列哪组是错误的配伍？（　　　）

　　A. 胃蛋白酶+稀盐酸　　　　　　　　B. 氯化铵+喷托维林

　　C. 乳酶生+呋喃唑酮　　　　　　　　D. 氢氧化铝+三硅酸镁

　　E. 普萘洛尔+硝酸甘油

67. 乳酶生是（　　　）

　　A. 营养剂　　　　　　　　　B. 抗酸药

　　C. 干燥活乳酸杆菌制剂　　　　D. 生乳剂

　　E. 胃肠解痉药

68. 不宜与抗酸药或吸附剂同服的助消化药是（　　　）

    A. 胰酶   B. 稀盐酸   C. 乳酶生

    D. 多潘立酮   E. 西沙必利

69. 通过抑制肠蠕动而发挥止泻作用的是（　　　）

    A. 地芬诺酯   B. 鞣酸蛋白   C. 药用炭

    D. 蒙脱石   E. 颠茄磺苄啶片（泻立停）

70. 能修复消化道黏膜，吸附并清除病原体和毒素的止泻药是（　　　）

    A. 地芬诺酯   B. 药用炭   C. 鞣酸蛋白

    D. 蒙脱石   E. 颠茄磺苄啶片（泻立停）

71. 利尿药主要是作用于哪个环节发挥利尿作用？（　　　）

    A. 增加肾小球滤过率   B. 增加肾血流量

    C. 增加集合管对水的通透性   D. 减少肾小管的重吸收

    E. 影响肾内血流分布

72. 强效能利尿药的作用部位在（　　　）

    A. 髓袢升支粗段皮质部   B. 髓袢降支粗段皮质部、远曲小管起始部

    C. 髓袢升支粗段皮质部和髓质部   D. 髓袢降支粗段髓质部

    E. 远曲小管及集合管

73. 以下不属于呋塞米临床应用的是（　　　）

    A. 严重水肿   B. 急性肺水肿   C. 急性肾衰竭

    D. 加速毒物排出   E. 抗利尿

74. 易致耳毒性反应的药物是（　　　）

    A. 乙酰唑胺   B. 氢氯噻嗪   C. 呋塞米

    D. 螺内酯   E. 氨苯蝶啶

75. 下列哪种利尿药不宜与氨基糖苷类抗生素合用？（　　　）

    A. 呋塞米   B. 氢氯噻嗪   C. 螺内酯

    D. 氨苯蝶啶   E. 阿米洛利

76. 下列哪项不是高效利尿药的不良反应？（　　　）

    A. 低钙血症   B. 高尿酸血症   C. 耳毒性

    D. 降低肾血流量   E. 胃肠道反应

77. 不属于呋塞米适应证的是（　　　）

    A. 充血性心力衰竭   B. 急性肺水肿   C. 低血钙症

    D. 肾性水肿   E. 急性肾功能衰竭

78. 主要作用在肾髓袢升支粗段的髓质部和皮质部的利尿药是（　　　）

    A. 甘露醇   B. 氢氯噻嗪   C. 呋塞米

    D. 乙酰唑胺   E. 螺内酯

79. 可引起低血钾和损害听力的药物是（　　　）

    A. 氨苯蝶啶   B. 螺内酯   C. 呋塞米

    D. 氢氯噻嗪   E. 乙酰唑胺

80. 急性肾功能衰竭少尿时，宜选用（　　　）

  A. 呋塞米　　　　　　　　　　　B. 螺内酯　　　　　　　　C. 乙酰唑胺

  D. 氨苯蝶啶　　　　　　　　　　E. 氢氯噻嗪

81. 关于噻嗪类利尿药，下列所述错误的是（　　　）

  A. 痛风患者慎用　　　　　　　　B. 糖尿病患者慎用

  C. 可引起低钙血症　　　　　　　D. 肾功能不全者禁用

  E. 引起高脂血症

82. 使用氢氯噻嗪时加用螺内酯的主要目的是（　　　）

  A. 延长氢氯噻嗪的作用时间　　　B. 增强利尿作用

  C. 对抗氢氯噻嗪的升血糖作用　　D. 对抗氢氯噻嗪的低血钾

  E. 对抗氢氯噻嗪升高血尿酸的作用

83. 下列关于噻嗪类利尿药作用的描述，错误的是（　　　）

  A. 有降压作用　　　　　　　　　B. 影响尿的稀释功能，但不影响尿的浓缩功能

  C. 有抗尿崩症作用　　　　　　　D. 使尿酸盐排除增加

  E. 使远曲小管Na^+-K^+交换增多

84. 作为基础降压药宜选用（　　　）

  A. 呋塞米　　　　　　　　　　　B. 螺内酯　　　　　　　　C. 乙酰唑胺

  D. 氨苯蝶啶　　　　　　　　　　E. 氢氯噻嗪

85. 可用于尿崩症的是（　　　）

  A. 呋塞米　　　　　　　　　　　B. 氢氯噻嗪　　　　　　　C. 螺内酯

  D. 甘露醇　　　　　　　　　　　E. 氨苯蝶呤

86. 以下不属于中效利尿药的适应证的是（　　　）

  A. 水肿　　　　　　　　　　　　B. 尿崩症　　　　　　　　C. 高血压

  D. 心力衰竭　　　　　　　　　　E. 青光眼

87. 以下关于高效和中效利尿药说法错误的是（　　　）

  A. 均能引起低血钾　　　　　　　B. 均能引起耳毒性

  C. 均能引起高尿酸血症　　　　　D. 均能引起低血钠

  E. 均能引起低血容量

88. 通过竞争醛固酮受体而起利尿作用的药物是（　　　）

  A. 呋塞米　　　　　　　　　　　B. 氢氯噻嗪　　　　　　　C. 螺内酯

  D. 氨苯蝶啶　　　　　　　　　　E. 阿米洛利

89. 下列属于保钾利尿药的是（　　　）

  A. 螺内酯　　　　　　　　　　　B. 依他尼酸　　　　　　　C. 呋塞米

  D. 布美他尼　　　　　　　　　　E. 氢氯噻嗪

90. 长期应用可能升高血钾的利尿药是（　　　）

  A. 氯噻酮　　　　　　　　　　　B. 乙酰唑胺　　　　　　　C. 呋塞米

  D. 布美他尼　　　　　　　　　　E. 氨苯蝶啶

91. 能与高效、中效利尿药合用，缓解这两类药的低血钾反应的是（　　）

    A. 呋塞米　　　　　　　　　B. 螺内酯　　　　　　　　　C. 20%甘露醇

    D. 乙酰唑胺　　　　　　　　E. 高渗葡萄糖

92. 脑水肿首选（　　）

    A. 呋塞米　　　　　　　　　B. 螺内酯　　　　　　　　　C. 20%甘露醇

    D. 氨苯蝶啶　　　　　　　　E. 氢氯噻嗪

93. 慢性心功能不全者禁用（　　）

    A. 呋塞米　　　　　　　　　B. 氢氯噻嗪　　　　　　　　C. 螺内酯

    D. 氨苯蝶啶　　　　　　　　E. 甘露醇

94. 以下搭配错误的是（　　）

    A. 高效利尿药—呋塞米　　　B. 中效利尿药—氢氯噻嗪　　C. 低效利尿药—螺内酯

    D. 保钾利尿药—氨苯蝶啶　　E. 保钾利尿药—呋塞米

95. 下列药物中高血钾症禁用的是（　　）

    A. 氢氯噻嗪　　　　　　　　B. 苄氟噻嗪　　　　　　　　C. 布美他尼

    D. 氨苯蝶啶　　　　　　　　E. 呋塞米

96. 下列不属于氢氯噻嗪适应证的是（　　）

    A. 轻度高血压　　　　　　　B. 心源性水肿　　　　　　　C. 轻度尿崩症

    D. 特发性高钙尿症　　　　　E. 痛风

97. 下列关于甘露醇的叙述不正确的是（　　）

    A. 临床须静脉给药　　　　　B. 体内不被代谢　　　　　　C. 不易通过毛细血管

    D. 能提高血浆渗透压　　　　E. 易被肾小管重吸收

98. 噻嗪类利尿剂的禁忌证是（　　）

    A. 糖尿病　　　　　　　　　B. 轻度尿崩症　　　　　　　C. 肾性水肿

    D. 心源性水肿　　　　　　　E. 高血压病

99. 关于螺内酯的叙述不正确的是（　　）

    A. 与醛固酮竞争受体产生作用　B. 产生保钾排钠的作用

    C. 利尿作用弱、慢、持久　　　D. 用于原发性醛固酮增多症

    E. 用于无肾上腺动物有利尿作用

100. 缩宫素兴奋子宫平滑肌的作用机制是（　　）

    A. 直接兴奋子宫平滑肌　　　B. 作用于缩宫素受体　　　　C. 激动M受体

    D. 激动H受体　　　　　　　E. 阻断β受体

101. 缩宫素对子宫平滑肌作用的特点是（　　）

    A. 小剂量即可引起强直收缩

    B. 子宫肌对药物敏感性与体内性激素水平无关

    C. 小剂量引起子宫底节律性收缩、子宫颈松弛

    D. 妊娠早期对药物敏感性增加

    E. 收缩血管、升高血压

102. 缩宫素最主要的不良反应是（   ）

    A. 过量引起子宫高频率甚至持续性强直收缩

    B. 恶心、呕吐　　　　　　　　　　C. 腹痛、腹泻

    D. 过敏反应　　　　　　　　　　　E. 高血压

103. 能使子宫产生节律性收缩，用于催产和引产的药物是（   ）

    A. 催产素　　　　　　　　　B. 麦角胺　　　　　　　　C. 麦角新碱

    D. 麦角毒　　　　　　　　　E. 垂体后叶素

104. 下列何种情况下可使用缩宫素催产？（   ）

    A. 产道、胎位均正常，但宫缩无力　B. 产道障碍　　　　　C. 头盆不称

    D. 前置胎盘　　　　　　　　　　　E. 有剖宫产史

105. 缩宫素用于催产时宜采用（   ）

    A. 皮下注射　　　　　　　　B. 肌内注射　　　　　　　C. 静脉注射

    D. 静脉滴注　　　　　　　　E. 宫腔内注射

106. 能降低子宫平滑肌对催产素的敏感性的药物是（   ）

    A. 雌激素　　　　　　　　　B. 孕激素　　　　　　　　C. 糖皮质激素

    D. 维生素　　　　　　　　　E. 抗生素

107. 大剂量缩宫素可用于（   ）

    A. 产后止血　　　　　　　　B. 催产　　　　　　　　　C. 引产

    D. 止痛　　　　　　　　　　E. 利尿

108. 下列哪项不是缩宫素的作用？（   ）

    A. 利尿作用　　　　　　　　　　　B. 松弛血管平滑肌

    C. 使乳腺腺泡周围的肌上皮细胞收缩　D. 小剂量引起子宫节律性收缩

    E. 大剂量引起子宫强直性收缩

109. 大量或久用可损伤血管内皮细胞的药物是（   ）

    A. 麦角新碱　　　　　　　　B. 缩宫素　　　　　　　　C. 麦角胺

    D. 垂体后叶素　　　　　　　E. 前列腺素E

110. 垂体后叶素的止血机制是（   ）

    A. 诱导血小板聚集　　　　　　　　B. 促进凝血因子合成

    C. 抑制纤溶过程　　　　　　　　　D. 直接收缩血管

    E. 降低毛细血管通透性

111. 麦角胺治疗偏头痛的机制是（   ）

    A. 阻断血管平滑肌α受体　　　　　B. 具有镇痛作用

    C. 扩张脑血管，改善脑组织供氧　　D. 抑制前列腺素合成

    E. 收缩脑血管

112. 麦角新碱治疗产后出血的作用机制是（   ）

    A. 收缩子宫平滑肌　　　　　B. 收缩血管　　　　　C. 促进血管修复

    D. 促进凝血过程　　　　　　E. 降低血压

113. 麦角新碱不用于催产和引产的原因是（　　　）

    A. 作用时间短暂　　　　　　　　　　B. 抑制胎儿呼吸

    C. 对子宫体和子宫颈的平滑肌均有强大的兴奋作用

    D. 妊娠子宫对药物不敏感　　　　　　E. 抑制中枢

114. 麦角新碱临床应用于（　　　）

    A. 产后子宫出血　　　　　B. 缩宫　　　　　C. 引产

    D. 扩张及软化宫颈　　　　E. 抗早孕

115. 产后出血宜选用（　　　）

    A. 小剂量缩宫素　　　　　B. 麦角新碱　　　　　C. 米索前列醇

    D. 维生素K　　　　　　　E. 地诺前列酮

116. 可用于防治早产的药物是（　　　）

    A. 利托君　　　　　　　　B. 异丙肾上腺素　　　　　C. 益母草

    D. 开马君　　　　　　　　E. 前列腺素E_2

117. 子宫平滑肌抑制药不包括（　　　）

    A. β_2受体激动药　　　　　B. 缩宫素　　　　　C. 硫酸镁

    D. 钙通道阻滞药　　　　　E. 硝苯地平

118. 妨碍铁剂在肠道吸收的物质是（　　　）

    A. 盐酸　　　　　　　　　B. 糖　　　　　C. 维生素C

    D. 食物中的半胱氨酸　　　E. 四环素

119. 硫酸亚铁用于治疗（　　　）

    A. 溶血性贫血　　　　　　B. 巨幼红细胞性贫血

    C. 再生障碍性贫血　　　　D. 缺铁性贫血

    E. 肿瘤化疗引起的贫血

120. 关于铁剂不正确的叙述是（　　　）

    A. 胃酸缺乏会妨碍铁的吸收　　　　B. 枸橼酸铁常配成糖浆剂，用于儿童

    C. 铁剂可引起恶心、腹泻或便秘　　D. 右旋糖酐铁是最常用的口服铁剂

    E. 急性中毒可用去铁胺对抗

121. 缺铁性贫血的患者可服用哪个药物进行治疗？（　　　）

    A. 叶酸　　　　　　　　　B. 维生素B_{12}　　　　　C. 硫酸亚铁

    D. 华法林　　　　　　　　E. 肝素

122. 口服铁剂的主要不良反应是（　　　）

    A. 体位性低血压　　　　　B. 休克　　　　　C. 胃肠道刺激

    D. 过敏反应　　　　　　　E. 出血

123. 治疗慢性失血所致贫血宜选用（　　　）

    A. 维生素B_{12}　　　　　　B. 叶酸　　　　　C. 铁剂

    D. 维生素C　　　　　　　E. 甲酰四氢叶酸钙

124. 对甲氧苄啶所致巨幼红细胞性贫血可用哪个药物治疗？（　　　）

    A. 叶酸　　　　　　　　　B. 维生素B_{12}　　　　　C. 铁剂

    D. 甲酰四氢叶酸钙　　　　E. 尿激酶

125. 下列疾病可用叶酸治疗的是（   ）

    A. 小细胞低色素性贫血　　　　　　　　B. 巨幼红细胞性贫血

    C. 乙胺嘧啶所致巨幼红细胞性贫血　　　D. 慢性失血性贫血　　　　E. 新生儿出血

126. 叶酸可用于治疗下列哪种疾病？（   ）

    A. 缺铁性贫血　　　　　　　　　　　　B. 巨幼红细胞性贫血

    C. 再生障碍性贫血　　　　　　　　　　D. 脑出血　　　　　　　　E. 高血压

127. 巨幼红细胞性贫血应选用（   ）

    A. 硫酸亚铁　　　　　　　　　　　　　B. 肝素　　　　　　　　　C. 叶酸

    D. 垂体后叶素　　　　　　　　　　　　E. 链激酶

128. 恶性贫血患者宜用（   ）

    A. 维生素A　　　　　　　　　　　　　B. 维生素B_6　　　　　　C. 维生素B_{12}

    D. 维生素B_2　　　　　　　　　　　　E. 维生素C

129. 影响维生素B_{12}吸收的主要因素是（   ）

    A. 内因子　　　　　　　　　　　　　　B. 铁离子　　　　　　　　C. 四环素

    D. 叶酸　　　　　　　　　　　　　　　E. 维生素C

130. 用维生素B_{12}治疗恶性贫血时给药方式是（   ）

    A. 口服　　　　　　　　　　　　　　　B. 吸入　　　　　　　　　C. 外敷

    D. 注射　　　　　　　　　　　　　　　E. 直肠

131. 钩虫病引起的贫血可选用（   ）

    A. 右旋糖酐铁　　　　　　　　　　　　B. 阿司匹林　　　　　　　C. 叶酸

    D. 垂体后叶素　　　　　　　　　　　　E. 维生素K

132. 果糖可促进下列哪个药物的吸收？（   ）

    A. 阿司匹林　　　　　　　　　　　　　B. 链激酶　　　　　　　　C. 肝素

    D. 维生素K　　　　　　　　　　　　　E. 硫酸亚铁

133. 新生儿出血应选用（   ）

    A. 维生素K　　　　　　　　　　　　　B. 肝素　　　　　　　　　C. 叶酸

    D. 垂体后叶素　　　　　　　　　　　　E. 尿激酶

134. 急性肺栓塞应选用（   ）

    A. 维生素K　　　　　　　　　　　　　B. 肝素　　　　　　　　　C. 阿司匹林

    D. 垂体后叶素　　　　　　　　　　　　E. 链激酶

135. 上消化道出血应选用（   ）

    A. 维生素K　　　　　　　　　　　　　B. 肝素　　　　　　　　　C. 叶酸

    D. 垂体后叶素　　　　　　　　　　　　E. 肾上腺素

136. 应用阿司匹林四天后出现上消化道出血可用（   ）

    A. 右旋糖酐　　　　　　　　　　　　　B. 止血敏　　　　　　　　C. 鱼精蛋白

    D. 垂体后叶素　　　　　　　　　　　　E. 维生素K

137. 双香豆素过量引起出血的拮抗药是（   ）

    A. 维生素K　　　　　　　　　　　　　B. 鱼精蛋白　　　　　　　C. 阿尼普酶

    D. 盐酸　　　　　　　　　　　　　　　E. 氨甲苯酸

138. 维生素K可用于治疗（　　　）

    A. 口服华法林过量引起的出血　　　　B. 尿激酶过量引起的出血

    C. 链激酶过量引起的出血　　　　　　D. 肝素过量引起的出血

    E. 组织纤溶酶原激活因子过量引起的出血

139. 维生素K属于（　　　）

    A. 抗凝血药　　　　　　B. 促凝血药　　　　　　C. 抗高血压药

    D. 纤维蛋白溶解药　　　E. 抗贫血药

140. 长期使用下列哪种药物可以导致维生素K缺乏？（　　　）

    A. 硫酸亚铁　　　　　　B. 四环素　　　　　　　C. 阿司匹林

    D. 肝素　　　　　　　　E. 枸橼酸铁铵

141. 维生素K参与合成的凝血因子有（　　　）

    A. 凝血酶原　　　　　　　　　　　　B. 凝血因子Ⅱ、Ⅸ、Ⅹ、Ⅻ

    C. 凝血因子Ⅱ、Ⅶ、Ⅸ、Ⅹ　　　　D. 抗凝血酶Ⅲ

    E. 凝血因子Ⅷ

142. 维生素K对下列何种出血无效？（　　　）

    A. 胆道梗阻所致出血　　B. 胆瘘所致出血　　　　C. 新生儿出血

    D. 肝素过量所致出血　　E. 华法林过量所致出血

143. 维生素K的拮抗剂是（　　　）

    A. 肝素　　　　　　　　B. 枸橼酸钠　　　　　　C. 双香豆素

    D. 链激酶　　　　　　　E. 尿激酶

144. 氨甲苯酸的作用机制是（　　　）

    A. 诱导血小板聚集　　　　　　　　　B. 收缩血管

    C. 激活血浆中的凝血因子　　　　　　D. 抑制抗凝血酶Ⅲ的活性

    E. 抑制纤溶酶原激活因子

145. 肝、脾、胰、肺等手术后的出血宜选用的止血药是（　　　）

    A. 维生素K　　　　　　B. 鱼精蛋白　　　　　　C. 氨甲苯酸

    D. 垂体后叶素　　　　　E. 华法林

146. 下列关于氨甲苯酸的叙述中，错误的是（　　　）

    A. 为抗纤维蛋白溶解的止血药，此药用量大，排泄快

    B. 对于不是由于纤溶酶亢进引起的一般出血，无明显止血效果

    C. 大剂量也有直接抑制纤溶酶的作用

    D. 有血栓形成倾向者应慎用

    E. 对产后出血、肝、胰等手术后的各种出血，止血效果较好

147. 甲状腺次全切除术后创口渗血明显者宜用（　　　）

    A. 安络血　　　　　　　B. 维生素K　　　　　　C. 垂体后叶素

    D. 氨甲苯酸　　　　　　E. 酚磺乙胺

148. 垂体后叶素对何种出血疗效佳？（　　　）

    A. 手术后渗血　　　　　B. 血小板减少性紫癜　　C. 肺咯血

    D. 纤溶亢进出血　　　　E. 新生儿出血

149. 肝素的抗凝机制是（   ）

　　A. 活化纤溶酶

　　B. 抑制血小板聚集

　　C. 加速抗凝血酶Ⅲ（ATⅢ）灭活凝血因子Ⅱa、Ⅻa、Ⅺa、Xa、Ⅸa的作用

　　D. 直接灭活多种凝血因子

　　E. 影响凝血因子Ⅱ、Ⅶ、Ⅸ.、X的合成

150. 肝素过量引起的自发性出血可选用的物是（   ）

　　A. 右旋糖酐　　　　　　　　　B. 阿司匹林　　　　　　　　C. 鱼精蛋白

　　D. 垂体后叶素　　　　　　　　E. 维生素K

151. 肝素过量最主要的不良反应是（   ）

　　A. 肢端动脉痉挛　　　　　　　B. 自发性出血　　　　　　　C. 肝脏损害

　　D. 肾脏损害　　　　　　　　　E. 体内激素紊乱

152. 乙酰水杨酸抗血栓作用的机制是（   ）

　　A. 抑制磷脂酶A_2，因而减少TXA_2的产生

　　B. 抑制脂氧酶，因而减少TXA_2的产生

　　C. 抑制环氧酶，因而减少TXA_2的产生

　　D. 抑制TXA_2合成酶，因而减少TXA_2的产生

　　E. 促进纤维蛋白溶解

153. 关于枸橼酸钠的描述错误的是（   ）

　　A. 能与钙离子形成络合物　　　　B. 可用于抗凝剂保存血液

　　C. 体内、体外都有抗凝作用　　　D. 过量应用可引起低钙性抽搐

　　E. 输血抗凝时每100 mL全血加2.5％枸橼酸钠10 mL

154. 同时具有体内、体外抗凝作用的是（   ）

　　A. 华法林　　　　　　　　　　B. 维生素B_{12}　　　　　　C. 香豆素类

　　D. 枸橼酸钠　　　　　　　　　E. 肝素

155. 仅有体内抗凝作用的是（   ）

　　A. 肝素　　　　　　　　　　　B. 维生素B_{12}　　　　　　C. 香豆素类

　　D. 尿激酶　　　　　　　　　　E. 枸橼酸钠

156. 仅有体外抗凝作用的是（   ）

　　A. 枸橼酸钠　　　　　　　　　B. 维生素B_{12}　　　　　　C. 肝素

　　D. 华法林　　　　　　　　　　E. 香豆素类

157. 体外循环应选用（   ）

　　A. 维生素K　　　　　　　　　B. 肝素　　　　　　　　　　C. 叶酸

　　D. 链激酶　　　　　　　　　　E. 垂体后叶素

158. 预防血栓栓塞性疾病应选用（   ）

　　A. 华法林　　　　　　　　　　B. 链激酶　　　　　　　　　C. 枸橼酸钠

　　D. 维生素K　　　　　　　　　E. 硫酸亚铁

159. 双嘧达莫的药理作用为（ ）

    A. 抑制血小板功能   B. 溶解纤维蛋白   C. 抑制凝血因子合成

    D. 激活抗凝血酶   E. 加速凝血因子耗竭

160. 肝素过量引起自发性出血的对抗药是（ ）

    A. 鱼精蛋白   B. 维生素K   C. 右旋糖酐

    D. 氨甲苯酸   E. 垂体后叶素

161. 治疗香豆素类药过量引起的出血宜选用（ ）

    A. 鱼精蛋白   B. 维生素K   C. 维生素C

    D. 垂体后叶素   E. 右旋糖酐

162. 治疗尿激酶过量引起的出血宜选用（ ）

    A. 鱼精蛋白   B. 维生素K   C. 维生素C

    D. 氨甲苯酸   E. 右旋糖酐

163. 下列关于肝素的叙述错误的是（ ）

    A. 口服无效   B. 体内外均有效   C. 主要以原型从肾排泄

    D. 可通过胎盘屏障   E. 具有降血脂作用

164. 肝素抗凝作用的主要机制是（ ）

    A. 直接灭活凝血因子   B. 激活抗凝血酶 III   C. 抑制肝合成凝血因子

    D. 激活纤溶酶原   E. 与血中Ca^{2+}络合

165. 香豆素类药抗凝作用机制是（ ）

    A. 妨碍肝合成凝血因子 II、VII、IX、X

    B. 耗竭体内凝血因子   C. 激活血浆中抗凝血酶 III

    D. 抑制纤溶酶原变为纤溶酶   E. 抑制凝血酶原转变为凝血酶

166. 最常用于静脉注射给药的抗凝药是（ ）

    A. 醋硝香豆素   B. 华法林   C. 肝素

    D. 枸橼酸钠   E. 双嘧达莫

167. 用于防治静脉血栓的口服药物是（ ）

    A. 肝素   B. 华法林   C. 链激酶

    D. 枸橼酸钠   E. 尿激酶

168. 下述哪项不是抗凝血药的禁忌证？（ ）

    A. 消化性溃疡   B. 严重高血压   C. 肝肾功能不全

    D. 活动性肺结核   E. 心肌梗死

169. 链激酶的对抗剂是（ ）

    A. 右旋糖酐   B. 氨甲苯酸   C. 叶酸

    D. 垂体后叶素   E. 维生素K

170. 发生脑血栓6 h内应选用（ ）

    A. 阿司匹林   B. 链激酶   C. 肝素

    D. 维生素K   E. 硫酸亚铁

171. DIC（弥散性血管内凝血）早期可用（   ）
　　A. 华法林　　　　　　　　　　B. 链激酶　　　　　　　C. 肝素
　　D. 维生素K　　　　　　　　　　E. 硫酸亚铁

172. 下列哪项不是右旋糖酐的作用？（   ）
　　A. 扩充血容量　　　　　　　　B. 阻止血小板聚集
　　C. 渗透性利尿　　　　　　　　D. 加快血流，改善微循环
　　E. 扩张血管降低血压

173. 治疗低血容量性休克宜选用（   ）
　　A. 右旋糖酐10　　　　　　　　B. 甘露醇　　　　　　　C. 高渗葡萄糖
　　D. 0.9%氯化钠　　　　　　　　E. 右旋糖酐70

174. 休克后期DIC、心肌梗死、脑血栓形成宜选用（   ）
　　A. 右旋糖酐40　　　　　　　　B. 甘露醇　　　　　　　C. 高渗葡萄糖
　　D. 0.9%氯化钠　　　　　　　　E. 右旋糖酐70

175. H_1受体阻断药最常见的不良反应是（   ）
　　A. 烦躁、失眠　　　　　　　　B. 镇静、嗜睡　　　　　C. 消化道反应
　　D. 致畸　　　　　　　　　　　E. 心律失常

176. 无镇静作用的H_1受体阻断药是（   ）
　　A. 苯海拉明　　　　　　　　　B. 异丙嗪　　　　　　　C. 氯苯那敏
　　D. 氯雷他定　　　　　　　　　E. 曲吡那敏

177. 患有过敏性鼻炎的汽车驾驶员最好选用（   ）
　　A. 苯海拉明　　　　　　　　　B. 左西替利嗪　　　　　C. 氯苯那敏
　　D. 曲吡那敏　　　　　　　　　E. 异丙嗪

178. 苯海拉明不具备的药理作用是（   ）
　　A. 镇静作用　　　　　　　　　B. 抗胆碱作用
　　C. 减少胃酸分泌作用　　　　　D. 局麻作用　　　　　　E. 止吐作用

179. 苯海拉明最常见的不良反应是（   ）
　　A. 失眠　　　　　　　　　　　B. 消化道反应　　　　　C. 头痛、头晕
　　D. 粒细胞减少　　　　　　　　E. 中枢抑制现象

180. 下列药物中枢镇静作用最强的是（   ）
　　A. 异丙嗪　　　　　　　　　　B. 阿司咪唑　　　　　　C. 氯苯那敏
　　D. 吡苄明　　　　　　　　　　E. 西替利嗪

181. 下列哪个不属于H_1受体阻断药？（   ）
　　A. 氯苯那敏　　　　　　　　　B. 西咪替丁　　　　　　C. 阿司咪唑
　　D. 氯雷他定　　　　　　　　　E. 苯海拉明

182. H_1受体阻断药对哪种病最有效？（   ）
　　A. 皮肤黏膜过敏症状　　　　　B. 过敏性休克　　　　　C. 血清病高热
　　D. 支气管哮喘　　　　　　　　E. 过敏性紫癜

183. 下列对苯海拉明的描述哪一项是错误的? （　　　　）

　　A. 可用于失眠的患者　　　　　　　B. 可用于治疗荨麻疹

　　C. 可治疗胃和十二指肠溃疡　　　　D. 是H_1受体阻断药

　　E. 可治疗过敏性鼻炎

184. 下列对H_1受体阻断药的叙述中错误的是（　　　　）

　　A. 主要代表药有法莫替丁　　　　　B. 主要用于治疗变态反应性疾病

　　C. 不可用于治疗妊娠呕吐　　　　　D. 可用于治疗变态反应性失眠

　　E. 最常见的不良反应是中枢抑制现象

185. 常用于晕车、晕船的药物是（　　　　）

　　A. 西替利嗪　　　　　　　　B. 氯雷他定　　　　　　　C. 阿司咪唑

　　D. 苯海拉明　　　　　　　　E. 氯苯那敏

186. 下列哪种药物无中枢作用? （　　　　）

　　A. 苯海拉明　　　　　　　　B. 异丙嗪　　　　　　　　C. 阿司咪唑

　　D. 曲吡那敏　　　　　　　　E. 氯苯那敏

187. 下列哪项不是异丙嗪的临床用途? （　　　　）

　　A. 晕动病　　　　　　　　　B. 人工冬眠　　　　　　　C. 失眠症

　　D. 术前辅助用药　　　　　　E. 精神分裂症

188. 下列疾病中哪个用H_1受体阻断药无效? （　　　　）

　　A. 荨麻疹　　　　　　　　　B. 胃溃疡　　　　　　　　C. 晕动病

　　D. 过敏性鼻炎　　　　　　　E. 妊娠呕吐

189. 高空作业者在工作期间皮肤过敏可选用的H_1受体阻断是（　　　　）

　　A. 苯海拉明　　　　　　　　B. 氯苯那敏　　　　　　　C. 异丙嗪

　　D. 氯雷他定　　　　　　　　E. 赛庚啶

190. H_2受体阻断药可用于（　　　　）

　　A. 急性荨麻疹　　　　　　　B. 胃及十二指肠溃疡　　　C. 过敏性休克

　　D. 慢性荨麻疹　　　　　　　E. 失眠

二、配伍题

题干：191-193

A. 克仑特罗　　　　　　　　　B. 氨茶碱　　　　　　　　C. 异丙托溴铵

D. 色甘酸钠　　　　　　　　　E. 倍氯米松

191. 通过抑制磷酸二酯酶活性，使细胞内cAMP水平提高，阻断腺苷受体，发挥扩张支气管
　　作用的是（　　　　）

192. 通过选择性阻断β_2受体而发挥扩张支气管作用的是（　　　　）

193. 通过阻断支气管平滑肌M_1受体而松弛支气管平滑肌的是（　　　　）

题干：194-197

A. 稳定肥大细胞膜　　　　　　　　　B. 阻断M受体

C. 抗炎、增加β_2受体数量　　　　　D. 选择性激动β_2受体

E. 促进内源性儿茶酚胺释放

194. 沙丁胺醇的平喘作用机制是（　　　　）

195. 色甘酸钠的平喘作用机制是（　　　　）

196. 氨茶碱的平喘作用机制是（　　　　）

197. 异丙托溴铵的平喘作用机制是（　　　　）

题干：198-201

A. 可待因　　　　　　　　　　　　B. 乙酰半胱氨酸　　　　　C. 色甘酸钠

D. 氯化铵　　　　　　　　　　　　E. 苯佐那酯

198. 刺激性祛痰药是（　　　　）

199. 黏痰溶解药是（　　　　）

200. 中枢性镇咳药是（　　　　）

201. 外周性镇咳药是（　　　　）

题干：202-206

A. 氨茶碱　　　　　　　　　　　　B. 色甘酸钠　　　　　　　　C. 克仑特罗

D. 麻黄碱　　　　　　　　　　　　E. 倍氯米松

202. 治疗伴有心功能不全的支气管哮喘急性发作宜选用（　　　　）

203. 治疗支气管哮喘轻度发作宜选用（　　　　）

204. 治疗哮喘持续状态宜选用（　　　　）

205. 预防过敏性哮喘宜选用（　　　　）

206. 过敏性鼻炎的预防宜选用（　　　　）

题干：207-209

A. 氢氧化镁　　　　　　　　　　　B. 氢氧化铝　　　　　　　　C. 碳酸钙

D. 三硅酸镁　　　　　　　　　　　E. 碳酸氢钠

207. 中和胃酸起效快而持久，可致腹泻的是（　　　　）

208. 中和胃酸较强但起效慢，可致便秘的是（　　　　）

209. 中和胃酸作用弱而缓慢，可保护溃疡面的是（　　　　）

题干：210-213

A. 氢氧化镁　　　　　　　　　　　B. 奥美拉唑　　　　　　　　C. 枸橼酸铋钾

D. 丙胺太林　　　　　　　　　　　E. 甲硝唑

210. 黏膜保护药：（　　　　）

211. 胃酸分泌抑制药：（　　　　）

212. 合成解痉药：（　　　　）

213. 抗幽门螺杆菌的抗菌药：（　　　　）

题干：214-217

A. 氢氧化铝　　　　　　　　　　　B. 哌仑西平　　　　　　　　C. 雷尼替丁

D. 奥美拉唑　　　　　　　　　　　E. 丙谷胺

214. 阻断H_2受体的是（　　　　）

215. 阻断M_1受体的是（　　　　）

216. 抑制H^+-K^+-ATP酶活性的是（　　　　）

217. 阻断胃泌素受体的是（　　　　）

题干：218-221

A. 氢氧化镁	B. 氢氧化铝	C. 碳酸钙
D. 三硅酸镁	E. 碳酸氢钠	

218. 抗酸作用较强、快而持久，可引起反跳性胃酸分泌增多的是（　　　）

219. 抗酸作用较强、较快，有导泻作用的是（　　　）

220. 抗酸作用较弱而慢，但持久，对溃疡面有保护作用的是（　　　）

221. 抗酸作用较强，有收敛、止血作用和引起便秘的是（　　　）

题干：222-225

A. 碳酸氢钠	B. 氢氧化铝	C. 三硅酸镁
D. 西咪替丁	E. 奥美拉唑	

222. 作为胃酸质子泵抑制剂的是（　　　）

223. 溶解度低、作用弱，可引起腹泻的药物是（　　　）

224. 作用较强，可引起便秘的药物是（　　　）

225. 作用强、快、短暂，可致碱血症的药物是（　　　）

题干：226-228

A. 螺内酯	B. 呋塞米	C. 氢氯噻嗪
D. 甘露醇	E. 氨苯蝶啶	

226. 作用部位为髓袢升支开粗段的利尿药是（　　　）

227. 作用部位为远曲小管近段的是（　　　）

228. 通过对抗醛固酮而发挥利尿作用的是（　　　）

题干：229-231

A. 螺内酯	B. 呋塞米	C. 氢氯噻嗪
D. 甘露醇	E. 卡托普利	

229. 高效利尿药是（　　　）

230. 中效利尿药是（　　　）

231. 低效利尿药是（　　　）

题干：232-234

A. 螺内酯	B. 呋塞米	C. 氢氯噻嗪
D. 甘露醇	E. 乙酰唑胺	

232. 保钾利尿药是（　　　）

233. 常用于降压的利尿药是（　　　）

234. 会导致耳毒性的利尿药是（　　　）

题干：235-238

A. 抑制髓袢升支粗段稀释和浓缩功能	B. 抑制远曲小管近端稀释功能
C. 抑制远曲小管、集合管Na$^+$重吸收	D. 对抗醛固酮的作用
E. 增加心输出量	

235. 螺内酯的利尿作用机制是（　　　）

236. 呋塞米的利尿作用机制是（　　　）

237. 氢氯噻嗪的利尿作用机制是（   ）

238. 氨苯蝶啶的利尿作用机制是（   ）

题干：239–242

A. 乙酰唑胺   B. 氢氯噻嗪   C. 氨苯蝶啶

D. 螺内酯   E. 布美他尼

239. 顽固性水肿选用（   ）

240. 轻度尿崩症选用（   ）

241. 轻度高血压病选用（   ）

242. 原发性醛固酮增多症选用（   ）

题干：243–247

A. 雌激素   B. 孕激素

C. 大剂量的缩宫素   D. 小剂量的缩宫素   E. 利托君

243. 能降低子宫平滑肌对缩宫素敏感性的药物是（   ）

244. 能增加子宫平滑肌对缩宫素敏感性的药物是（   ）

245. 可用于催产的是（   ）

246. 可用于产后出血的是（   ）

247. 可用于防止早产的是（   ）

题干：248–252

A. 可用于催产、引产和产后止血   B. 可用于治疗偏头痛

C. 只适用于产后止血和子宫复旧   D. 肺出血时可用来止血

E. 常用于妊娠早期人工流产，是中止妊娠的药

248. 垂体后叶素（   ）

249. 麦角新碱（   ）

250. 前列腺素E_2（PGE_2）（   ）

251. 麦角胺（   ）

252. 缩宫素（   ）

题干：253–255

A. 维生素K   B. 肝素   C. 华法林

D. 尿激酶   E. 氨甲环酸

253. 急性肺栓塞选用（   ）

254. 体外循环选用（   ）

255. 新生儿出血选用（   ）

题干：256–261

A. 硫酸亚铁   B. 叶酸   C. 维生素B_{12}

D. 甲酰四氢叶酸钙   E. 右旋糖酐

256. 营养性巨幼红细胞性贫血宜选用（   ）

257. 月经过多所致的贫血宜选用（   ）

258. 恶性贫血选用（   ）

259. 乙氨嘧啶所致的贫血宜选用（　　）

260. 失血性休克为扩充血容量宜选用（　　）

261. 神经炎的辅助治疗宜选用（　　）

题干：262～266

A. 硫酸亚铁　　　　　　　　　B. 双嘧达莫　　　　　　　C. 肝素

D. 氨甲苯酸　　　　　　　　　E. 尿激酶

262. 抗贫血药是（　　）

263. 抗凝血药是（　　）

264. 抗血小板药是（　　）

265. 纤维蛋白溶解药是（　　）

266. 抗纤维蛋白溶解药是（　　）

题干：267～269

A. 雷尼替丁　　　　　　　　　B. 组胺　　　　　　　　　C. 苯海拉明

D. 阿司咪唑　　　　　　　　　E. 氯雷他定

267. 用于治疗消化性溃疡的是（　　）

268. 用于诊断真性胃酸缺乏症的是（　　）

269. 用于晕动病的是（　　）

题干：270～272

A. 苯茚胺　　　　　　　　　　B. 苯海拉明　　　　　　　C. 阿司咪唑

D. 西咪替丁　　　　　　　　　E. 赛庚啶

270. 属于H_2受体阻断药的是（　　）

271. 有中枢兴奋作用的H_1受体阻断药是（　　）

272. 止吐作用较强的是（　　）

三、多选题

273. 吸入倍氯米松治疗哮喘的优点是（　　）

　　A. 局部抗炎作用强　　　　　　B. 无全身性不良反应

　　C. 长期应用不抑制肾上腺皮质功能　D. 起效快，适用于急性发作的抢救

　　E. 可完全替代糖皮质激素的全身给药

274. 可用于治疗心源性哮喘的药物是（　　）

　　A. 强心苷　　　　　　　　　B. 肾上腺素　　　　　　　C. 氨茶碱

　　D. 吗啡　　　　　　　　　　E. 哌替啶

275. 氨茶碱的药理作用包括（　　）

　　A. 松弛平滑肌　　　　　　　B. 兴奋心肌　　　　　　　C. 抑制中枢

　　D. 利尿作用　　　　　　　　E. 增强呼吸肌收缩力

276. 以下属于镇咳药的是（　　）

　　A. 可待因　　　　　　　　　B. 右美沙芬　　　　　　　C. 喷托维林

　　D. 苯佐那酯　　　　　　　　E. 乙酰半胱氨酸

277. 以下属于黏痰溶解药的是（　　　）

    A. 乙酰半胱氨酸　　　　　　　　　B. 羧甲司坦　　　　　　　C. 溴己新

    D. 氯化铵　　　　　　　　　　　　E. 可待因

278. 以下能扩张支气管的是（　　　）

    A. 克仑特罗　　　　　　　　　　　B. 氨茶碱　　　　　　　　C. 异丙托溴铵

    D. 色甘酸钠　　　　　　　　　　　E. 糖皮质激素

279. 以下属于过敏介质阻释药的是（　　　）

    A. 酮替芬　　　　　　　　　　　　B. 糖皮质激素　　　　　　C. 可待因

    D. 氨茶碱　　　　　　　　　　　　E. 色甘酸钠

280. 平喘药包括（　　　）

    A. 镇咳药　　　　　　　　　　　　B. 祛痰药　　　　　　　　C. 支气管扩张药

    D. 过敏介质阻释药　　　　　　　　E. 糖皮质激素类药

281. 心血管系统不良反应较少的平喘药是（　　　）

    A. 异丙托溴铵　　　　　　　　　　B. 克仑特罗　　　　　　　C. 沙丁胺醇

    D. 氨茶碱　　　　　　　　　　　　E. 异丙肾上腺素

282. 色甘酸钠的作用特点是（　　　）

    A. 直接松弛平滑肌　　　　　　　　B. 可用于哮喘急性发作

    C. 不能对抗过敏介质的作用　　　　D. 能抑制肥大细胞的脱颗粒作用

    E. 肥大细胞膜稳定作用无种属及器官选择性

283. 下列药物属于非成瘾性中枢镇咳药的是（　　　）

    A. 溴己新　　　　　　　　　　　　B. 右美沙芬　　　　　　　C. 喷托维林

    D. 苯佐那酯　　　　　　　　　　　E. 可待因

284. 关于糖皮质激素的平喘作用，下列哪些是正确的？（　　　）

    A. 主要用于支气管哮喘的预防　　　B. 平喘作用与抗炎和抗过敏作用有关

    C. 减少炎症介质的产生和反应　　　D. 收缩小血管，减少渗出

    E. 气雾吸入，避免了全身性不良反应

285. 关于色甘酸钠，下列叙述哪些正确？（　　　）

    A. 可预防I型变态反应所致哮喘　　B. 对运动或其他刺激所致哮喘无预防作用

    C. 可用于预防过敏性鼻炎的发作　　D. 可用于消化性溃疡

    E. 可用于溃疡性结肠炎的预防

286. β_2 受体激动剂平喘作用的特点是（　　　）

    A. 心血管系统的不良反应少　　　　B. 口服无效

    C. 剂量过大可引起手指震颤　　　　D. 均能皮下注射

    E. 可激动 α 受体

287. 关于镇咳药的作用机制，下列哪些是正确的？（　　　）

    A. 抑制咳嗽反射弧中的感受器　　　B. 抑制炎症介质的释放

    C. 抑制延脑咳嗽中枢　　　　　　　D. 对抗过敏介质的作用

    E. 抑制咳嗽反射弧中的传入神经纤维末梢

288. 氨茶碱安全范围小，静脉注射过快易导致（ ）

    A. 呼吸抑制   B. 血压骤降   C. 心律失常

    D. 支气管哮喘   E. 惊厥

289. 肾上腺素受体激动剂平喘的特点是（ ）

    A. 兴奋支气管平滑肌β_2受体   B. 长期应用使发作次数减少

    C. 不能预防过敏性哮喘的发作   D. 对炎症过程无影响

    E. 激活鸟苷酸环化酶，使cGMP增加

290. 关于平喘药的临床应用，下列正确的是（ ）

    A. 沙丁胺醇控释剂适用于夜间发作

    B. 异丙托溴铵吸入可有效预防夜间哮喘发作

    C. 麻黄碱可用于支气管哮喘急性发作

    D. 倍氯米松用于重症哮喘

    E. 严重慢性哮喘宜联合用药

291. 哮喘急性发作可以选用的药物及给药方式有（ ）

    A. 沙丁胺醇吸入   B. 肾上腺素皮下注射

    C. 氨茶碱静脉注射   D. 麻黄碱口服

    E. 异丙肾上腺素与异丙托溴铵联合吸入

292. 能用于治疗支气管哮喘的药物是（ ）

    A. 去甲肾上腺素   B. 肾上腺素   C. 钙拮抗药

    D. 多巴酚丁胺   E. 哌仑西平

293. 氨茶碱可用于（ ）

    A. 口服治疗慢性哮喘   B. 口服治疗心性或肾性水肿

    C. 静脉注射治疗哮喘急性发作   D. 治疗心源性哮喘

    E. 伴有冠心病的支气管哮喘

294. 作用于消化系统的药物包括（ ）

    A. 抗消化性溃疡药   B. 助消化药   C. 止吐药

    D. 泻药、止泻药   E. 利胆药

295. 抗酸药的抗消化性溃疡作用主要表现在（ ）

    A. 直接中和过多胃酸

    B. 解除胃酸对十二指肠黏膜的侵蚀和对溃疡面的刺激

    C. 降低胃蛋白酶分解胃壁蛋白的活性

    D. 抑制H^+-K^+-ATP酶活性

    E. 使黏液分泌减少

296. 抗晕动病呕吐可选用（ ）

    A. 东莨菪碱   B. 甲氧氯普胺   C. 氯丙嗪

    D. 昂丹司琼   E. 苯海拉明

297. 硫酸镁的药理作用有（ ）

    A. 导泻   B. 利胆   C. 抗惊厥

    D. 降压   E. 治疗强心苷中毒

298. 联合应用治疗幽门螺杆菌感染的药物有（　　　　）

    A. 阿莫西林　　　　　　　　　　B. 克拉霉素　　　　　　　C. 奥美拉唑

    D. 甲硝唑　　　　　　　　　　　E. 枸橼酸铋钾

299. 注射硫酸镁出现的药理作用是（　　　　）

    A. 导泻　　　　　　　　　　　　B. 利胆　　　　　　　　　C. 抗惊厥

    D. 降压　　　　　　　　　　　　E. 治疗强心苷中毒

300. 口服硫酸镁出现的药理作用是（　　　　）

    A. 导泻　　　　　　　　　　　　B. 利胆　　　　　　　　　C. 抗惊厥

    D. 降压　　　　　　　　　　　　E. 抗癫痫

301. 抗消化性溃疡药分类与代表药搭配正确的是（　　　　）

    A. 黏膜保护药—米索前列醇　　　　　B. 胃壁细胞H^+泵抑制剂—奥美拉唑

    C. 抗酸药—氢氧化铝　　　　　　　　D. 抗幽门螺杆菌药—庆大霉素

    E. H_2受体阻断剂—雷尼替丁

302. 会引起粪便变黑的药物是（　　　　）

    A. 奥美拉唑　　　　　　　　　　B. 硫糖铝　　　　　　　　C. 枸橼酸铋钾

    D. 胶体果胶铋　　　　　　　　　E. 硫酸镁

303. 以下具有抗幽门螺杆菌作用的药物是（　　　　）

    A. 奥美拉唑　　　　　　　　　　B. 硫糖铝　　　　　　　　C. 枸橼酸铋钾

    D. 胶体果胶铋　　　　　　　　　E. 碳酸氢钠

304. 以下属于奥美拉唑的作用的是（　　　　）

    A. 导泻　　　　　　　　　　　　B. 利胆　　　　　　　　　C. 抑制胃酸分泌

    D. 抗幽门螺杆菌　　　　　　　　E. 保护胃黏膜

305. 以下抗酸药中，能引起便秘的是（　　　　）

    A. 碳酸氢钠　　　　　　　　　　B. 碳酸钙　　　　　　　　C. 氢氧化镁

    D. 氢氧化铝　　　　　　　　　　E. 三硅酸镁

306. 用于消化性溃疡的药物包括（　　　　）

    A. 抗酸药　　　　　　　　　　　B. 抑制胃酸分泌药　　　　C. 胃黏膜保护药

    D. 抗幽门螺杆菌药　　　　　　　E. 止吐药

307. 属于抗酸药的是（　　　　）

    A. 碳酸氢钠　　　　　　　　　　B. 碳酸钙　　　　　　　　C. 氢氧化镁

    D. 氢氧化铝　　　　　　　　　　E. 三硅酸镁

308. 胃酸分泌抑制药包括（　　　　）

    A. H_2受体阻断药　　　　　　　B. M_1受体阻断药

    C. 胃泌素受体阻断药　　　　　　D. 质子泵抑制药　　　　　E. 导泻药

309. 属于胃黏膜保护药的是（　　　　）

    A. 硫糖铝　　　　　　　　　　　B. 西咪替丁　　　　　　　C. 枸橼酸铋钾

    D. 胶体果胶铋　　　　　　　　　E. 阿莫西林

310. 以下属于止吐药的是（　　　）

    A. 苯海拉明　　　　　　　　B. 东莨菪碱　　　　　　　　C. 甲氧氯普胺

    D. 昂旦司琼　　　　　　　　E. 奥美拉唑

311. 润滑性泻药包括（　　　）

    A. 硫酸镁　　　　　　　　　B. 酚酞　　　　　　　　　　C. 液体石蜡

    D. 硫酸钠　　　　　　　　　E. 甘油

312. 理想的抗酸药应具备下列哪些特点？（　　　）

    A. 作用迅速持久　　　　　　B. 口服易吸收　　　　　　　C. 不产气

    D. 不引起腹泻或便秘　　　　E. 对黏膜及溃疡面有保护收敛作用

313. 关于抗酸药的药理特点，下列叙述哪些正确？（　　　）

    A. 口服后中和胃酸，能降低胃内容物酸度

    B. 口服后降低胃蛋白酶的活性

    C. 餐后服药可缩短药物作用时间

    D. 能缓解溃疡疼痛，但不能促进溃疡面愈合

    E. 合理用药应在餐后1 h、3 h及临睡前各服1次

314. 氢氧化镁具有下列哪些特点？（　　　）

    A. 抗酸作用较强、较快　　　B. 有导泻作用

    C. 肾功能不良时可引起血镁过高　　D. 可与氢氧化铝组成复方制剂

    E. 可促进四环素类药物的吸收

315. 三硅酸镁具有下列哪些特点？（　　　）

    A. 抗酸作用较弱而慢，但持久　　B. 能引起便秘

    C. 可与氢氧化铝组成复方制剂　　D. 有导泻作用

    E. 在胃内生成胶状二氧化硅对溃疡面有保护作用

316. 氢氧化铝具有下列哪些特点？（　　　）

    A. 抗酸作用较强，但起效缓慢　　B. 可引起便秘

    C. 作用后产生氧化铝有收敛、止血作用

    D. 可与硫糖铝同用　　　　　E. 可影响四环素、地高辛、异烟肼等药物的吸收

317. 碳酸钙具有下列哪些特点？（　　　）

    A. 抗酸作用较强、慢而持久　　B. 可产生CO_2气体

    C. 进入小肠的Ca^{2+}可促进胃泌素分泌　　D. 可引起反跳性胃酸分泌增多

    E. 可用于严重胃溃疡患者

318. 碳酸氢钠具有下列哪些特点？（　　　）

    A. 抗酸作用强、快而短暂　　B. 可产生CO_2气体　　　　C. 可引起碱血症

    D. 主要用于治疗消化性溃疡　　E. 口服可碱化尿液，提高链霉素的抗菌效果

319. 关于西咪替丁，下列叙述哪些正确？（　　　）

    A. 竞争性拮抗H_2受体　　　B. 能明显抑制基础胃酸和夜间胃酸分泌

    C. 长期服用可引起阳痿、性欲消失　　D. 对胃溃疡疗效较十二指肠溃疡发挥快

    E. 能抑制肝药酶活性

320. 雷尼替丁具有下列哪些作用特点？（　　　）

　　A. 竞争性拮抗H_2受体　　　　　　　　B. 选择性阻断M_1受体

　　C. 抑制胃壁细胞H^+–K^+–ATP酶功能　　D. 抑制胃酸分泌，促进溃疡愈合

　　E. 作用较西咪替丁强

321. 关于M胆碱受体阻断药，下列叙述哪些正确？（　　　）

　　A. 可减少胃酸分泌、解除胃肠痉挛

　　B. 一般治疗剂量下，阿托品对胃酸分泌抑制作用较强

　　C. 哌仑西平是M_1胆碱受体阻断药

　　D. 哌仑西平对唾液腺、平滑肌、心房的M胆碱受体亲和力较高

　　E. 哌仑西平可用于平喘

322. 奥美拉唑的作用特点是（　　　）

　　A. 抑制H^+泵功能　　　　　　　　　B. 抑制基础胃酸分泌

　　C. 缓解溃疡疼痛　　　　　　　　　　D. 可降低幽门螺杆菌数量

　　E. 是一种高效抗消化性溃疡药

323. 治疗消化性溃疡可选用（　　　）

　　A. 三硅酸镁　　　　　　B. 硫酸镁　　　　　　C. 哌仑西平

　　D. 阿托品　　　　　　　E. 溴丙胺太林

324. 丙谷胺具有下列哪些特点？（　　　）

　　A. 化学结构与胃泌素相似　　　　B. 可竞争性拮抗胃泌素受体，减少胃酸分泌

　　C. 对胃黏膜有保护和促进愈合作用　　D. 可用于消化性溃疡

　　E. 可用于急性上消化道出血

325. 保护黏膜达到抗消化性溃疡目的的药物是（　　　）

　　A. 硫糖铝　　　　　　　B. 米索前列醇　　　　　C. 甲硝唑

　　D. 枸橼酸铋钾　　　　　E. 阿司匹林

326. 抗消化性溃疡药硫糖铝与枸橼酸铋钾的共同特点是（　　　）

　　A. 均为黏膜保护药　　　　　　　　B. 促进胃液分泌

　　C. 抗酸药可干扰两者作用　　　　　D. 均可抑制幽门螺杆菌　　　E. 均为抗酸药

327. 关于乳酶生的叙述，下列哪些是正确的？（　　　）

　　A. 为干燥酶制剂

　　B. 为干燥的死乳酸杆菌制剂

　　C. 可分解糖类、产生乳酸，使肠内酸性增高

　　D. 用于消化不良、腹胀及小儿消化不良性腹泻

　　E. 宜与抗菌药物合用，以提高疗效

328. 甲氧氯普胺的药理作用包括（　　　）

　　A. 阻断化学感受器触发区（CTZ）的D_2受体，发挥止吐作用

　　B. 阻断胃肠多巴胺受体，发挥其作为胃肠促动药的作用

　　C. 阻断5–HT_3受体，发挥止吐作用

　　D. 大剂量静脉注射或长期应用，可引起锥体外系反应

　　E. 大剂量可引起高泌乳素血症，引起男子乳房发育、溢乳等

329. 多潘立酮的特点是（　　）

    A. 阻断CTZ的D_2受体，发挥止吐作用

    B. 阻断胃肠多巴胺受体，发挥其作为胃肠促动药的作用

    C. 易透过血脑屏障，引起锥体外系反应

    D. 引起高泌乳素血症

    E. 无阻断5-HT_3受体作用

330. 昂丹司琼具有下列哪些特点？（　　）

    A. 选择性阻断中枢及迷走神经传人纤维5-HT_3受体

    B. 对肿瘤化疗引起的呕吐疗效不如甲氧氯普胺

    C. 与氯丙嗪相同可对抗阿扑吗啡的催吐作用

    D. 对晕动病引起的呕吐无效

    E. 阻断中枢多巴胺受体，发挥止吐作用

331. 对化疗、放疗引起的呕吐有效的药物为（　　）

    A. 氯丙嗪　　　　　　　　B. 甲氧氯普胺　　　　　　C. 昂丹司琼

    D. 奥美拉唑　　　　　　　E. 地芬诺酯

332. 容积性泻药硫酸镁宜慎用于（　　）

    A. 老人　　　　　　　　　B. 妊娠妇女　　　　　　　C. 月经期妇女

    D. 肾功能不良的患者　　　E. 阻塞性黄疸、慢性胆囊炎

333. 容积性泻药包括（　　）

    A. 乳果糖　　　　　　　　B. 氢氧化镁　　　　　　　C. 硫酸镁

    D. 食物纤维生素　　　　　E. 碳酸氢钠

334. 关于乳果糖的叙述，下列哪些是正确的？（　　）

    A. 在小肠内不被消化吸收

    B. 在结肠内被细菌代谢成乳酸，发生轻泻作用

    C. 降低结肠内容物的pH，使肠内产氨减少

    D. 可降低血氨

    E. 可能使肝性脑病恶化

335. 关于泻药的叙述，下列哪些是正确的？（　　）

    A. 临床主要用于功能性便秘

    B. 对习惯性便秘必须用盐类泻药治疗

    C. 如有中枢性呼吸抑制，排除肠内毒物应选用硫酸镁

    D. 老人、妊娠或月经期妇女不宜使用作用剧烈的泻药

    E. 对年老体弱者宜采用润滑性泻药

336. 具有止泻作用的药物是（　　）

    A. 吗啡　　　　　　　　　B. 哌替啶　　　　　　　　C. 洛哌丁胺

    D. 药用炭　　　　　　　　E. 鞣酸蛋白

337. 非细菌感染性腹泻可选用（　　）

    A. 阿片制剂　　　　　　　B. 地芬诺酯　　　　　　　C. 洛哌丁胺

    D. 药用炭　　　　　　　　E. 鞣酸蛋白和次碳酸铋

338. 具有利胆作用的药物包括（　　　）

  A. 硫酸镁   B. 硫酸钠   C. 乳果糖

  D. 去氢胆酸   E. 熊去氧胆酸

339. 关于抗酸药的应用，现多主张（　　　）

  A. 应用不含钙的复方制剂   B. 合用氢氧化铝和氢氧化镁

  C. 使用单一药物   D. 液体剂型优于片剂，片剂宜嚼碎后吞服

  E. 应在餐后1 h、3 h及临睡前各服1次，1 d共7次

340. 呋塞米的不良反应有（　　　）

  A. 低血钾   B. 听力减退   C. 高尿酸血症

  D. 低血钠   E. 低氯血症

341. 氢氯噻嗪的不良反应是（　　　）

  A. 水和电解质紊乱   B. 高尿酸血症   C. 血脂异常

  D. 钾潴留   E. 血糖升高

342. 留钾利尿药主要是（　　　）

  A. 呋塞米   B. 氢氯噻嗪   C. 螺内酯

  D. 氨苯蝶啶   E. 甘露醇

343. 会导致低血钾的利尿药是（　　　）

  A. 呋塞米   B. 氢氯噻嗪   C. 螺内酯

  D. 氨苯蝶啶   E. 甘露醇

344. 以下属于利尿药的是（　　　）

  A. 卡托普利   B. 呋塞米   C. 氢氯噻嗪

  D. 螺内酯   E. 甘露醇

345. 噻嗪类的临床应用有（　　　）

  A. 治疗高血压   B. 消除水肿   C. 治疗尿崩症

  D. 治疗特发性尿钙增多症   E. 治疗糖尿病

346. 关于高效利尿药的作用及作用机制，下列哪些是正确的？（　　　）

  A. 作用部位主要在髓袢升支粗段

  B. 特异性地与Cl^-竞争Na^+-K^+-$2Cl^-$共同转运系统的Cl^-结合部位

  C. 降低肾脏的浓缩功能和稀释功能

  D. 扩张肾血管，增加肾血流量

  E. 使PGE含量增加

347. 高效利尿药的不良反应有（　　　）

  A. 引起低镁血症和低钾血症 B. 引起高尿酸血症 C. 可引起耳毒性

  D. 大剂量可致低血容量   E. 偶可引起胃肠出血

348. 可竞争性抑制尿酸排泄的利尿药有（　　　）

  A. 呋塞米   B. 氢氯噻嗪   C. 氨苯蝶啶

  D. 螺内酯   E. 乙酰唑胺

349. 呋塞米可治疗下列哪些疾病？（　　　　）

　　A. 急性肺水肿　　　　　　　B. 急性心功能衰竭　　　　C. 尿崩症

　　D. 特发性尿钙增多症　　　　E. 各型水肿

350. 甘露醇的特点是（　　　　）

　　A. 口服只有导泻作用

　　B. 静脉注射给药，主要通过改变血浆渗透压发挥治疗作用

　　C. 静脉注射后，不易从毛细血管渗入组织

　　D. 在肾小管不被重吸收，可产生渗透性利尿作用

　　E. 在体内不易被代谢

351. 下列哪些药物可治疗青光眼？（　　　　）

　　A. 甘露醇　　　　　　　　　B. 山梨醇　　　　　　　　　C. 乙酰唑胺

　　D. 毛果芸香碱　　　　　　　E. 毒扁豆碱

352. 下列哪些药物可引起低氯血症？（　　　　）

　　A. 噻嗪类　　　　　　　　　B. 高效利尿药　　　　　　　C. 螺内酯

　　D. 乙酰唑胺　　　　　　　　E. 阿米洛利

353. 缩宫素应禁用于以下哪些情况？（　　　　）

　　A. 头盆不称　　　　　　　　B. 产道异常

　　C. 完全性前置胎盘　　　　　D. 胎位不正

　　E. 有剖宫产史的产妇催产

354. 缩宫素对子宫平滑肌的作用特点是（　　　　）

　　A. 直接兴奋子宫平滑肌，加强其收缩

　　B. 小剂量引起子宫底节律性收缩、子宫颈松弛

　　C. 大剂量引起子宫平滑肌强直性收缩

　　D. 与子宫平滑肌上的缩宫素受体而发挥作用

　　E. 与体内性激素水平无关

355. 以下属于子宫平滑肌兴奋药的是（　　　　）

　　A. 缩宫素　　　　　　　　　B. 垂体后叶素　　　　　　　C. 麦角新碱

　　D. 地诺前列酮　　　　　　　E. 硫酸镁

356. 应用麦角制剂时应注意（　　　　）

　　A. 麦角流浸膏慎用于肝病患者　　　B. 麦角新碱慎用于妊娠高血压综合症产妇产后应用

　　C. 麦角制剂禁用于催产和引产　　　D. 麦角制剂禁用于冠心病患者

　　E. 麦角流浸膏慎用于外周血管痉挛性疾病患者

357. 关于子宫平滑肌兴奋药的禁忌证，下列叙述哪些正确？（　　　　）

　　A. 缩宫素禁用于血管硬化和冠状动脉疾病患者

　　B. 缩宫素禁用于多次妊娠的经产妇或有剖腹产史者

　　C. 肺结核咯血伴冠心病者禁用垂体后叶素止血

　　D. 麦角制剂禁用于催产和引产

　　E. 麦角制剂禁用于血管硬化和冠状动脉疾病患者

358. 垂体后叶素的药理作用特点是（　　　）

    A. 垂体后叶素制剂内含缩宫素和加压素

    B. 对子宫平滑肌的选择性不高

    C. 所含加压素可增加肾集合管对水分的重吸收

    D. 在肺出血时可用来收缩小静脉而止血

    E. 有升高血压作用

359. 前列腺素对生殖系统的作用包括（　　　）

    A. 对各期妊娠子宫均有兴奋作用　　　　B. 可用于足月引产

    C. 可用于防治早产　　　　D. 与生殖系统有关的前列腺素有PGE_2、PGI_2等

    E. 临床已试用为催经抗早孕药物

360. 维生素K可用于（　　　）

    A. 梗阻性黄疸　　　　B. 新生儿出血

    C. 双香豆素类过量所致出血　　　　D. 肝素过量所致出血

    E. 胆瘘患者

361. 维生素K具有下列哪项不良反应？（　　　）

    A. 快速静脉注射维生素K时可致血压下降

    B. 诱发新生儿高胆红素血症　　　　C. 诱发新生儿黄疸

    D. 诱发溶血性贫血　　　　E. 大剂量可导致血栓形成

362. 肝素口服不被吸收是因为（　　　）

    A. 分子量大　　　　B. 分子中带有大量的阳电荷

    C. 分子中带有大量的阴电荷　　　　D. 极性大

    E. 易被胃酸破坏

363. 下列哪些情况禁用肝素？（　　　）

    A. 过敏者　　　　B. 出血体质　　　　C. 严重高血压

    D. 消化性溃疡　　　　E. 先兆流产

364. 过量或长期应用可引起出血的药物有（　　　）

    A. 肝素　　　　B. 华法林

    C. 低、小分子右旋糖酐　　　　D. 链激酶　　　　E. 氨甲环酸

365. 口服下列哪种物质不利于铁剂的吸收？（　　　）

    A. 维生素C　　　　B. 牛奶　　　　C. 茶

    D. 四环素　　　　E. 氢氧化铝

366. 右旋糖酐的特点是（　　　）

    A. 分子量大　　　　B. 不溶于水

    C. 抑制血小板聚集　　　　D. 可用于防治休克后期的DIC

    E. 有渗透性利尿作用

367. 治疗缺铁性贫血的药物是（　　　）

    A. 硫酸亚铁　　　　B. 枸橼酸铁铵　　　　C. 右旋糖酐铁

    D. 叶酸　　　　E. 维生素B_{12}

368. 维生素 B_{12} 可用于治疗（　　）

　　A. 巨幼红细胞性贫血　　　　　　B. 缺铁性贫血

　　C. 再生障碍性贫血　　　　　　　D. 注射可治疗恶性贫血

　　E. 神经系统疾病辅助治疗

369. 能抑制血小板功能的药物有（　　）

　　A. 阿司匹林　　　　　　B. 双嘧达莫　　　　　　C. 前列环素

　　D. 噻氯匹啶　　　　　　E. 醋硝香豆素

370. 可用于防治急性心肌梗死的药物有（　　）

　　A. 肝素　　　　　　　　B. 醋硝香豆素　　　　　C. 维生素K

　　D. 噻氯匹啶　　　　　　E. 链激酶

371. 可导致维生素K缺乏的因素有（　　）

　　A. 新生儿　　　　　　　　　　　B. 长期使用香豆素类药物

　　C. 长期服用广谱抗生素　　　　　D. 长期慢性腹泻　　　　E. 梗阻性黄疸

372. 下列哪些因素可促进铁剂的吸收？（　　）

　　A. 维生素C　　　　　　B. 抗酸药　　　　　　　C. 食物中的果糖

　　D. 四环素　　　　　　　E. 半胱氨酸

373. 右旋糖酐的药理作用有（　　）

　　A. 扩充血容量　　　　　B. 防止血栓形成　　　　C. 改善微循环

　　D. 渗透性利尿　　　　　E. 收缩血管

374. 肝素的抗凝作用与下列哪些因素有关？（　　）

　　A. 药物的脂溶性　　　　　　　　B. 分子中大量的负电荷

　　C. 分子中大量的正电荷　　　　　D. 肝素分子长度　　　　E. 抗凝血酶Ⅲ

375. 肝素的临床应用有（　　）

　　A. 脑栓塞　　　　　　　B. 心肌梗死　　　　　　C. DIC晚期

　　D. 体外抗凝　　　　　　E. 血小板减少性紫癜

376. 在体外具有抗凝作用的药物有（　　）

　　A. 肝素　　　　　　　　B. 华法林　　　　　　　C. 枸橼酸钠

　　D. 尿激酶　　　　　　　E. 噻氯匹啶

377. 下列抗凝血药过量引起出血与解救药搭配正确的是（　　）

　　A. 肝素—鱼精蛋白　　　　　　　B. 华法林—维生素K

　　C. 枸橼酸钠—钙剂　　　　　　　D. 链激酶—氨甲苯酸

　　E. 噻氯匹啶—垂体后叶素

378. H_1 受体阻断药的作用有（　　）

　　A. 抗过敏　　　　　　　B. 抗胆碱　　　　　　　C. 中枢抑制

　　D. 抑制胃酸分泌　　　　E. 局部麻醉

379. H_1 受体阻断药可用于（　　）

　　A. 荨麻疹　　　　　　　B. 枯草热　　　　　　　C. 十二指肠溃疡

　　D. 妊娠呕吐　　　　　　E. 失眠

380. 下列哪些药物不会产生镇静、嗜睡的副作用？（　　　）
　　A. 阿伐斯汀　　　　　　　　　B. 异丙嗪　　　　　　　　C. 阿司咪唑
　　D. 氯苯那敏　　　　　　　　　E. 氯雷他定

381. 下列哪些药物为H_2受体阻断药？（　　　）
　　A. 阿伐斯汀　　　　　　　　　B. 法莫替丁　　　　　　　C. 西咪替丁
　　D. 雷尼替丁　　　　　　　　　E. 尼扎替丁

382. H_2受体阻断药的作用有（　　　）
　　A. 抑制基础胃酸分泌　　　　　　　　B. 抑制组胺引起的胃酸分泌
　　C. 部分对抗组胺引起的血管扩张　　　D. 阻断组胺引起的支气管、胃肠平滑肌收缩
　　E. 抑制胃泌素引起的胃酸分泌

383. 可治疗过敏性疾病引起的失眠的H_1受体阻断药是（　　　）
　　A. 苯海拉明　　　　　　　　　B. 氯雷他定　　　　　　　C. 阿司咪唑
　　D. 异丙嗪　　　　　　　　　　E. 氯苯那敏

四、简答题

284. 抗消化性溃疡药分为哪几类？每类写出一个代表药。

285. 试比较缩宫素与麦角新碱的临床用途。

286. 试述缩宫素的药理作用、临床应用及禁忌证。

五、案例分析题

胡某，男，20岁，既往有哮喘病史，今晨到一新装修的房间后，出现哮喘急性发作，遂到医院就诊。

请分析：

287. 给倍氯米松气雾吸入控制病情可以吗？为什么？

288. 应选用何种药物控制哮喘急性发作？

项目六　内分泌系统药物

一、单选题

1. 经体内转化后才有效的糖皮质激素是（　　　）

　A. 泼尼松　　　　　　　B. 氢化可的松　　　　　C. 地塞米松

　D. 倍他米松　　　　　　E. 曲安西龙

2. 严重肝病时不宜用（　　　）

　A. 氢化可的松　　　　　B. 泼尼松　　　　　　　C. 泼尼松龙

　D. 地塞米松　　　　　　E. 倍他米松

3. 下列不属于糖皮质激素的药理作用的是（　　　）

　A. 抗炎作用　　　　　　B. 免疫抑制　　　　　　C. 抗菌作用

　D. 抗毒作用　　　　　　E. 兴奋中枢作用

4. 糖皮质激素对蛋白质代谢的影响是导致（　　　）

　A. 骨质疏松　　　　　　B. 肌肉萎缩　　　　　　C. 向心性肥胖

　D. 血钾增高　　　　　　E. 满月脸

5. 糖皮质激素对血液造血系统的作用是（　　　）

　A. 刺激骨髓造血机能　　　　　B. 使红细胞与血红蛋白减少

　C. 使中性粒细胞减少　　　　　D. 使血小板减少

　E. 使淋巴细胞增加

6. 糖皮质激素抗炎作用的基本机制是（　　　）

　A. 减轻渗出、水肿、毛细血管扩张等炎症反应

　B. 抑制毛细血管和纤维母细胞的增生

　C. 稳定溶酶体膜，增加蛋白水解酶释放

　D. 减少肥大细胞颗粒的稳定性

　E. 影响了一些参与炎症的基因转录

7. 抗炎作用最强的糖皮质激素是（　　　）

　A. 可的松　　　　　　　B. 氢化可的松　　　　　C. 氟氢可的松

　D. 倍他米松　　　　　　E. 泼尼松

8. 糖皮质激素诱发和加重感染的主要原因是（　　　）

　A. 患者对激素不敏感　　　　　B. 激素用量不足

　C. 激素能直接促进病原微生物繁殖　　　D. 激素抑制免疫反应，降低机体抵抗力

　E. 使用激素时未能应用有效抗菌药物

9. 关于糖皮质激素的临床应用，哪一项是错误的？（　　　）

    A. 中毒性肺炎　　　　　　　　B. 心包炎　　　　　　　　C. 虹膜炎

    D. 角膜溃疡　　　　　　　　　E. 感染性休克

10. 氢化可的松临床应用不包括（　　　）

    A. 肾上腺皮质功能不全　　　　B. 感染性休克

    C. 自身免疫性疾病　　　　　　D. 严重高血压

    E. 严重感染性疾病

11. 氢化可的松可用于（　　　）

    A. 慢性肾上腺皮质功能减退症　　B. 精神分裂症　　　　　C. 骨折

    D. 霉菌感染　　　　　　　　　E. 严重高血压

12. 糖皮质激素的抗毒机制是（　　　）

    A. 直接中和细菌外毒素　　　　B. 直接中和细菌内毒素

    C. 提高机体对内毒素耐受力　　D. 抑制细菌内毒素的产生

    E. 拮抗心肌抑制因子的作用

13. 糖皮质激素类药物作用有（　　　）

    A. 中和内毒素　　　　　　　　B. 减轻毛细血管扩张

    C. 提高机体免疫功能　　　　　D. 促进肉芽组织增生　　　E. 排钠利尿

14. 长疗程应用糖皮质激素时采用隔日清晨一次给药是为了避免或减轻（　　　）

    A. 诱发溃疡　　　　　　　　　B. 停药症状

    C. 反馈性抑制垂体–肾上腺皮质功能　　D. 诱发感染　　　　　E. 反跳现象

15. 长期或大剂量使用糖皮质激素可引起（　　　）

    A. 胃酸分泌减少　　　　　　　B. 血糖降低　　　　　　　C. 促进骨骼发育

    D. 向心性肥胖　　　　　　　　E. 防止消化性溃疡形成

16. 下列哪项描述不正确？（　　　）

    A. 严重感染时使用糖皮质激素必须使用足量有效的抗生素

    B. 糖皮质激素可中和内毒素，提高机体对内毒素的耐受性

    C. 糖皮质激素可减轻炎症早期毛细血管的扩张

    D. 糖皮质激素可刺激骨髓，使红细胞、血小板增多

    E. 糖皮质激素可使血淋巴细胞减少

17. 不属于糖皮质激素类药物的不良反应是（　　　）

    A. 诱发高血压　　　　　　　　B. 耳毒性和肾毒性

    C. 诱发或加重感染　　　　　　D. 动脉粥样硬化　　　　　E. 中枢兴奋

18. 长期使用糖皮质激素后突然停药可导致（　　　）

    A. 类肾上腺皮质功能亢进　　　B. 肾上腺皮质萎缩和机能不全

    C. 诱发消化性溃疡　　　　　　D. 骨质疏松　　　　　　　E. 诱发感染

19. 关于糖皮质激素诱发消化系统并发症的机制，下列论述哪一点是错误的？（　　　）

    A. 抑制胃黏液分泌　　　　　　B. 刺激胃酸分泌

    C. 刺激胃蛋白酶分泌　　　　　D. 降低胃肠黏膜抵抗力

    E. 直接损伤胃肠黏膜组织

20. 糖皮质激素类药物长期使用可（　　　）

　　A. 潴钠排钾　　　　　　　　B. 降低血糖　　　　　　　　C. 降低胆固醇水平

　　D. 升高血钙水平　　　　　　E. 降低血压

21. 治疗剂量时几乎没有保钠排钾作用的糖皮质激素是（　　　）

　　A. 氢化可的松　　　　　　　B. 泼尼松　　　　　　　　　C. 可的松

　　D. 地塞米松　　　　　　　　E. 泼尼松龙

22. 下列哪种疾病禁用糖皮质激素类药物？（　　　）

　　A. 感染性休克　　　　　　　B. 中毒性菌痢　　　　　　　C. 带状疱疹

　　D. 再生障碍性贫血　　　　　E. 肾病综合征

23. 下列哪种患者禁用糖皮质激素？（　　　）

　　A. 严重哮喘兼有轻度高血压　　B. 轻度糖尿病兼有眼部炎症

　　C. 患水痘时发高热　　　　　　D. 结核性胸膜炎兼有慢性支气管炎

　　E. 过敏性皮炎兼有局部感染

24. 中毒性菌痢合用糖皮质激素的目的是（　　　）

　　A. 减轻腹泻　　　　　　　　　B. 减轻腹痛

　　C. 提高机体对内毒素的耐受　　D. 中和内毒素

　　E. 提高抗生素的抗菌作用

25. 治疗肾病综合征主要是由于糖皮质激素具有（　　　）

　　A. 抗炎作用　　　　　　　　B. 免疫抑制作用　　　　　　C. 抗休克作用

　　D. 抗毒作用　　　　　　　　E. 抗过敏作用

26. 不宜选用糖皮质激素治疗的疾病是（　　　）

　　A. 中毒性菌痢　　　　　　　B. 流行性脑膜炎　　　　　　C. 猩红热

　　D. 病毒性感染　　　　　　　E. 败血症

27. 糖皮质激素的四抗作用包括（　　　）

　　A. 抗细菌　　　　　　　　　B. 抗病毒　　　　　　　　　C. 抗高血压

　　D. 抗外毒素　　　　　　　　E. 抗免疫

28. 糖皮质激素和抗生素合用治疗严重感染的目的是（　　　）

　　A. 增强机体对疾病的防御能力　B. 增强抗菌药物的抗菌活性

　　C. 增强机体应激性　　　　　　D. 抗炎、抗毒、抗休克，缓解严重症状

　　E. 拮抗抗生素的副作用

29. 感染中毒性休克使用糖皮质激素治疗时，应采用（　　　）

　　A. 大剂量肌内注射　　　　　　B. 小剂量反复静脉点滴给药

　　C. 大剂量突击静脉给药　　　　D. 一次负荷量肌内注射给药，然后静脉点滴维持给药

　　E. 小剂量快速静脉注射

30. 长期使用糖皮质激素其饮食为（　　　）

　　A. 低钠、低糖、低蛋白　　　B. 低钠、高糖、低蛋白　　　C. 低钠、高糖、高蛋白

　　D. 低钠、低糖、高蛋白　　　E. 低钙、低糖、高蛋白

31. 糖皮质激素用于严重感染是因为（　　　）

A. 抗菌作用　　　　　　　　　　　B. 抗病毒作用

C. 提高机体应激能力　　　　　　　D. 缓解症状，度过危险期

E. 提高机体免疫能力

32. 糖皮质激素用于严重感染时必须（　　　）

A. 逐渐加大剂量　　　　　　　　　B. 加用促皮质激素

C. 与有效、足量的抗菌药合用　　　D. 用药至症状改善一周后以巩固疗效

E. 合用肾上腺素

33. 糖皮质激素的适应证不包括（　　　）

A. 严重感染　　　　　　　　　　　B. 过敏性疾病

C. 高血压糖尿病　　　　　　　　　D. 自身免疫性疾病

E. 治疗炎症并预防其后遗症

34. 糖皮质激素使用禁忌不包括（　　　）

A. 角膜炎、虹膜炎　　　　　　　　B. 创伤或手术恢复期

C. 严重高血压、糖尿病　　　　　　D. 妊娠初期和产褥期

E. 活动性消化性溃疡

35. 某患者，突发高热、呕吐、惊厥，数小时后出现面色苍白、四肢厥冷、脉搏细数、血压下降至休克水平。经实验室检查诊断为暴发型流脑所致感染中毒性休克，应采取的抗休克药物为（　　　）

A. 阿托品　　　　　　　B. 酚妥拉明　　　　　　C. 右旋糖酐

D. 糖皮质激素　　　　　E. 肾上腺素

36. 长期服用糖皮质激素不产生下列哪种副作用？（　　　）

A. 肾上腺皮质萎缩　　　　　　　　B. 高血钾

C. 溃疡或出血穿孔　　　　　　　　D. 满月脸

E. 糖尿病倾向

37. 小剂量碘主要用于（　　　）

A. 呆小病　　　　　　　　　　　　B. 黏液性水肿

C. 单纯性甲状腺肿　　　　　　　　D. 抑制甲状腺素的释放

E. 甲状腺功能检查

38. 黏液性水肿宜用（　　　）

A. 氢氯噻嗪　　　　　　B. 甲状腺激素　　　　　C. 甲巯咪唑

D. 氨苯蝶啶　　　　　　E. 小剂量碘剂

39. 甲状腺激素可用于治疗（　　　）

A. 甲状腺机能亢进症　　B. 呆小病、黏液性水肿　C. 甲状腺危象

D. 甲亢术前准备　　　　E. 以上都是

40. 硫脲类药物用于（　　　）

A. 糖尿病　　　　　　　B. 精神病　　　　　　　C. 高血压

D. 甲状腺机能亢进症　　E. 哮喘

41. 硫脲类药物严重的不良反应是（　　　　）

    A. 白细胞减少（粒细胞缺乏症）　　　　B. 药物热、药疹　　　　C. 甲状腺肿大

    D. 突眼加重　　　　E. 肝毒性

42. 甲状腺功能亢进症的内科治疗宜选用（　　　　）

    A. 小剂量碘剂　　　　B. 大剂量碘剂　　　　C. 甲状腺素

    D. 甲巯咪唑　　　　E. 格列齐特

43. 不属于甲状腺激素应用的是（　　　　）

    A. 呆小病　　　　B. 黏液性水肿

    C. 单纯性甲状腺肿　　　　D. 维持正常生长发育

    E. 甲状腺功能亢进症

44. 幼儿甲状腺素不足易患（　　　　）

    A. 侏儒症　　　　B. 呆小病　　　　C. 黏液性水肿

    D. 单纯性甲状腺肿　　　　E. 肢端肥大症

45. 能加重甲状腺机能亢进症的抗甲状腺药是（　　　　）

    A. 卡比马唑　　　　B. 普萘洛尔　　　　C. 甲巯咪唑

    D. 甲硫氧嘧啶　　　　E. 大剂量碘化钾

46. 甲亢术前准备的正确给药方法是（　　　　）

    A. 只给硫脲类　　　　B. 只给碘化物

    C. 先给碘化物，术前两周再给硫脲类　　　　D. 先给硫脲类，术前两周再给碘化物

    E. 同时给予碘化物和硫脲类

47. 硫脲类抗甲状腺药的主要药理作用是（　　　　）

    A. 影响碘的摄取　　　　B. 抑制甲状腺素的合成

    C. 干扰甲状腺素的作用　　　　D. 促进甲状腺素的释放

    E. 干扰促甲状腺素的分泌

48. 硫脲类药物的不良反应不包括（　　　　）

    A. 过敏反应　　　　B. 咽痛、发热

    C. 粒细胞减少　　　　D. 诱发甲状腺机能亢进症

    E. 瘙痒、药疹

49. 指出抗甲状腺药甲巯咪唑（他巴唑）的作用机制（　　　　）

    A. 直接拮抗已合成的甲状腺素

    B. 抑制甲状腺腺泡内过氧化物酶，妨碍甲状腺激素合成

    C. 使促甲状腺激素释放减少

    D. 抑制甲状腺细胞增生

    E. 使甲状腺细胞摄碘减少

50. 通过抑制甲状腺球蛋白水解酶而减少甲状腺激素分泌的药物是（　　　　）

    A. 甲硫氧嘧啶　　　　B. 卡比马唑（甲亢平）　　　　C. 碘化钾

    D. ^{131}I　　　　E. 甲巯咪唑

51. 用于甲状腺手术前准备，可使腺体缩小、变韧、血管减少而利于手术的药物是（　　　）

    A. 甲硫氧嘧啶　　　　　　　　　　B. 甲巯咪唑　　　　　　　　　　C. ^{131}I

    D. 碘化物　　　　　　　　　　　　E. 卡比马唑

52. 下列哪一种情况慎用碘剂？（　　　）

    A. 甲亢术前准备　　　　　　　　　B. 甲状腺危象

    C. 单纯性甲状腺肿　　　　　　　　D. 孕妇及乳母　　　　　　　E. 粒细胞缺乏

53. 甲硫氧嘧啶的作用机制是（　　　）

    A. 抑制甲状腺对碘的摄取　　　　　B. 抑制甲状腺激素的生物合成

    C. 抑制甲状腺激素的释放　　　　　D. 抑制促甲状腺激素（TSH）分泌

    E. 促进甲状腺球蛋白水解

54. 能抑制T_4转化为T_3的抗甲状腺药物是（　　　）

    A. 甲硫氧嘧啶　　　　　　　　　　B. 丙硫氧嘧啶　　　　　　　　　C. 甲巯咪唑

    D. 卡比马唑　　　　　　　　　　　E. 碘化钾

55. 下列以白细胞减少为主要副作用的药物是（　　　）

    A. 甲状腺激素　　　　　　　　　　B. 胰岛素　　　　　　　　　　　C. 碘制剂

    D. 糖皮质激素　　　　　　　　　　E. 硫脲类

56. 有关硫脲类抗甲状腺药的叙述，错误的是（　　　）

    A. 硫脲类是最常用的抗甲状腺药　　B. 可用于甲状腺术前准备

    C. 主要代表药为甲硫氧嘧啶　　　　D. 可用于甲状腺机能亢进症的放射性治疗

    E. 可用于甲状腺危象的辅助治疗

57. 甲亢术前准备可选用（　　　）

    A. 小剂量碘制剂　　　　　　　　　B. 硫脲类药物　　　　　　　　　C. 大剂量碘制剂

    D. 硫脲类药物+小剂量碘制剂　　　E. 硫脲类药物+大剂量碘制剂

58. 硫脲类药物的不良反应不包括（　　　）

    A. 过敏反应　　　　　　　　　　　B. 咽痛　　　　　　　　　　　　C. 发热

    D. 粒细胞缺乏症　　　　　　　　　E. 诱发甲状腺机能亢进症

59. 硫脲类的抗甲状腺作用是由于（　　　）

    A. 抑制甲状腺对碘的摄取　　　　　B. 抑制垂体前叶促甲状腺素的分泌

    C. 加速甲状腺素的破坏　　　　　　D. 抑制碘离子的氧化与碘化酪氨酸的缩合

    E. 抑制甲状腺球蛋白的水解

60. 合并有妊娠分娩的糖尿病患者宜选用（　　　）

    A. 胰岛素　　　　　　　　　　　　B. 甲磺丁脲　　　　　　　　　　C. 格列本脲

    D. 苯乙双胍　　　　　　　　　　　E. 小剂量碘剂

61. 胰岛素的最常用给药途径是（　　　）

    A. 口服　　　　　　　　　　　　　B. 静脉注射　　　　　　　　　　C. 肌内注射

    D. 皮下注射　　　　　　　　　　　E. 舌下

62. 合并重度感染的糖尿病患者应使用（　　　）

    A. 胰岛素　　　　　　　　　　　　B. 那格列奈　　　　　　　　　　C. 二甲双胍

    D. 阿卡波糖　　　　　　　　　　　E. 甲磺丁脲

63. 可用于尿崩症的降血糖药是（　　　）

    A. 格列喹酮　　　　　　　　　B. 甲磺丁脲　　　　　　　　　C. 格列齐特

    D. 氯磺丙脲　　　　　　　　　E. 格列吡嗪

64. 糖尿病性昏迷者宜选用下列哪一药物？（　　　）

    A. 50%葡萄糖　　　　　　　　B. 普通胰岛素　　　　　　　　C. 精蛋白锌胰岛素

    D. 甲磺丁脲　　　　　　　　　E. 苯乙双胍

65. 接受治疗的1型糖尿病患者突然出汗、心跳加快、焦虑等可能是由于（　　　）

    A. 过敏反应　　　　　　　　　B. 低血糖反应　　　　　　　　C. 胰岛素急性耐受

    D. 胰岛素慢性耐受　　　　　　E. 血压升高

66. 不促进胰岛素释放，不加重肥胖的降糖药物为（　　　）

    A. 二甲双胍　　　　　　　　　B. 苯磺丁脲　　　　　　　　　C. 格列本脲

    D. 格列吡嗪　　　　　　　　　E. 氯磺丙脲

67. 以下不属于胰岛素不良反应的是（　　　）

    A. 低血糖　　　　　　　　　　B. 高钾血症　　　　　　　　　C. 脂肪萎缩与肥厚

    D. 胰岛素抵抗　　　　　　　　E. 变态反应

68. 胰岛素对代谢的作用叙述错误的是（　　　）

    A. 减少酮体生成　　　　　　　B. 抑制脂肪的合成　　　　　　C. 抑制糖原分解

    D. 促进糖原合成　　　　　　　E. 促进蛋白质合成

69. 磺酰脲类降血糖作用说法正确的是（　　　）

    A. 可增加肌肉组织对血糖的利用

    B. 增加组织对胰岛素的敏感性

    C. 抑制糖原的分解和糖异生

    D. 对胰岛功能完全丧失者也有效

    E. 直接刺激胰岛β细胞释放胰岛素，使内源性胰岛素增加

70. 磺酰脲类药物的不良反应不包括（　　　）

    A. 低血糖　　　　　　　　　　B. 过敏　　　　　　　　　　　C. 肝功能损害

    D. 粒细胞计数减少　　　　　　E. 高钠血症

71. 主要用于轻症2型糖尿病，尤其适用肥胖者的药物是（　　　）

    A. 阿卡波糖　　　　　　　　　B. 格列本脲　　　　　　　　　C. 格列齐特

    D. 二甲双胍　　　　　　　　　E. 格列吡嗪

72. 下列药物具有高乳酸血症和口内金属味等不良反应的是（　　　）

    A. 瑞格列奈　　　　　　　　　B. 罗格列酮　　　　　　　　　C. 正规胰岛素

    D. 那格列奈　　　　　　　　　E. 二甲双胍

73. 双胍类降血糖作用机制是（　　　）

    A. 抑制胰高血糖素的分泌　　　B. 刺激胰岛β细胞

    C. 增强胰岛素的作用　　　　　D. 促进葡萄糖的排泄

    E. 增加葡萄糖的外周利用

74. 阿卡波糖的降糖作用机制是（　　　）

    A. 增加胰岛素的信号传递　　　　　　　B. 抑制胰高血糖素分泌

    C. 刺激胰岛β细胞释放胰岛素　　　　　D. 促进组织对葡萄糖的摄取和利用

    E. 抑制 α-葡萄糖苷酶，抑制低聚糖分解，减少小肠中淀粉等的吸收

75. 单纯餐后血糖升高的首选治疗药是（　　　）

    A. 格列本脲　　　　　　　　　B. 格列齐特　　　　　　　C. 二甲双胍

    D. 阿卡波糖　　　　　　　　　E. 罗格列酮

76. 下列胰岛素制剂对应作用时间，哪个是正确的？（　　　）

    A. 正规胰岛素是短效的　　　　　　　　B. 精蛋白锌胰岛素是长效的

    C. 低精蛋白锌胰岛素是中效的　　　　　D. 珠蛋白锌胰岛素是中效的

    E. 以上都正确

77. 可造成高乳酸血症的降血糖药是（　　　）

    A. 胰岛素　　　　　　　　　　B. 氯磺丙脲

    C. 甲磺丁脲　　　　　　　　　D. 格列本脲

    E. 苯乙福明（苯乙双胍）

78. 大剂量可引起畸胎，孕妇忌用的药物是（　　　）

    A. 甲福明（二甲双胍）　　　　B. 精蛋白锌胰岛素　　　　C. 阿卡波糖

    D. 氯磺丙脲　　　　　　　　　E. 苯乙双胍

79. 有严重肝病的糖尿病患者禁用的降血糖药是（　　　）

    A. 正规胰岛素　　　　　　　　B. 阿卡波糖　　　　　　　C. 氯磺丙脲

    D. 甲磺丁脲　　　　　　　　　E. 珠蛋白锌胰岛素

80. 下列引起胰岛素急性耐受的诱因中，哪一项是错误的？（　　　）

    A. 严重创伤　　　　　　　　　B. 酮症酸中毒　　　　　　C. 并发感染

    D. 手术　　　　　　　　　　　E. 以上都不是

81. 下述哪一种糖尿病不须首选胰岛素治疗？（　　　）

    A. 合并严重感染的中度糖尿病　　　　　B. 需作手术的糖尿病

    C. 轻度及中度糖尿病　　　　　　　　　D. 妊娠期糖尿病

    E. 幼年重度糖尿病

82. 关于胰岛素的描述哪一项是错误的？（　　　）

    A. 在中性溶液中稳定　　　　　　　　　B. 在微酸环境中稳定

    C. 必须冷冻保存　　　　　　　　　　　D. 在4℃条件下保存

    E. 在碱性条件下不稳定

83. 卵巢功能不全可选用（　　　）

    A. 炔诺酮　　　　　　　　　　B. 雌二醇　　　　　　　　C. 西地那非

    D. 米非司酮　　　　　　　　　E. 泼尼松龙

84. 天然的雌激素是（　　　）

    A. 雌二醇　　　　　　　　　　B. 戊酸雌二醇　　　　　　C. 炔雌醚

    D. 黄体酮　　　　　　　　　　E. 己烯雌酚

85. 雌激素在临床不用于（　　　　）

    A. 避孕　　　　　　　　　B. 围绝经期综合征　　　　　C. 功能性子宫出血

    D. 老年骨质疏松　　　　　E. 痛经和子宫内膜异位症

86. 下列药物中，能促进小肠对维生素D吸收的药物是（　　　　）

    A. 矿物油　　　　　　　　B. 雌激素　　　　　　　　　C. 硫糖铝

    D. 考来烯胺　　　　　　　E. 考来替泊

87. 患者，女，28岁，怀孕6周后突然阴道出血，经检查诊断为先兆流产，治疗药物应选
（　　　　）

    A. 黄体酮　　　　　　　　B. 雌二醇　　　　　　　　　C. 雌酮

    D. 睾酮　　　　　　　　　E. 米非司酮

88. 主要作用机制为抑制排卵的短效口服避孕药是（　　　　）

    A. 苯丙酸诺龙　　　　　　B. 丙酸睾丸素　　　　　　　C. 复方炔诺酮

    D. 炔诺酮　　　　　　　　E. 炔雌醇

89. 复方炔诺酮片的主要避孕作用机制是（　　　　）

    A. 通过反馈机制，抑制排卵

    B. 抑制子宫内膜正常增殖，不利于受精卵着床

    C. 使宫颈黏液变稠，精子不易进入宫腔

    D. 抑制子宫和输卵管活动，改变受精卵运行速度

    E. 抑制卵巢黄体分泌激素

二、配伍题

题干：90~92

    A. 地塞米松　　　　　　　B. 泼尼松　　　　　　　　　C. 氢化可的松

    D. 促皮质素　　　　　　　E. 泼尼松龙

90. 短效的糖皮质激素：（　　　　）

91. 长效的糖皮质激素：（　　　　）

92. 经体内转化后方有活性的糖皮质激素：（　　　　）

题干：93~95

    A. 抑制器官移植急性排斥危象　　B. 湿疹　　　　　　　　　C. 变态反应性疾病

    D. 肾病综合征　　　　　　E. 急慢性肾上腺皮质功能不全

93. 大剂量糖皮质激素冲击疗法用于（　　　　）

94. 糖皮质激素隔日疗法用于（　　　　）

95. 小剂量替代疗法用于（　　　　）

题干：96~99

    A. 血管神经性水肿　　　　B. 诱发心绞痛　　　　　　　C. 甲状腺功能低下

    D. 肾功能衰竭　　　　　　E. 粒细胞缺乏症

96. 甲状腺激素过量可导致（　　　　）

97. 碘化物的主要不良反应是（　　　　）

98. 硫脲类抗甲状腺药的严重不良反应是（　　　　）

99. 放射性^{131}I的主要不良反应是（   ）

题干：100-102

A. 甲状腺素   B. ^{131}I   C. 大量碘化钾

D. 普萘洛尔   E. 磺酰脲类

100. 甲状腺危象宜选用（   ）

101. 甲亢手术后复发对硫脲类无效者宜选用（   ）

102. 黏液性水肿宜选用（   ）

题干：103-106

A. 在体内生物转化后才有活性   B. 能抑制T_4脱碘生成T_3

C. 抑制甲状腺激素释放   D. 抑制TSH释放

E. 损伤甲状腺实质细胞

103. 丙硫氧嘧啶（   ）

104. 大剂量碘剂（   ）

105. 卡比马唑（   ）

106. ^{131}I（   ）

题干：107-109

A. 米非司酮   B. 黄体酮   C. 雌二醇

D. 地塞米松   E. 甲睾酮

107. 用于绝经期妇女骨质疏松的治疗药是（   ）

108. 用于无睾症的激素替代治疗药物是（   ）

109. 用于先兆性流产和习惯性流产的药物是（   ）

题干：110-111

A. 抗着床   B. 促进蛋白质合成   C. 抑制排卵作用

D. 减少精子数目   E. 促使子宫内膜增殖变厚

110. 大剂量炔诺酮（   ）

111. 复方炔诺酮（   ）

题干：112-115

A. 炔雌醇   B. 甲睾酮   C. 司坦唑醇

D. 甲地孕酮片   E. 氟轻松

112. 属于同化激素的是（   ）

113. 属于探亲避孕片的是（   ）

114. 属于雌激素的是（   ）

115. 属于雄激素的是（   ）

题干：116-119

A. 抑制葡萄糖苷酶   B. 刺激胰岛β细胞释放胰岛素

C. 胰岛素皮下注射   D. 二甲双胍

E. 增加组织对胰岛素的敏感性

116. 糖尿病酮症酸中毒患者应选择（   ）

117. 肥胖型2型糖尿病患者首选的降糖药（　　）

118. 格列本脲的降糖作用机制是（　　）

119. 吡格列酮的降糖作用机制是（　　）

题干：120–123

A. 控制饮食　　　　　　　　B. 皮下注射胰岛素　　　　　　C. 静脉注射胰岛素

D. 口服甲磺丁脲　　　　　　E. 口服硫脲类

120. 治疗胰岛素依赖型重症糖尿病可通过（　　）

121. 治疗酮症酸中毒可通过（　　）

122. 治疗糖尿病非酮症高渗性昏迷可通过（　　）

123. 治疗非胰岛素依赖型饮食控制无效的糖尿病可通过（　　）

题干：124–126

A. 正规胰岛素　　　　　　　B. 低精蛋白锌胰岛素　　　　　C. 氯磺丙脲

D. 格列吡嗪　　　　　　　　E. 格列齐特

124. 口服半衰期和作用维持时间最长的药物是（　　）

125. 口服半衰期和作用维持时间最短的药物是（　　）

126. 能促进抗利尿激素分泌的药物是（　　）

三、多选题

127. 糖皮质激素对血液系统有哪些影响？（　　）

　　A. 增加红细胞　　　　　　B. 增加血小板　　　　　　C. 减少淋巴细胞

　　D. 减少嗜酸性粒细胞　　　E. 减少中性粒细胞

128. 哪些药物必须在肝内转化后才起效？（　　）

　　A. 氢化可的松　　　　　　B. 可的松　　　　　　　　C. 泼尼松

　　D. 氢化泼尼松　　　　　　E. 地塞米松

129. 糖皮质激素药物可用于（　　）

　　A. 急性严重感染　　　　　B. 过敏性休克　　　　　　C. 水痘

　　D. 风湿性或类风湿性关节炎　E. 虹膜炎

130. 长期使用糖皮质激素药物对电解质的影响是（　　）

　　A. 抑制钙的吸收　　　　　B. 增加磷的排泄　　　　　C. 促进钾的排泄

　　D. 增加钠的排泄　　　　　E. 增加钙的吸收

131. 应用糖皮质激素后突然停药，产生反跳现象的原因是（　　）

　　A. 产生了依赖性　　　　　B. 病情未完全控制　　　　C. ACTH分泌减少

　　D. 肾上腺皮质功能不全　　E. 肾上腺皮质萎缩

132. 糖皮质激素的禁忌证有（　　）

　　A. 水痘　　　　　　　　　B. 严重高血压　　　　　　C. 枯草热

　　D. 霉菌感染　　　　　　　E. 癫痫

133. 糖皮质激素的适应证有（　　）

　　A. 血小板减少　　　　　　B. 血清热　　　　　　　　C. 枯草热

　　D. 骨折　　　　　　　　　E. 角膜溃疡

134. 糖皮质激素的不良反应有（　　　）
　　A. 低血钾　　　　　　　　　　B. 高血压　　　　　　　　C. 骨质疏松
　　D. 高血糖　　　　　　　　　　E. 荨麻疹

135. 糖皮质激素的临床应用有（　　　）
　　A. 过敏性休克　　　　　　　　B. 感染中毒性休克　　　　C. 心源性休克
　　D. 低血容量性休克　　　　　　E. 各种休克

136. 糖皮质激素的临床应用有（　　　）
　　A. 肾上腺危象　　　　　　　　B. 败血症　　　　　　　　C. 睾丸炎
　　D. 肾病综合征　　　　　　　　E. 皮肌炎

137. 糖皮质激素对中枢神经系统的作用有（　　　）
　　A. 欣快　　　　　　　　　　　B. 呼吸抑制　　　　　　　C. 失眠
　　D. 激动　　　　　　　　　　　E. 诱发精神失常

138. 糖皮质激素对消化系统的作用有（　　　）
　　A. 胃酸分泌增加　　　　　　　B. 胃蛋白酶分泌增加
　　C. 抑制胃黏液分泌　　　　　　D. 增加胃黏液分泌　　　　E. 诱发脂肪肝

139. 糖皮质激素的不良反应有（　　　）
　　A. 自发性骨折　　　　　　　　B. 致畸胎　　　　　　　　C. 诱发胰腺炎
　　D. 角膜溃疡　　　　　　　　　E. 胃、十二指肠溃疡

140. 糖皮质激素大剂量突击疗法的适应证是（　　　）
　　A. 中毒性肺炎　　　　　　　　B. 中心性视网膜炎　　　　C. 恶性淋巴瘤
　　D. 淋巴细胞性白血病　　　　　E. 败血症

141. 糖皮质激素一般剂量长期疗法的适应证是（　　　）
　　A. 结缔组织病　　　　　　　　B. 肾病综合征
　　C. 肾上腺皮质功能不全　　　　D. 恶性淋巴瘤
　　E. 垂体前叶功能减退症

142. 糖皮质激素小剂量替代疗法的适应证是（　　　）
　　A. 结缔组织病　　　　　　　　B. 肾病综合征　　　　　　C. 呆小病
　　D. 肾上腺皮质功能不全　　　　E. 垂体前叶功能减退

143. 中效的糖皮质激素药物有（　　　）
　　A. 曲安西龙　　　　　　　　　B. 地塞米松　　　　　　　C. 氢化可的松
　　D. 可的松　　　　　　　　　　E. 泼尼松

144. 长效的糖皮质激素药物有（　　　）
　　A. 甲泼尼龙　　　　　　　　　B. 曲安西龙　　　　　　　C. 地塞米松
　　D. 泼尼松龙　　　　　　　　　E. 倍他米松

145. 下列哪些药物有抗利尿作用？（　　　）
　　A. 脑垂体后叶素　　　　　　　B. 甲磺丁脲　　　　　　　C. 氯磺丙脲
　　D. 氢氯噻嗪　　　　　　　　　E. 二甲双胍

146. 糖皮质激素的"四抗"作用是（　　　）
　　A. 抗炎　　　　　　　　　　　B. 抗免疫　　　　　　　　C. 抗内毒素
　　D. 抗外毒素　　　　　　　　　E. 抗休克

147. 长期应用糖皮质激素引起骨质疏松，肌肉萎缩，是由于（　　　）

  A. 增加蛋白质合成　　　　　B. 抑制蛋白质合成　　　　　C. 抑制蛋白质分解

  D. 促进蛋白质分解　　　　　E. 增加钙、磷排泄

148. 可用于甲状腺危象治疗的药物有（　　　）

  A. 大剂量碘剂　　　　　　　B. 小剂量碘剂　　　　　　　C. 丙基硫氧嘧啶

  D. 普萘洛尔　　　　　　　　E. 卡比马唑

149. 大剂量碘的应用有（　　　）

  A. 甲亢术前准备　　　　　　B. 甲状腺机能亢进症的内科治疗

  C. 单纯性甲状腺肿　　　　　D. 甲状腺危象　　　　　　　E. 黏液性水肿

150. 大剂量碘在术前应用的目的是（　　　）

  A. 利于手术进行，减少出血　B. 防止术后发生甲状腺危象　C. 使甲状腺功能恢复

  D. 使甲状腺功能接近正常　　E. 使甲状腺组织退化、腺体缩小

151. 治疗甲状腺机能亢进症的药物有（　　　）

  A. 硫脲类　　　　　　　　　B. 碘化物　　　　　　　　　C. 放射性碘

  D. β受体阻断药　　　　　　E. 钙拮抗药

152. 硫脲类药物的药理学特点有（　　　）

  A. 对已合成的甲状腺激素无作用

  B. 起效慢，1～3个月基础代谢率才恢复正常

  C. 可使血清甲状腺激素水平显著下降

  D. 可使甲状腺组织退化、血管减少、腺体缩小

  E. 可使腺体增生、增大、充血

153. 硫脲类药物的作用机制有（　　　）

  A. 抑制甲状腺过氧化物酶

  B. 抑制甲状腺激素的生物合成

  C. 使已合成的甲状腺激素减少

  D. 抑制免疫球蛋白的生成，使循环中甲状腺刺激性免疫球蛋白下降

  E. 使甲状腺组织退化、血管减少、腺体缩小

154. 放射性碘的临床应用有（　　　）

  A. 甲状腺危象的治疗　　　　B. 甲状腺机能亢进症的治疗　C. 甲亢术前准备

  D. 呆小病　　　　　　　　　E. 甲状腺功能检查

155. 甲亢患者术前使用丙硫氧嘧啶的目的有（　　　）

  A. 使症状明显减轻，基础代谢率接近正常

  B. 防止术后甲状腺危象的发生

  C. 使甲状腺组织退化、腺体缩小

  D. 使甲状腺组织血管减少

  E. 使甲状腺腺体变韧

156. 丙硫氧嘧啶的主要临床适应证有（　　　）

  A. 黏液性水肿　　　　　　　B. 甲状腺危象　　　　　　　C. 甲亢术前准备

  D. 单纯性甲状腺肿　　　　　E. 甲状腺功能亢进症

157. 胰岛功能丧失仍有降血糖作用的药物是（　　　）

    A. 胰岛素　　　　　　　　　B. 格列本脲　　　　　　　　C. 二甲双胍

    D. 氯磺丙脲　　　　　　　　E. 甲磺丁脲

158. 胰岛素主要适用于（　　　）

    A. 重型糖尿病　　　　　　　B. 糖尿病合并重感染　　　　C. 轻、中型糖尿病

    D. 糖尿病酮症酸中毒　　　　E. 以上均非

159. 长期使用糖皮质激素其饮食应为（　　　）

    A. 低盐饮食　　　　　　　　B. 高蛋白饮食　　　　　　　C. 高糖饮食

    D. 低蛋白饮食　　　　　　　E. 低糖饮食

160. 口服降血糖的药物有（　　　）

    A. 精蛋白锌胰岛素　　　　　B. 格列本脲　　　　　　　　C. 格列齐特

    D. 苯乙双胍　　　　　　　　E. 阿卡波糖

161. 磺酰脲类降血糖的机制有（　　　）

    A. 触发胞吐作用，刺激胰岛素的释放

    B. 抑制胰高血糖素的分泌　　　C. 降低食物吸收及糖原异生

    D. 延缓葡萄糖的吸收　　　　　E. 提高靶细胞膜上胰岛素受体的数目与亲和力

162. 胰岛素的不良反应有（　　　）

    A. 嗜睡、眩晕等中枢神经系统症状

    B. 粒细胞减少　　　　　　　C. 肝损害

    D. 急性耐受性　　　　　　　E. 慢性耐受性

163. 磺酰脲类的不良反应有（　　　）

    A. 变态反应　　　　　　　　B. 慢性耐受性　　　　　　　C. 粒细胞减少

    D. 胆汁淤积性黄疸及肝损害　　E. 嗜睡、眩晕等中枢神经系统症状

164. 竞争与血浆蛋白结合，可使磺酰脲类游离药物浓度升高的药物有（　　　）

    A. 氯丙嗪　　　　　　　　　B. 水杨酸钠　　　　　　　　C. 青霉素

    D. 糖皮质激素　　　　　　　E. 噻嗪类利尿药

165. 可降低磺酰脲类药物降血糖作用的药物是（　　　）

    A. 保泰松　　　　　　　　　B. 氯丙嗪　　　　　　　　　C. 双香豆素

    D. 口服避孕药　　　　　　　E. 青霉素

166. 双胍类药物的特点有（　　　）

    A. 作用时间短　　　　　　　B. 不与蛋白结合，不被代谢，尿中排出

    C. 促进组织摄取葡萄糖　　　D. 抑制胰高血糖素的分泌

    E. 主要用于轻症糖尿病患者

167. 对胰岛素可产生急性耐受性的情况有（　　　）

    A. 产生抗胰岛素受体抗体　　B. 胰岛素受体数目减少

    C. 糖尿病患者并发重度感染　　D. 糖尿病患者并发创伤

    E. 糖尿病患者大手术

168. 对胰岛素产生慢性耐受的原因可能有（　　　）

    A. 血中抗胰岛素物质增多　　　　　　B. 肝、肾火活加快

    C. 产生抗胰岛素受体抗体　　　　　　D. 靶细胞膜上胰岛素受体数目减少

    E. 靶细胞膜上葡萄糖转运系统失常

169. 胰岛素主要用于下列哪些情况？（　　　）

    A. 重症糖尿病　　　　　　　　　　　B. 非胰岛素依赖性糖尿病

    C. 糖尿病合并妊娠　　　　　　　　　D. 糖尿病酮症酸中毒

    E. 糖尿病合并重度感染

170. 精蛋白锌胰岛素作用持久的原因有（　　　）

    A. 不易经肾排泄　　　　　　　　　　B. 肝脏代谢减慢

    C. 与血浆蛋白结合率高　　　　　　　D. 微量锌使之稳定

    E. 在注射部位沉淀，缓慢释放、吸收

171. 中效的胰岛素制剂有（　　　）

    A. 胰岛素　　　　　　　　　　　　　B. 低精蛋白锌胰岛素

    C. 珠蛋白锌胰岛素　　　　　　　　　D. 正规胰岛素

    E. 精蛋白锌胰岛素

四、简答题

172. 简述糖皮质激素的药理作用。

173. 试述糖皮质激素的不良反应。

174. 简述糖皮质激素有哪些临床用途。

项目七　化疗药物

一、单选题

1. β-内酰胺类抗生素的抗菌作用机制为（　　　）

　　A. 破坏细菌的细胞膜　　　　　　　B. 抑制细菌细胞壁的合成

　　C. 抑制细菌蛋白质的合成　　　　　D. 抑制核酸的合成

　　E. 抑制细菌叶酸合成

2. 药物的抗菌范围称为（　　　）

　　A. 抗菌谱　　　　　　　　B. 抗菌活性　　　　　　　C. 耐药性

　　D. 抗菌机制　　　　　　　E. 化疗指数

3. 当细菌与药物作用一段时间后，药物浓度低于最小抑菌浓度，仍然对细菌的生长繁殖有
　　抑制效应，此称为（　　　）

　　A. 后遗效应　　　　　　　B. 继发效应　　　　　　　C. 特异质反应

　　D. 抗生素后效应　　　　　E. 变态反应

4. 与核蛋白体30S亚基结合，妨碍氨基酰tRNA进入A位的抗菌药是（　　　）

　　A. 红霉素　　　　　　　　B. 氯霉素　　　　　　　　C. 多黏菌素类

　　D. 四环素类　　　　　　　E. 氨基糖苷类

5. 耐药性是指（　　　）

　　A. 连续用药后，机体对药物产生不敏感现象

　　B. 连续用药后，细菌对药物的敏感性降低甚至消失

　　C. 反复用药后，患者对药物产生精神性依赖

　　D. 反复用药后，患者对药物产生躯体性依赖

　　E. 长期用药后，细菌对药物缺乏选择性

6. 下列何类药物是繁殖期杀菌药？（　　　）

　　A. 头孢菌素类　　　　　　B. 氨基糖苷类　　　　　　C. 四环素类

　　D. 氯霉素类　　　　　　　E. 磺胺类

7. 属于静止期杀菌药的是（　　　）

　　A. 青霉素G　　　　　　　B. 多黏菌素E　　　　　　C. 四环素

　　D. 氯霉素　　　　　　　　E. 磺胺嘧啶

8. 下列何类药物属抑菌药？（　　　）

　　A. 青霉素类　　　　　　　B. 头孢菌素类　　　　　　C. 多黏菌素类

　　D. 氨基糖苷类　　　　　　E. 大环内酯类

9. 下列何药属速效抑菌药？（　　　）

　A. 青霉素G　　　　　　　　　B. 头孢哌酮　　　　　　C. 米诺环素

　D. 庆大霉素　　　　　　　　　E. 磺胺甲噁唑

10. 繁殖期杀菌药与静止期杀菌药合用的效果是抗菌作用（　　　）

　A. 增强　　　　　　　　　　　B. 相加　　　　　　　　C. 无关

　D. 拮抗　　　　　　　　　　　E. 相减

11. 青霉素过敏性休克应首选（　　　）

　A. 肾上腺素　　　　　　　　　B. 去甲肾上腺素

　C. 肾上腺皮质激素　　　　　　D. 抗组胺药　　　　　　E. 多巴胺

12. 防治青霉素G过敏反应的措施，不正确的一项是（　　　）

　A. 注意询问过敏史　　　　　　B. 做皮肤过敏试验

　C. 出现过敏休克时首选氯苯那敏　D. 出现过敏休克时首选肾上腺素

　E. 注射后应观察20 min

13. 对肾具有毒性的抗生素类是（　　　）

　A. 青霉素类　　　　　　　　　B. 广谱青霉素类　　　　C. 耐酶青霉素类

　D. 第一代头孢菌素类　　　　　E. 第三代头孢菌素类

14. 下列有关青霉素G叙述错误的是（　　　）

　A. 毒性低　　　　　　　　　　B. 价格低廉　　　　　　C. 钠盐易溶于水

　D. 溶液性质稳定　　　　　　　E. 可引起过敏性休克

15. 下列关于头孢菌素的叙述错误的是（　　　）

　A. 抗菌机制与青霉素类相似　　B. 与青霉素有部分交叉过敏反应

　C. 第一代头孢菌素对绿脓杆菌无效　D. 第三代头孢菌素对β-内酰胺酶有较高稳定性

　E. 第三代头孢菌素对肾脏有一定毒性

16. 关于第三代头孢菌素的叙述错误的是（　　　）

　A. 对革兰阳性菌的抗菌作用不如第一、第二代药物

　B. 对革兰阴性菌的抗菌作用比第一、第二代强

　C. 对多种β-内酰胺酶稳定

　D. 穿透力大、体内分布广

　E. 肾毒性大

17. 对青霉素的几种说法中正确的是（　　　）

　A. 更换批号时不需要重新做皮试　B. 皮试呈阴性的患者注射完青霉素后可立即离开

　C. 革兰阴性杆菌对青霉素敏感　D. 青霉素的性质稳定且毒性强

　E. 一旦发生过敏性休克，应皮下或肌注0.5～1.0 mg肾上腺素，必要时加糖皮质激素和抗
　　组胺药

18. 治疗梅毒、钩端螺旋体病宜首选（　　　）

　A. 红霉素　　　　　　　　　　B. 四环素　　　　　　　C. 氯霉素

　D. 青霉素　　　　　　　　　　E. 诺氟沙星

19. 下列治疗革兰阳性菌的首选药是（　　　）

    A. 青霉素　　　　　　　　B. 红霉素　　　　　　　　C. 链霉素

    D. 万古霉素　　　　　　　E. 诺氟沙星

20. 青霉素最严重的不良反应为（　　　）

    A. 局部疼痛　　　　　　　B. 局部红肿　　　　　　　C. 荨麻疹

    D. 过敏性休克　　　　　　E. 药物热

21. 耐青霉素酶的半合成青霉素是（　　　）

    A. 苯唑西林　　　　　　　B. 氨苄西林　　　　　　　C. 阿莫西林

    D. 羧苄西林　　　　　　　E. 哌拉西林

22. 青霉素类抗生素共同具有的特点是（　　　）

    A. 耐酸，口服有效　　　　B. 耐β-内酰胺酶　　　　　C. 抗菌谱广

    D. 主要用于革兰阳性菌感染　E. 可能发生过敏性休克，并有交叉过敏反应

23. 抗绿脓杆菌作用最强的头孢菌素是（　　　）

    A. 头孢哌酮　　　　　　　B. 头孢他定　　　　　　　C. 头孢孟多

    D. 头孢噻吩　　　　　　　E. 头孢氨苄

24. 主要用于伤寒、副伤寒的青霉素类药物是（　　　）

    A. 氨苄西林　　　　　　　B. 双氯西林　　　　　　　C. 羧苄西林

    D. 苄星青霉素　　　　　　E. 青霉素G

25. 下列药物属于人工合成的单环β-内酰胺类的是（　　　）

    A. 哌拉西林　　　　　　　B. 亚胺培南　　　　　　　C. 头孢氨苄

    D. 氨曲南　　　　　　　　E. 舒巴坦

26. 头孢菌素类的抗菌作用部位是（　　　）

    A. 二氢叶酸合成酶　　　　B. 移位酶　　　　　　　　C. 核蛋白体50S亚基

    D. 二氢叶酸还原酶　　　　E. 细胞壁

27. 普鲁卡因青霉素G作用维持时间长是因为（　　　）

    A. 改变了青霉素的化学结构　B. 排泄减少　　　　　　　C. 吸收减慢

    D. 破坏减少　　　　　　　E. 增加肝肠循环

28. 青霉素G最适于治疗下列哪种细菌感染？（　　　）

    A. 溶血性链球菌　　　　　B. 肺炎杆菌　　　　　　　C. 绿脓杆菌

    D. 变形杆菌　　　　　　　E. 军团菌

29. 下列头孢菌素类抗生素中可口服的是（　　　）

    A. 头孢唑啉　　　　　　　B. 头孢他啶　　　　　　　C. 头孢呋辛

    D. 头孢哌酮　　　　　　　E. 头孢曲松

30. 下列头孢菌素类中半衰期最长的是（　　　）

    A. 头孢克洛　　　　　　　B. 头孢呋辛　　　　　　　C. 头孢孟多

    D. 头孢曲松　　　　　　　E. 头孢氨苄

31. 不属于β-内酰胺类抗生素的是（　　　）

    A. 青霉素G　　　　　　　B. 甲氧西林　　　　　　　C. 氨曲南

    D. 克拉霉素　　　　　　　E. 头孢曲松

32. 女性，58 岁，出现腹痛、高热、寒战、黄疸症状，确诊为急性胆囊炎，宜选下列何药治疗？（　　　）

    A. 四环素　　　　　　　　　B. 氨苄西林　　　　　　　　　C. 氯霉素

    D. 庆大霉素　　　　　　　　E. 林可霉素

33. 女性，18 岁，上呼吸道感染、高热，青霉素皮试阳性，宜选用下列何种药物治疗？（　　　）

    A. 苯唑西林　　　　　　　　B. 羧苄西林　　　　　　　　　C. 阿莫西林

    D. 卡那霉素　　　　　　　　E. 红霉素

34. 男性，60 岁，确诊为耐药金黄色葡萄球菌心内膜炎，查肾功能不良，青霉素皮试阴性，选用药物是（　　　）

    A. 青霉素 G　　　　　　　　B. 头孢氨苄　　　　　　　　C. 苯唑西林

    D. 庆大霉素　　　　　　　　E. 头孢唑啉

35. 治疗军团病宜首选（　　　）

    A. 红霉素　　　　　　　　　B. 青霉素　　　　　　　　　C. 土霉素

    D. 链霉素　　　　　　　　　E. 四环素

36. 治疗急慢性金黄色葡萄球菌骨髓炎宜首选（　　　）

    A. 红霉素　　　　　　　　　B. 乙酰螺旋霉素　　　　　　C. 四环素

    D. 克林霉素　　　　　　　　E. 土霉素

37. 氯霉素最严重的不良反应是（　　　）

    A. 抑制骨髓造血功能　　　　B. 胃肠道反应　　　　　　　C. 过敏反应

    D. 二重感染　　　　　　　　E. 周围神经炎

38. 能引起灰婴综合征的药物是（　　　）

    A. 四环素　　　　　　　　　B. 红霉素　　　　　　　　　C. 庆大霉素

    D. 氯霉素　　　　　　　　　E. 多黏菌素

39. 红霉素的主要不良反应是（　　　）

    A. 肝损害　　　　　　　　　B. 过敏反应　　　　　　　　C. 胃肠道反应

    D. 二重感染　　　　　　　　E. 耳毒性

40. 治疗支原体肺炎宜首选（　　　）

    A. 青霉素 G　　　　　　　　B. 红霉素　　　　　　　　　C. 氯霉素

    D. 链霉素　　　　　　　　　E. 克林霉素

41. 属于大环内酯类抗生素的是（　　　）

    A. 林可霉素　　　　　　　　B. 青霉素　　　　　　　　　C. 红霉素

    D. 头孢氨苄　　　　　　　　E. 链霉素

42. 不属于大环内酯类抗生素的是（　　　）

    A. 红霉素　　　　　　　　　B. 庆大霉素　　　　　　　　C. 罗红霉素

    D. 阿奇霉素　　　　　　　　E. 克拉霉素

43. 对肝功能不全患者慎用下列何种药物？（　　　）

    A. 青霉素　　　　　　　　　B. 红霉素　　　　　　　　　C. 氨苄西林

    D. 头孢氨苄　　　　　　　　E. 林可霉素

44. 下列哪项不是红霉素的临床应用？（　　　）

　　A. 百日咳　　　　　　　　　B. 结核病　　　　　　　　　C. 支原体肺炎

　　D. 沙眼衣原体感染　　　　　E. 军团菌感染

45. 可引起二重感染的药物是（　　　）

　　A. 四环素　　　　　　　　　B. 红霉素　　　　　　　　　C. 氯霉素

　　D. A+B　　　　　　　　　　E. A+C

46. 多黏菌素的抗菌谱包括（　　　）

　　A. 革兰阳性及阴性细菌

　　B. 革兰阴性菌

　　C. 革兰阴性杆菌，特别是绿脓杆菌

　　D. 革兰阳性菌，特别是耐药金黄色葡萄球菌

　　E. 结核杆菌

47. 急、慢性骨髓炎患者最好选用（　　　）

　　A. 链霉素　　　　　　　　　B. 林可霉素　　　　　　　　C. 四环素

　　D. 土霉素　　　　　　　　　E. 乙酰螺旋霉素

48. 下列药物对军团病疗效好的是（　　　）

　　A. 土霉素　　　　　　　　　B. 多西环素　　　　　　　　C. 红霉素

　　D. 四环素　　　　　　　　　E. 麦迪霉素

49. 大环内酯类对下述哪类细菌无效？（　　　）

　　A. 革兰阳性菌　　　　　　　B. 革兰阴性球菌　　　　　　C. 大肠杆菌、变形杆菌

　　D. 军团菌　　　　　　　　　E. 衣原体和支原体

50. 治疗骨及关节感染宜首选（　　　）

　　A. 红霉素　　　　　　　　　B. 麦迪霉素　　　　　　　　C. 林可霉素

　　D. 万古霉素　　　　　　　　E. 链霉素

51. 下列哪种药物与林可霉素合用会产生拮抗作用？（　　　）

　　A. 红霉素　　　　　　　　　B. 万古霉素　　　　　　　　C. 青霉素

　　D. 头孢氨苄　　　　　　　　E. 链霉素

52. 对革兰阳性菌有强大杀菌作用的药物是（　　　）

　　A. 去甲万古霉素　　　　　　B. 吉他霉素　　　　　　　　C. 阿奇霉素

　　D. 交沙霉素　　　　　　　　E. 妥布霉素

53. 不宜与氨基糖苷类抗生素合用的利尿药是（　　　）

　　A. 阿米洛利　　　　　　　　B. 呋塞米　　　　　　　　　C. 螺内酯

　　D. 氨苯蝶啶　　　　　　　　E. 氢氯噻嗪

54. 易致肾功能损害的抗生素是（　　　）

　　A. 红霉素　　　　　　　　　B. 青霉素G　　　　　　　　C. 阿莫西林

　　D. 氨基糖苷类　　　　　　　E. 氯霉素

55. 鼠疫和兔热病首选（　　　）

　　A. 复方磺胺甲噁唑　　　　　B. 氨苄西林　　　　　　　　C. 庆大霉素

　　D. 链霉素　　　　　　　　　E. 四环素

56. 耳毒性、肾毒性最严重的抗菌药是（　　　）

    A. 青霉素　　　　　　　　　　B. 头孢拉定　　　　　　　　C. 链霉素

    D. 红霉素　　　　　　　　　　E. 四环素

57. 可以抑制骨髓造血功能的药物是（　　　）

    A. 磺胺嘧啶　　　　　　　　　B. 氯霉素　　　　　　　　　　C. 四环素

    D. 氧氟沙星　　　　　　　　　E. 青霉素G

58. 庆大霉素最主要的不良反应是（　　　）

    A. 过敏反应　　　　　　　　　B. 肾毒性　　　　　　　　　　C. 抑制骨髓

    D. 溃疡　　　　　　　　　　　E. 心脏毒性

59. 可用于铜绿假单胞菌感染的药物（　　　）

    A. 青霉素　　　　　　　　　　B. 氨苄西林　　　　　　　　　C. 头孢氨苄

    D. 庆大霉素　　　　　　　　　E. 链霉素

60. 下列哪项不是氨基糖苷类共同的特点？（　　　）

    A. 由氨基糖分子和非糖部分的苷元结合而成

    B. 水溶性好、性质稳定

    C. 对革兰阳性菌具有高度抗菌活性

    D. 对革兰阴性需氧杆菌具有高度抗菌活性

    E. 作用于细菌蛋白质合成全过程，并抑制蛋白质合成的杀菌剂

61. 耐庆大霉素的革兰阴性菌感染可选用（　　　）

    A. 链霉素　　　　　　　　　　B. 氨苄西林　　　　　　　　　C. 奈替米星

    D. 双氯西林　　　　　　　　　E. 红霉素

62. 庆大霉素无治疗价值的感染是（　　　）

    A. 绿脓杆菌感染　　　　　　　B. 结核性脑膜炎

    C. 大肠杆菌所致尿路感染　　　D. 革兰阴性杆菌感染的败血症

    E. 细菌性心内膜炎

63. 下列哪种药物与呋塞米（速尿）合用会增强耳毒性？（　　　）

    A. 红霉素　　　　　　　　　　B. 氨基糖苷类　　　　　　　　C. 四环素

    D. 氯霉素　　　　　　　　　　E. 氨苄西林

64. 庆大霉素与羧苄西林混合静脉滴注可（　　　）

    A. 协同抗绿脓杆菌作用　　　　B. 相互作用导致药效降低

    C. 用于急性细菌性心内膜炎　　D. 用于耐药金黄色葡萄球菌感染

    E. 减少不良反应发生

65. 氨基糖苷类药物中，耳和肾毒性最小的是（　　　）

    A. 庆大霉素　　　　　　　　　B. 卡那霉素　　　　　　　　　C. 新霉素

    D. 奈替米星　　　　　　　　　E. 大观霉素

66. 指出下列应用错误的是（　　　）

    A. 布氏杆菌病可选择链霉素与四环素合用

    B. 细菌性心内膜炎可选链霉素加青霉素G合用

    C. 结核病选用链霉素时应加用其他抗结核药

    D. 绿脓杆菌感染首选卡那霉素，鼠疫首选链霉素

    E. 绿脓杆菌感染常选庆大霉素与羧苄西林合用

67. 链霉素过敏性休克时，其抢救药为（　　　）

    A. 毛果芸香碱　　　　　　　　B. 异丙肾上腺素　　　　　C. 葡萄糖酸钙

    D. 纳洛酮　　　　　　　　　　E. 苯海拉明

68. 细菌对氨基糖苷类抗生素产生耐药性的主要原因是（　　　）

    A. 细菌产生了水解酶　　　　　B. 细菌细胞膜通透性改变

    C. 细菌产生了钝化酶　　　　　D. 细菌的代谢途径改变

    E. 细菌产生了大量的对羧基苯胺（PABA）

69. 革兰阴性菌感染时当庆大霉素耐药者可选用（　　　）

    A. 卡那霉素　　　　　　　　　B. 阿米卡星（丁胺卡那霉素）

    C. 链霉素　　　　　　　　　　D. 青霉素G　　　　　　　　E. 大观霉素

70. 可用于治疗结核杆菌感染的药物是（　　　）

    A. 西索米星　　　　　　　　　B. 新霉素　　　　　　　　　C. 妥布霉素

    D. 卡那霉素　　　　　　　　　E. 庆大霉素

71. 与琥珀胆碱合用易致呼吸麻痹的药物是（　　　）

    A. 氨苄西林　　　　　　　　　B. 米诺环素　　　　　　　　C. 链霉素

    D. 四环素　　　　　　　　　　E. 依诺沙星

72. 不适当的联合用药是（　　　）

    A. 链霉素+异烟肼治疗肺结核

    B. 庆大霉素+羧苄西林治疗绿脓杆菌感染

    C. 庆大霉素+链霉素治疗革兰阴性细菌感染

    D. 磺胺甲噁唑（SMZ）+甲氧苄啶（TMP）治疗呼吸道感染

    E. 青霉素+白喉抗毒素治疗白喉

73. 8岁以下儿童禁用四环素的主要原因是（　　　）

    A. 易致二重感染　　　　　　　B. 胃肠道反应严重

    C. 影响骨、牙的生长　　　　　D. 易致脂肪肝

    E. 易致过敏反应

74. 饭后服或与多价阳离子同服可明显减少吸收的药物是（　　　）

    A. 氯霉素　　　　　　　　　　B. 红霉素　　　　　　　　　C. 四环素

    D. 青霉素　　　　　　　　　　E. 甲硝唑

75. 可引起幼儿牙釉质发育不良和黄染的药物是（　　　）

    A. 红霉素　　　　　　　　　　B. 青霉素　　　　　　　　　C. 林可霉素

    D. 四环素　　　　　　　　　　E. 庆大霉素

76. 胆道感染可选用（　　　）

    A. 四环素　　　　　　　　　　B. 土霉素　　　　　　　　　C. 氯霉素

    D. 异烟肼　　　　　　　　　　E. 妥布霉素

77. 氯霉素的最严重不良反应是（　　　）

    A. 消化道反应　　　　　　　　B. 二重感染　　　　　　　　C. 骨髓抑制

    D. 过敏反应　　　　　　　　　E. 后遗效应

78. 氯霉素的抗菌作用原理是（　　　　）

　　A. 阻止细菌细胞壁黏肽的合成

　　B. 改变细菌胞浆膜通透性，使营养物外漏

　　C. 阻止氨基酰–tRNA与细菌核蛋白体30S亚基结合，影响蛋白质的合成

　　D. 与细菌核蛋白体50S亚基结合，抑制肽酰基转移酶，阻止肽链延伸，使蛋白质的合成受阻

　　E. 抑制二氢叶酸合成酶，影响叶酸的合成

79. 选出一类抗菌谱最广的抗生素是（　　　　）

　　A. 氨基糖苷类　　　　　　　B. 大环内酯类　　　　　　C. 青霉素类

　　D. 四环素类　　　　　　　　E. 头孢菌素类

80. 治疗伤寒、副伤寒的首选药是（　　　　）

　　A. 喹诺酮类　　　　　　　　B. 四环素类　　　　　　　C. 氨基糖苷类

　　D. 大环内酯类　　　　　　　E. 氯霉素类

81. 可用于治疗肠内阿米巴病的抗生素是（　　　　）

　　A. 青霉素　　　　　　　　　B. 土霉素　　　　　　　　C. 链霉素

　　D. 头孢氨苄　　　　　　　　E. 大观霉素

82. 抗菌作用最强的四环素类药物是（　　　　）

　　A. 四环素　　　　　　　　　B. 地美环素（去甲金霉素）　C. 土霉素

　　D. 多西环素　　　　　　　　E. 米诺环素

83. 治疗立克次体所致斑疹伤寒首选（　　　　）

　　A. 青霉素　　　　　　　　　B. 多西环素　　　　　　　C. 磺胺嘧啶

　　D. 链霉素　　　　　　　　　E. 卡那霉素

84. 对青霉素过敏的细菌性脑膜炎患者，可选用（　　　　）

　　A. 卡那霉素　　　　　　　　B. 氯霉素　　　　　　　　C. 多黏菌素

　　D. 头孢氨苄　　　　　　　　E. 大观霉素

85. 属于喹诺酮类的药物是（　　　　）

　　A. 氧氟沙星　　　　　　　　B. 氯霉素　　　　　　　　C. 磺胺嘧啶

　　D. 链霉素　　　　　　　　　E. 青霉素

86. 喹诺酮类药物的抗菌作用机制是（　　　　）

　　A. 抑制敏感菌二氢叶酸还原酶　　B. 抑制敏感菌二氢叶酸合成酶

　　C. 改变细菌胞浆膜通透性　　　　D. 抑制细菌DNA回旋酶

　　E. 抑制细菌蛋白质合成

87. 体外抗菌活性最强的喹诺酮类药物是（　　　　）

　　A. 依诺沙星　　　　　　　　B. 氧氟沙星　　　　　　　C. 环丙沙星

　　D. 吡哌酸　　　　　　　　　E. 洛美沙星

88. 体内抗菌活性最强的喹诺酮类药物是（　　　　）

　　A. 诺氟沙星　　　　　　　　B. 氧氟沙星　　　　　　　C. 依诺沙星

　　D. 环丙沙星　　　　　　　　E. 氟罗沙星

89.痰中分布浓度高，对结核杆菌有效的喹诺酮类药物是（　　　）

A.氟哌酸（诺氟沙星）　　　　B.氟啶酸（依诺沙星）　　　C.氟嗪酸（氧氟沙星）

D.甲氟哌酸（培氟沙星）　　　E.环丙氟哌酸（环丙沙星）

90.下列哪一种喹诺酮类药物比较适用于肺部感染？（　　　）

A.诺氟沙星　　　　　　　　　B.氧氟沙星　　　　　　　　C.依诺沙星

D.培氟沙星　　　　　　　　　E.吡哌酸

91.喹诺酮类药物的抗菌谱不包括（　　　）

A.大肠杆菌和绿脓杆菌　　　　B.金葡菌和产酶金葡菌　　　C.结核杆菌和厌氧杆菌

D.支原体和衣原体　　　　　　E.立克次体和螺旋体

92.关于喹诺酮类药物的命名，下列哪项是错误的？（　　　）

A.诺氟沙星又名氟哌酸　　　　B.氧氟沙星又名氟嗪酸

C.培氟沙星又名甲氟哌酸　　　D.氟罗沙星又名氟啶酸

E.环丙沙星又名环丙氟哌酸

93.小儿禁用喹诺酮类的主要原因是（　　　）

A.关节病变　　　　　　　　　B.胃肠道反应　　　　　　　C.过敏反应

D.肝功能损害　　　　　　　　E.肾功能损害

94.磺胺药的抗菌机制是（　　　）

A.抑制菌体细胞壁合成　　　　B.抑制菌体蛋白质合成　　　C.影响胞浆膜通透性

D.抑制叶酸代谢　　　　　　　E.抑制菌体核酸合成

95.预防磺胺嘧啶所致的肾脏损害，应该（　　　）

A.大量喝水　　　　　　　　　B.服用等量小苏打　　　　　C.采用静脉滴注

D.与维生素B_6合用　　　　　E.A+B

96.复方新诺明是指（　　　）

A.磺胺嘧啶（SD）+甲氧苄啶（TMP）

B.磺胺异噁唑（SIZ）+磺胺嘧啶（SD）

C.磺胺甲噁唑（SMZ）+甲氧苄啶（TMP）

D.磺胺异噁唑（SIZ）+磺胺甲噁唑（SMZ）

E.磺胺嘧啶（SD）+磺胺甲噁唑（SMZ）

97.服用磺胺类药物时同服碳酸氢钠的目的是（　　　）

A.防止过敏反应　　　　　　　B.碱化尿液，增加某些磺胺药的溶解度

C.增强抗菌作用　　　　　　　D.加快药物吸收速度　　　　E.增强机体抵抗力

98.磺胺增效剂是（　　　）

A.磺胺嘧啶　　　　　　　　　B.磺胺异噁唑　　　　　　　C.甲氧苄啶

D.磺胺甲噁唑　　　　　　　　E.磺胺嘧啶银

99.预防磺胺药产生肾毒性的措施不包括（　　　）

A.长期用药应定期作尿液检查　　　　　　　　B.多饮水

C.老年人及肾功能不全者慎用或禁用　　　　　D.与碳酸氢钠同服

E.酸化尿液

100. 甲氧苄啶与磺胺甲噁唑合用的原因是（　　　）

　　A. 促进吸收　　　　　　　　B. 促进分布　　　　　　　　C. 减慢排泄

　　D. 能互相提高血药浓度　　　E. 因两药药代动力学相似，可发挥协同抗菌作用

101. 普鲁卡因可竞争性抑制、干扰下述哪一药物的抗菌作用？（　　　）

　　A. 链霉素　　　　　　　　　B. 四环素　　　　　　　　　C. 头孢菌素

　　D. 磺胺嘧啶　　　　　　　　E. 红霉素

102. 血浆蛋白结合率最低、容易透过血脑屏障的磺胺药是（　　　）

　　A. 磺胺异噁唑（SIZ）　　　　　B. 磺胺甲噁唑（SMZ）

　　C. 磺胺嘧啶（SD）　　　　　　D. 磺胺间甲氧嘧啶（SMM）

　　E. 柳氮磺吡啶（SASP）

103. 治疗烧伤面绿脓杆菌感染宜选用（　　　）

　　A. 青霉素G　　　　　　　　　B. 磺胺嘧啶　　　　　　　　C. 四环素

　　D. 磺胺嘧啶银（SD-Ag）　　　E. 磺胺对甲氧嘧啶（SMD）

104. 竞争性对抗磺胺作用的物质是（　　　）

　　A. TMP　　　　　　　　　　B. GABA　　　　　　　　　C. PABA

　　D. 二氢叶酸　　　　　　　　E. Ach

105. 治疗和预防流行性脑脊髓膜炎可首选（　　　）

　　A. 磺胺嘧啶银　　　　　　　B. 磺胺嘧啶　　　　　　　　C. 四环素

　　D. 链霉素　　　　　　　　　E. 磺胺对甲氧嘧啶

106. 尿路感染宜选用（　　　）

　　A. 磺胺异噁唑　　　　　　　B. 磺胺嘧啶　　　　　　　　C. 磺胺甲噁唑

　　D. 磺胺甲氧嘧啶　　　　　　E. 柳氮磺吡啶

107. 治疗溃疡性结肠炎宜选用（　　　）

　　A. 磺胺异噁唑　　　　　　　B. 磺胺嘧啶

　　C. 磺胺多辛（SDM，周效磺胺）　　D. 柳氮磺吡啶　　　　　　E. 磺胺嘧啶银

108. 服用磺胺类药物时，加服小苏打的目的是（　　　）

　　A. 增强抗菌疗效　　　　　　B. 加快药物吸收速度

　　C. 防止过敏反应　　　　　　D. 防止药物排泄过快而影响疗效

　　E. 使尿偏碱性，增加某些磺胺药及其乙酰化物的溶解度

109. 细菌对磺胺药产生耐药性的主要原因是（　　　）

　　A. 产生水解酶　　　　　　　B. 产生钝化酶　　　　　　　C. 改变代谢途径

　　D. 改变胞浆膜通透性　　　　E. 改变核蛋白体结构

110. 甲氧苄啶的主要不良反应是（　　　）

　　A. 肾脏损害　　　　　　　　B. 肝脏损害　　　　　　　　C. 叶酸缺乏

　　D. 变态反应　　　　　　　　E. 消化道反应

111. 呋喃妥因的主要临床用途是（　　　）

　　A. 敏感菌所致的肠道感染　　　B. 敏感菌所致的肺部感染

　　C. 敏感菌所致的中枢神经系统感染　　D. 敏感菌所致的泌尿系统感染

　　E. 敏感菌所致的全身感染

112. 硝基呋喃类的主要不良反应是（　　　）
    A. 肾脏损害　　　　　　　　　　B. 肝脏损害　　　　　　　C. 消化道反应
    D. 变态反应　　　　　　　　　　E. 周围神经炎

113. 磺胺类药物的抗菌谱不包括（　　　）
    A. 革兰阳性菌　　　　　　　　　B. 革兰阴性菌　　　　　　　C. 支原体
    D. 衣原体　　　　　　　　　　　E. 疟原虫

114. 抗结核杆菌作用强，能渗透入细胞内、干酪样病灶及淋巴结杀灭结核杆菌的药物是（　　　）
    A. 链霉素　　　　　　　　　　　B. 对氨基水杨酸（PAS）　　C. 乙胺丁醇
    D. 异烟肼（雷米封）　　　　　　E. 氧氟沙星

115. 可产生球后视神经炎的抗结核药是（　　　）
    A. 乙胺丁醇　　　　　　　　　　B. 利福平　　　　　　　　　C. 对氨基水杨酸
    D. 异烟肼　　　　　　　　　　　E. 链霉素

116. 脑膜炎时，脑脊液中浓度几乎与血药浓度相似的药是（　　　）
    A. 异烟肼　　　　　　　　　　　B. 利福平　　　　　　　　　C. 链霉素
    D. 对氨基水杨酸　　　　　　　　E. 庆大霉素

117. 抗结核杆菌作用弱，但可延缓细菌产生耐药性，常与其他抗结核药合用的是（　　　）
    A. 异烟肼　　　　　　　　　　　B. 利福平　　　　　　　　　C. 链霉素
    D. 对氨基水杨酸　　　　　　　　E. 庆大霉素

118. 为防治使用异烟肼引起的周围神经炎可选用（　　　）
    A. 维生素B_6　　　　　　　　　B. 维生素B_1　　　　　　　C. 维生素C
    D. 维生素A　　　　　　　　　　E. 维生素E

119. 异烟肼体内过程特点是（　　　）
    A. 口服易被破坏　　　　　　　　B. 与血浆蛋白结合率高
    C. 乙酰化代谢速度个体差异大　　D. 大部分以原型由肾排泄
    E. 口服不易吸收，肠道内浓度高

120. 异烟肼有下列哪种不良反应？（　　　）
    A. 周围神经炎、四肢麻木　　　　B. 中枢抑制、嗜睡　　　　　C. 骨髓抑制
    D. 第八对脑神经损害　　　　　　E. 过敏反应

121. 作为抗结核的一线药，下列正确的是（　　　）
    A. 异烟肼、利福平、链霉素　　　B. 异烟肼、利福平、氨硫脲
    C. 异烟肼、链霉素、对氨基水杨酸　D. 异烟肼、乙胺丁醇、环丝氨酸
    E. 异烟肼、链霉素、卡那霉素

122. 各种类型结核病的首选药是（　　　）
    A. 链霉素　　　　　　　　　　　B. 利福平　　　　　　　　　C. 异烟肼
    D. 乙胺丁醇　　　　　　　　　　E. 吡嗪酰胺

123. 下列有关异烟肼抗结核作用的叙述中，哪项是错误的？（　　　）
    A. 对结核菌有高度选择性　　　　B. 抗结核作用强大
    C. 穿透力强，易进入细胞内　　　D. 有杀菌作用
    E. 结核杆菌不易对其产生耐药性

124. 可作为结核病预防应用的药物是（　　　）

    A. 异烟肼　　　　　　　　　　　B. 利福平　　　　　　　　　C. 链霉素

    D. 对氨基水杨酸　　　　　　　　E. 乙胺丁醇

125. 兼有抗结核病和抗麻风病作用的药物是（　　　）

    A. 异烟肼　　　　　　　　　　　B. 氨苯砜　　　　　　　　　C. 利福平

    D. 苯丙砜　　　　　　　　　　　E. 乙胺丁醇

126. 对结核杆菌及革兰阳性球菌作用强的药物是（　　　）

    A. 异烟肼　　　　　　　　　　　B. 利福平　　　　　　　　　C. 吡嗪酰胺

    D. 乙胺丁醇　　　　　　　　　　E. 对氨基水杨酸

127. 利福平抗菌作用的机制是（　　　）

    A. 抑制RNA多聚酶（转录酶）　　　B. 抑制分枝菌酸合成酶

    C. 抑制胸苷酸合成酶　　　　　　　　D. 抑制二氢叶酸还原酶

    E. 抑制磷酸果糖激酶

128. 患者，男性，25岁。2年前出现咳嗽、低热、气喘、胸闷隐痛、盗汗。经X线诊断为"肺结核"，以抗结核药物治疗。对该患者抗结核治疗的原则不包括（　　　）

    A. 早期用药　　　　　　　　　　B. 联合用药　　　　　　　　C. 规律用药

    D. 全程用药　　　　　　　　　　E. 足量用药

129. 患者，女性，25岁。1年前出现咳嗽、低热、气喘、盗汗。经X线诊断为"肺结核"，以抗结核药物治疗时合用下列哪个药物可减少耐药性？（　　　）

    A. 链霉素　　　　　　　　　　　B. 乙胺丁醇　　　　　　　　C. 青霉素

    D. 吡嗪酰胺　　　　　　　　　　E. 司帕沙星

130. 患者，女性，33岁。以肺结核收治入院，给予抗结核治疗，链霉素肌注后，10 min后出现头晕、耳鸣、乏力、呼吸困难等症状，继而出现意识模糊、晕倒、血压下降、心律失常等症状。该患者出现上述症状的可能原因是（　　　）

    A. 链霉素引起的神经毒性　　　　B. 链霉素引起的神经肌肉阻滞作用

    C. 链霉素引起的肾毒性　　　　　D. 链霉素引起的过敏性休克

    E. 患者突发心肌梗死

131. 治疗甲癣不宜口服的药物是（　　　）

    A. 氟康唑　　　　　　　　　　　B. 酮康唑　　　　　　　　　C. 伊曲康唑

    D. 克霉唑　　　　　　　　　　　E. 特比萘芬

132. 仅对浅表真菌感染有效的抗真菌药是（　　　）

    A. 制霉菌素　　　　　　　　　　B. 灰黄霉素　　　　　　　　C. 两性霉素B

    D. 克霉唑　　　　　　　　　　　E. 酮康唑

133. 对浅表和深部真菌感染都有较好疗效的药物是（　　　）

    A. 酮康唑　　　　　　　　　　　B. 灰黄霉素　　　　　　　　C. 两性霉素B

    D. 制霉菌素　　　　　　　　　　E. 氟胞嘧啶

134. 通过干扰敏感真菌的有丝分裂，抑制其生长的药物是（　　　）

    A. 灰黄霉素　　　　　　　　　　B. 制霉菌素　　　　　　　　C. 克霉唑

    D. 两性霉素B　　　　　　　　　E. 多黏菌素E

135. 不良反应最小的唑类抗真菌药是（   ）

    A. 克霉唑   B. 咪康唑   C. 酮康唑

    D. 氟康唑   E. 益康唑

136. 两性霉素B的应用注意不包括（   ）

    A. 静脉滴注液应新鲜配制   B. 静滴前常服解热镇痛药和抗组胺药

    C. 静滴液内加小量糖皮质激素   D. 避光静注

    E. 定期检查血钾、血尿常规和肝肾功能

137. 下列哪种药物主要与两性霉素B合用以增加疗效？（   ）

    A. 酮康唑   B. 灰黄霉素   C. 阿昔洛韦

    D. 制霉菌素   E. 氟胞嘧啶

138. 金刚烷胺预防亚洲甲型流感病毒感染的主要原因是（   ）

    A. 阻止病毒外壳蛋白质生成   B. 阻止病毒体释放

    C. 干扰核酸的合成   D. 干扰病毒进入宿主细胞，并抑制其复制

    E. 引起细胞内溶酶体释放，使感染细胞溶解

139. 碘苷主要用于（   ）

    A. 结核病   B. 疟疾   C. DNA病毒感染

    D. 白色念珠菌感染   E. 革兰阳性菌感染

140. 金刚烷胺能特异性抑制哪种病毒感染？（   ）

    A. 甲型流感病毒   B. 乙型流感病毒   C. 麻疹病毒

    D. 腮腺炎病毒   E. 单纯疱疹病毒

141. 兼有抗震颤麻痹作用的抗病毒药是（   ）

    A. 碘苷   B. 阿昔洛韦   C. 阿糖腺苷

    D. 利巴韦林   E. 金刚烷胺

142. 全身应用毒性大，仅局部用的抗病毒药是（   ）

    A. 阿昔洛韦   B. 碘苷   C. 阿糖腺苷

    D. 利巴韦林   E. 金刚烷胺

143. 阿昔洛韦主要适用的疾病是（   ）

    A. 甲状腺功能亢进症   B. 结核病

    C. 白色念珠菌感染   D. DNA病毒感染   E. 血吸虫病

144. 用于抗艾滋病病毒的药物是（   ）

    A. 利巴韦林   B. 扎那米韦   C. 齐多夫定

    D. 阿昔洛韦   E. 碘苷

145. 以下为广谱抗病毒药的是（   ）

    A. 金刚烷胺   B. 利巴韦林   C. 碘苷

    D. 氟胞嘧啶   E. 齐多夫定

146. 既可抗乙肝病毒又可以抗HIV病毒的药物为（   ）

    A. 金刚烷胺   B. 利巴韦林   C. 拉米夫定

    D. 碘苷   E. 阿糖腺苷

147. 毒性大，临床仅局部应用的抗疱疹病毒药为（　　　）

  A. 扎西他滨　　　　　　　　B. 十扰素　　　　　　　　C. 阿糖腺苷

  D. 碘苷　　　　　　　　　　E. 齐多夫定

148. 能抑制病毒DNA聚合酶的抗病毒药是（　　　）

  A. 拉米夫定　　　　　　　　B. 金刚烷胺　　　　　　　C. 阿昔洛韦

  D. 齐多夫定　　　　　　　　E. 阿糖腺苷

149. 能抗疟又可治阿米巴病的药是（　　　）

  A. 甲硝唑　　　　　　　　　B. 氯喹　　　　　　　　　C. 伯氨喹

  D. 吡喹酮　　　　　　　　　E. 奎宁

150. 应用伯氨喹发生急性溶血反应的机制是（　　　）

  A. 二氢叶酸还原酶缺乏　　　B. 谷胱甘肽还原酶缺乏　　C. G-6-PD缺乏

  D. 假性胆碱酯酶缺乏　　　　E. 二氢叶酸合成酶缺乏

151. 进入蚊体内阻止疟原虫孢子增殖的药物是（　　　）

  A. 乙胺嘧啶　　　　　　　　B. 青蒿素　　　　　　　　C. 伯氨喹

  D. 氯喹　　　　　　　　　　E. 周效磺胺

152. 能治愈恶性疟的药物是（　　　）

  A. 伯氨喹　　　　　　　　　B. 氯喹　　　　　　　　　C. 乙胺嘧啶

  D. 周效磺胺　　　　　　　　E. 氨苯砜

153. 杀灭良性疟继发性红细胞外期裂殖体和各型疟原虫配子体的抗疟药是（　　　）

  A. 乙胺嘧啶　　　　　　　　B. 伯氨喹　　　　　　　　C. 氯喹

  D. 奎宁　　　　　　　　　　E. 青蒿素

154. 伯氨喹可作用于疟原虫的（　　　）

  A. 原发性红外期和红内期　　B. 继发性红外期和红内期

  C. 原发性和继发性红外期　　D. 继发性红外期和配子体

  E. 红内期和配子体

155. 氯喹能有效地控制疟疾患者的病症，其原因是（　　　）

  A. 它能杀灭红细胞外期的裂殖体

  B. 它能杀灭红细胞内期的裂殖体

  C. 它对红细胞内外期的裂殖体均有杀灭作用

  D. 它能杀灭配子体

  E. 它能杀灭红细胞前期疟原虫

156. 氯喹不具有下列哪种药理作用？（　　　）

  A. 可作为良性疟的预防药　　B. 杀灭红内期裂殖子

  C. 杜绝配子体产生，在一定程度上有阻断传播作用

  D. 可根治恶性疟疾　　　　　E. 具有免疫抑制作用

157. 能引起金鸡钠反应的药物是（　　　）

  A. 乙胺嘧啶　　　　　　　　B. 氯喹　　　　　　　　　C. 奎宁

  D. 伯氨喹　　　　　　　　　E. 青蒿素

158. 主要用于一级预防的抗疟药为（　　）
　　A. 氯喹　　　　　　　　　　　　B. 奎宁　　　　　　　　C. 伯氨喹
　　D. 乙胺嘧啶　　　　　　　　　　E. 青蒿素

159. 用于控制良性疟复发和传播的药物是（　　）
　　A. 乙胺嘧啶　　　　　　　　　　B. 伯氨喹　　　　　　　C. 甲氧苄啶
　　D. 青蒿素　　　　　　　　　　　E. 周效磺胺

160. 乙胺嘧啶有下列哪种抗疟作用？（　　）
　　A. 杀灭红内期成熟裂殖体　　　　B. 抑制原发性红细胞外期子孢子增殖
　　C. 阻止蚊体内孢子增殖　　　　　D. 杀灭继发性红外期裂殖体
　　E. B+C

161. 易产生溶血性贫血的药物是（　　）
　　A. 伯氨喹　　　　　　　　　　　B. 四环素　　　　　　　C. 氯霉素
　　D. 红霉素　　　　　　　　　　　E. 利福平

162. 根治良性疟最好选用（　　）
　　A. 伯氨喹+乙胺嘧啶　　　　　　B. 伯氨喹+氯喹
　　C. 氯喹+乙胺嘧啶　　　　　　　D. 青蒿素+乙胺嘧啶
　　E. 伯氨喹+奎宁

163. 对肠内外阿米巴均有作用的药物是（　　）
　　A. 土霉素　　　　　　　　　　　B. 甲硝唑　　　　　　　C. 氯喹
　　D. 喹碘仿　　　　　　　　　　　E. 氯碘喹啉

164. 轻症阿米巴痢疾和无症状排包囊者宜选用（　　）
　　A. 依米丁　　　　　　　　　　　B. 二氯尼特　　　　　　C. 乙酰胂胺
　　D. 氯喹　　　　　　　　　　　　E. 甲硝唑

165. 具有抗滴虫和抗阿米巴原虫作用的药物是（　　）
　　A. 喹碘仿　　　　　　　　　　　B. 巴龙霉素　　　　　　C. 氯喹
　　D. 甲硝唑　　　　　　　　　　　E. 吡喹酮

166. 只对肠外阿米巴病有效的药物是（　　）
　　A. 氯喹　　　　　　　　　　　　B. 喹碘仿　　　　　　　C. 依米丁
　　D. 甲硝唑　　　　　　　　　　　E. 巴龙霉素

167. 阿米巴病排包囊者宜选用（　　）
　　A. 甲硝唑　　　　　　　　　　　B. 依米丁　　　　　　　C. 氯喹
　　D. 二氯尼特　　　　　　　　　　E. 四环素

168. 甲苯咪唑抗多种肠道蠕虫的机制是（　　）
　　A. 抑制虫体胆碱酯酶，使虫体麻痹
　　B. 抑制虫体对葡萄糖的摄取，导致能量缺乏
　　C. 兴奋虫体神经节，使肌肉发生痉挛性收缩
　　D. 抑制虫体呼吸，使之窒息死亡
　　E. 使虫体溶解

169. 早期胆道蛔虫病伴有溃疡病的患者，可选用（　　　）
A. 甲苯咪唑　　　　　　　B. 氯硝柳胺　　　　　C. 吡喹酮
D. 哌嗪　　　　　　　　　E. 噻嘧啶

170. 对蛲虫感染无效的药物是（　　　）
A. 噻嘧啶　　　　　　　　B. 左旋咪唑　　　　　C. 哌嗪
D. 阿苯达唑　　　　　　　E. 吡喹酮

171. 对钩虫、蛔虫、蛲虫、鞭虫、绦虫感染均有效的药物是（　　　）
A. 哌嗪　　　　　　　　　B. 左旋咪唑　　　　　C. 甲苯咪唑
D. 噻嘧啶　　　　　　　　E. 扑蛲灵

172. 下列有驱蛔虫作用的药物是（　　　）
A. 吡喹酮　　　　　　　　B. 哌嗪　　　　　　　C. 噻替哌
D. 哌唑嗪　　　　　　　　E. 咪唑类

173. 治疗鞭虫感染的首选药是（　　　）
A. 甲苯咪唑　　　　　　　B. 哌嗪　　　　　　　C. 噻嘧啶
D. 槟榔　　　　　　　　　E. 左旋咪唑

174. 绦虫病的首选药是（　　　）
A. 槟榔　　　　　　　　　B. 南瓜子　　　　　　C. 氯硝柳胺
D. 吡喹酮　　　　　　　　E. 左旋咪唑

175. 蛲虫感染的首选药是（　　　）
A. 哌嗪　　　　　　　　　B. 左旋咪唑　　　　　C. 噻嘧啶
D. 槟榔　　　　　　　　　E. 阿苯达唑

176. 钩虫感染的首选药是（　　　）
A. 哌嗪　　　　　　　　　B. 左旋咪唑　　　　　C. 噻嘧啶
D. 槟榔　　　　　　　　　E. 甲苯咪唑

177. 治疗厌氧菌感染的首选药是（　　　）
A. 青霉素　　　　　　　　B. 巴龙霉素　　　　　C. 红霉素
D. 喹碘仿　　　　　　　　E. 甲硝唑

178. 甲硝唑药理作用不包括（　　　）
A. 抗滴虫　　　　　　　　B. 抗阿米巴原虫　　　C. 抗厌氧菌
D. 抗结核病　　　　　　　E. 抗贾第鞭毛虫

二、配伍题

题干：179–182

A. 头孢曲松　　　　　　　B. 头孢呋辛　　　　　C. 氨苄西林
D. 头孢拉定　　　　　　　E. 头孢吡肟

179. 属于头孢一代的是（　　　）
180. 属于头孢二代的是（　　　）
181. 属于头孢三代的是（　　　）
182. 属于头孢四代的是（　　　）

题干：183-184

A. 伤寒、副伤寒　　　　　　　　B. 斑疹伤寒　　　　　　　　C. 鼠疫、兔热病

D. 钩端螺旋体病　　　　　　　　E. 军团病

183. 链霉素用于（　　　　）

184. 青霉素G用于（　　　　）

题干：185-188

A. 过敏性休克　　　　　　　　　B. 骨髓抑制、灰婴综合征　　　　C. 牙齿黄染

D. 红人综合征　　　　　　　　　E. 凝血障碍

185. 属于四环素不良反应的是（　　　　）

186. 青霉素最严重的不良反应是（　　　　）

187. 氯霉素最严重的不良反应是（　　　　）

188. 万古霉素特有的不良反应是（　　　　）

题干：189-191

A. 对革兰阳性菌，革兰阴性球菌和螺旋体有抗菌作用

B. 对革兰阳性菌及革兰阴性菌，特别对革兰阴性杆菌有效

C. 对立克次体特别有效

D. 抗菌作用强，对各种厌氧菌有效

E. 对耐药金黄色葡萄球菌有效

189. 氨苄西林（　　　　）

190. 哌拉西林（　　　　）

191. 青霉素G（　　　　）

题干：192-193

A. 细菌DNA回旋酶的改变　　　　B. 细菌细胞膜孔蛋白通道的改变　　C. A+B

D. 细菌产生β内酰胺酶　　　　　　E. 细菌产生钝化酶

192. 氧氟沙星产生耐药性是因（　　　　）

193. 氨苄西林产生耐药性是因（　　　　）

题干：194-195

A. 抑制二氢叶酸还原酶　　　　　B. 抑制二氢叶酸合成酶

C. 抑制细菌细胞壁合成　　　　　D. 抑制蛋白质合成　　　　　E. 抑制DNA合成

194. 磺胺类的抗菌作用机制是（　　　　）

195. 甲氧苄啶的抗菌作用机制是（　　　　）

题干：196-199

A. 口服吸收较好，适用于肺炎球菌所致下呼吸道感染

B. 与庆大霉素合用于绿脓杆菌感染时不能混合静脉滴注

C. 脑脊液中浓度较高，酶稳定性高，适用于严重脑膜感染

D. 肾毒性较大

E. 口服、肌注或静脉注射均可用于全身感染

196. 头孢噻啶（　　　　）

197. 阿莫西林（　　　）

198. 头孢曲松（　　　）

199. 羧苄西林（　　　）

题干：200-204

A. 林可霉素　　　　　　　　　　B. 红霉素　　　　　　　　　C. 吉他霉素

D. 万古霉素　　　　　　　　　　E. 四环素

200. 对革兰阴性菌无效，对厌氧菌感染有较好疗效的是（　　　）

201. 对敏感菌所致急、慢性骨及关节感染疗效较好的是（　　　）

202. 可作为治疗军团病的首选药的是（　　　）

203. 对耐青霉素及耐红霉素的金葡菌感染仍然有效的大环内酯类药物是（　　　）

204. 剂量过大可引起耳毒性的是（　　　）

题干：205-206

A. 氯霉素　　　　　　　　　　　B. 四环素　　　　　　　　　C. 链霉素

D. 青霉素　　　　　　　　　　　E. 红霉素

205. 新生儿因其缺乏葡萄糖醛酸转移酶而易产生毒性的药物是（　　　）

206. 胆汁中浓度约为血药浓度10～20倍的药物是（　　　）

题干：207-209

A. $t_{1/2}$约1 h　　　　　　　　　B. $t_{1/2}$约2.5 h　　　　　　C. $t_{1/2}$约8.5 h

D. $t_{1/2}$约13 h　　　　　　　　E. $t_{1/2}$约18 h

207. 四环素（　　　）

208. 多西环素（　　　）

209. 氯霉素（　　　）

题干：210-212

A. 磺胺异噁唑　　　　　　　　　　　　B. 磺胺嘧啶和磺胺甲噁唑

C. 周效磺胺和磺胺甲氧嘧啶　　　　　　D. 柳氮磺吡啶

E. 磺胺嘧啶银、磺胺米隆（SML）、磺胺醋酰（SA）

210. 用于全身感染的中效磺胺类药有（　　　）

211. 用于肠道感染的磺胺类药有（　　　）

212. 外用磺胺类药有（　　　）

题干：213-216

A. SD+链霉素　　　　　　　　　B. SMZ+TMP　　　　　　　C. SD+青霉素G

D. SDM+乙胺嘧啶　　　　　　　E. SDM+TMP

213. 治疗耐氯喹的恶性疟可用（　　　）

214. 治疗鼠疫可用（　　　）

215. 治疗流行性脑脊髓膜炎可用（　　　）

216. 治疗呼吸道、泌尿道感染可用（　　　）

题干：217-221

A. 磺胺嘧啶   B. 磺胺米隆   C. 磺胺醋酰钠

D. 氧氟沙星   E. 环丙沙星

217. 在痰、尿液及胆汁中浓度较高的是（　　　）

218. 可外用于创伤后感染的是（　　　）

219. 流行性脑脊髓膜炎首选（　　　）

220. 可外用于沙眼、结膜炎等眼部感染的是（　　　）

221. 对耐药绿脓杆菌有效的是（　　　）

题干：222-223

A. 抑制细菌依赖于DNA的RNA多聚酶   B. 抑制DNA回旋酶

C. 抑制分枝菌酸的合成   D. 与PABA竞争性拮抗，阻碍叶酸合成

E. 与二价金属离子络合，干扰RNA合成

222. 异烟肼抗结核杆菌的作用机制是（　　　）

223. 利福平抗结核杆菌的作用机制是（　　　）

题干：224-225

A. 异烟肼   B. 乙胺丁醇   C. 利福平

D. 吡嗪酰胺   E. 链霉素

224. 服用期间可使尿、粪、泪液、痰等呈橘红色的是（　　　）

225. 乙酰化速率个体差异大的是（　　　）

题干：226-229

A. 灰黄霉素   B. 两性霉素B   C. 制霉菌素

D. 咪康唑   E. 酮康唑

226. 国产制剂称为庐山霉素的药物是（　　　）

227. 外用无效，口服治疗体表癣病的药物是（　　　）

228. 治疗真菌性脑膜炎，可加用小剂量鞘内注射的药物是（　　　）

229. 因毒性较大，不作为注射剂应用的抗真菌药物是（　　　）

题干：230-234

A. 金刚烷胺   B. 碘苷   C. 阿昔洛韦

D. 阿糖腺苷   E. 利巴韦林

230. 又名病毒唑的药物是（　　　）

231. 又名疱疹净的药物是（　　　）

232. 又名无环鸟苷的药物是（　　　）

233. 通过阻止病毒穿入宿主细胞并抑制其复制而抗病毒的药物是（　　　）

234. 通过抑制DNA复制而抑制DNA病毒生长，但对RNA病毒物无效的药物是（　　　）

三、多选题

235. 化疗药物包括（　　　）

　　A. 抗菌药   B. 抗真菌药   C. 抗病毒药

　　D. 抗寄生虫药   E. 抗恶性肿瘤药

236. 影响细菌胞浆膜通透性的药物有（　　　）
    A. 万古霉素　　　　　　　B. 多黏菌素　　　　　　　C. 林可霉素
    D. 制霉菌素　　　　　　　E. 两性霉素

237. 抑制细菌细胞壁黏肽合成的药物有（　　　）
    A. 磷霉素　　　　　　　　B. 环丝氨酸　　　　　　　C. 万古霉素
    D. 杆菌肽　　　　　　　　E. 头孢菌素

238. 抑制细菌蛋白质合成的药物有（　　　）
    A. 红霉素　　　　　　　　B. 氯霉素　　　　　　　　C. 四环素
    D. 林可霉素　　　　　　　E. 氨基糖苷类

239. 采用哪些措施可减少细菌对抗菌药物的耐药性？（　　　）
    A. 严格掌握抗菌药物的适应证，减少滥用
    B. 给予足够的剂量和疗程　　C. 必要时联合用药
    D. 有计划地轮换用药　　　　E. 尽量避免局部用药

240. 联合应用抗菌药物的指征有（　　　）
    A. 单一抗菌药物不能控制的严重混合感染
    B. 病原菌未明的严重感染
    C. 单一抗菌药物不能有效控制的感染性心内膜炎
    D. 长期用药细菌有可能产生耐药者
    E. 减少药物的毒性反应

241. 肾功能损害患者应避免使用下列哪些抗菌药？（　　　）
    A. 青霉素　　　　　　　　B. 万古霉素　　　　　　　C. 氯霉素
    D. 两性霉素B　　　　　　 E. 氨基糖苷类

242. 肝功能障碍患者应避免使用或慎用下列哪些药物？（　　　）
    A. 红霉素　　　　　　　　B. 氯霉素　　　　　　　　C. 四环素
    D. 利福平　　　　　　　　E. 林可霉素

243. β–内酰胺类抗生素包括（　　　）
    A. 多黏菌素类　　　　　　B. 青霉素类　　　　　　　C. 头孢菌素类
    D. 大环内酯类　　　　　　E. 林可霉素类

244. 防治青霉素G过敏反应的措施是（　　　）
    A. 询问病史、用药史、药物过敏史及家族过敏史
    B. 做皮肤过敏试验
    C. 皮试液临时配制
    D. 避免饥饿时用药，注射后观察20～30 min
    E. 出现过敏性休克首选肾上腺素抢救

245. β–内酰胺类抗生素的抗菌作用机制是（　　　）
    A. 抑制二氢叶酸合成酶　　 B. 抑制胞壁黏肽合成酶　　 C. 触发细菌自溶酶活性
    D. 抑制细菌核酸代谢　　　 E. 抑制细菌蛋白质合成

246. 可成为青霉素变态反应的致敏原是（　　　）

　　A. 制剂中的钾离子　　　　　　　　　　B. 制剂中的青霉噻唑蛋白

　　C. 制剂中的青霉烯酸　　　　　　　　　　D. 青霉素

　　E. 6-APA高分子聚合物

247. 肾功能不良患者避免使用的抗菌药物有（　　　）

　　A. 头孢噻吩　　　　　　　　　B. 头孢唑啉　　　　　　　　C. 磺胺嘧啶

　　D. 庆大霉素　　　　　　　　　E. 氨苄西林

248. 用于治疗流行性脑脊髓膜炎的头孢菌素类药物有（　　　）

　　A. 头孢呋辛　　　　　　　　　B. 头孢曲松　　　　　　　　C. 头孢噻肟

　　D. 头孢他定　　　　　　　　　E. 头孢哌酮

249. 第三代头孢菌素的特点是（　　　）

　　A. 对革兰阳性菌作用不如第一、第二代

　　B. 对β-内酰胺酶稳定性高　　　　　C. 对绿脓杆菌和厌氧菌有效

　　D. 可透过血脑屏障　　　　　　　　　E. 对肾脏基本无毒性

250. 对绿脓杆菌有效的β-内酰胺类药物有（　　　）

　　A. 呋苄西林　　　　　　　　　B. 氨苄西林　　　　　　　　C. 头孢他定

　　D. 头孢哌酮　　　　　　　　　E. 头孢噻吩

251. 属于大环内酯类药物的是（　　　）

　　A. 红霉素　　　　　　　　　　B. 罗红霉素　　　　　　　　C. 阿奇霉素

　　D. 克拉霉素　　　　　　　　　E. 克林霉素

252. 红霉素的不良反应有（　　　）

　　A. 胃肠道反应　　　　　　　　B. 耳毒性　　　　　　　　　C. 肝损害

　　D. 肾损害　　　　　　　　　　E. 二重感染

253. 大环内酯类抗生素对下列哪些病原体有抑制作用？（　　　）

　　A. 需氧革兰阳性、革兰阴性菌　　B. 厌氧菌　　　　　　　　　C. 军团菌

　　D. 胎儿弯曲菌　　　　　　　　E. 衣原体和支原体

254. 大环内酯类抗生素的特点是（　　　）

　　A. 抗菌谱窄，但比青霉素广　　　　B. 细菌对本类各药间不产生交叉耐药性

　　C. 在碱性环境中抗菌活性增强　　　D. 不易透过血脑屏障

　　E. 主要经胆汁排泄，并进行肝肠循环

255. 可引起肾脏损害的药物是（　　　）

　　A. 红霉素　　　　　　　　　　B. 麦迪霉素　　　　　　　　C. 万古霉素

　　D. 庆大霉素　　　　　　　　　E. 两性霉素B

256. 肝功能不正常患者应避免使用下列哪些抗生素？（　　　）

　　A. 乙琥红霉素　　　　　　　　B. 无味红霉素　　　　　　　C. 林可霉素

　　D. 万古霉素　　　　　　　　　E. 交沙霉素

257. 下列哪些药物不易透过血脑屏障？（　　　）

　　A. 麦迪霉素　　　　　　　　　B. 麦白霉素　　　　　　　　C. 交沙霉素

　　D. 林可霉素　　　　　　　　　E. 克林霉素

258. 万古霉素的抗菌特点是（　　　）

    A. 对耐青霉素的金葡菌有效　　　　　B. 细菌对万古霉素不易产生耐药性

    C. 与其他抗生素无交叉耐药性　　　　D. 对革兰阴性杆菌有效

    E. 对真菌感染有效

259. 克林霉素的抗菌特点是（　　　）

    A. 对耐青霉素的金葡菌有效　　　　　B. 对溶血性链球菌、草绿色链球菌有效

    C. 对肺炎球菌有效　　　　　　　　　D. 对大多数厌氧菌有效

    E. 对多数革兰阴性菌无效

260. 红霉素可用于哪些感染？（　　　）

    A. 链球菌引起的扁桃腺炎　　　　　　B. 肺炎球菌引起的下呼吸道感染

    C. 支原体肺炎　　　　　　　　　　　D. 流感杆菌引起的上呼吸道感染

    E. 金葡菌引起的皮肤及软组织感染

261. 氨基糖苷类易产生的不良反应有（　　　）

    A. 二重感染　　　　　　　B. 耳毒性　　　　　　　　C. 神经肌肉麻痹

    D. 过敏反应　　　　　　　E. 肾毒性

262. 对铜绿假单胞菌有抗菌作用的氨基糖苷类药物是（　　　）

    A. 大观霉素　　　　　　　B. 链霉素　　　　　　　　C. 庆大霉素

    D. 阿米卡星　　　　　　　E. 妥布霉素

263. 氨基糖苷类抗生素的抗菌作用机制是（　　　）

    A. 与核蛋白体50S亚基结合，抑制转肽作用

    B. 抑制70S始动复合物的形成

    C. 与30S亚基靶蛋白结合，使mRNA的密码错译

    D. 阻碍终止因子与核蛋白体A位结合，抑制肽链释放

    E. 增加胞膜通透性

264. 具有耳毒性的药物有（　　　）

    A. 氨苄西林　　　　　　　B. 氨基糖苷类　　　　　　C. 高效能利尿药

    D. 万古霉素　　　　　　　E. 四环素

265. 具有肾毒性的药物有（　　　）

    A. 头孢唑啉　　　　　　　B. 磺胺嘧啶　　　　　　　C. 庆大霉素

    D. 多黏菌素　　　　　　　E. 青霉素

266. 氨基糖苷类药物的共同药动学特点是（　　　）

    A. 口服难吸收　　　　　　　　　　　B. 主要分布于细胞外液

    C. 内耳外淋巴液浓度与用药量成正比　D. 肾脏皮质浓度高

    E. 90%以原型由肾小球滤过排泄

267. 对绿脓杆菌敏感的氨基糖苷类药物是（　　　）

    A. 卡那霉素　　　　　　　B. 链霉素　　　　　　　　C. 庆大霉素

    D. 阿米卡星　　　　　　　E. 妥布霉素

268. 影响四环素吸收的因素有（　　　）
　　A. 与氢氧化铝、三硅酸镁同服　　　　B. 与铁剂同服　　　　C. 饭后服用
　　D. 每次口服剂量超过0.5 g时　　　　E. 与维生素B$_1$同服

269. 四环素的不良反应有（　　　）
　　A. 胃肠道反应　　　　　　　　　　B. 二重感染　　　　　　C. 骨髓抑制
　　D. 影响骨和牙齿的生长　　　　　　E. 大剂量可损害肝脏

270. 氯霉素的主要不良反应有（　　　）
　　A. 二重感染　　　　　　　　　　　B. 出血倾向　　　　　　C. 灰婴综合征
　　D. 可逆性血细胞减少　　　　　　　E. 不可逆再生障碍性贫血

271. 磺胺异噁唑适宜于治疗泌尿系感染是因为（　　　）
　　A. 作用时间短　　　　　　　　　　B. 肝脏乙酰化率低
　　C. 尿中原型药物浓度高　　　　　　D. 在尿中不易析出结晶　　　E. 抗菌活性强

272. 长效磺胺比中、短效磺胺临床少用是因为（　　　）
　　A. 作用时间长　　　　　　　　　　B. 抗菌力弱　　　　　　C. 血药浓度低
　　D. 抗菌谱窄　　　　　　　　　　　E. 变态反应多

273. 氟喹诺酮类药物的共性有（　　　）
　　A. 抗菌谱广　　　　　　　　　　　B. 与其他抗菌药间无交叉耐药性
　　C. 口服吸收好　　　　　　　　　　D. 不良反应少
　　E. 主要用于敏感菌所致的呼吸道感染、尿路感染等

274. 氟喹诺酮类药物的抗菌谱是（　　　）
　　A. 绿脓杆菌　　　　　　　　　　　B. 耐药金葡菌　　　　　C. 大肠杆菌
　　D. 厌氧菌　　　　　　　　　　　　E. 支原体

275. 依诺沙星可抑制哪些药物在肝中代谢，使血药浓度升高？（　　　）
　　A. 抗酸药　　　　　　　　　　　　B. 茶碱类　　　　　　　C. 咖啡因
　　D. 口服抗凝药　　　　　　　　　　E. 磺胺类

276. 肾功能减退患者使用哪些药物时应减量？（　　　）
　　A. 诺氟沙星　　　　　　　　　　　B. 氧氟沙星　　　　　　C. 培氟沙星
　　D. 依诺沙星　　　　　　　　　　　E. 氟罗沙星

277. 下列哪些情况下不宜使用喹诺酮类药物？（　　　）
　　A. 妊娠妇女　　　　　　　　　　　B. 未发育完全的儿童　　C. 有癫痫病史者
　　D. 服用抗酸药　　　　　　　　　　E. 对青霉素过敏者

278. 关于磺胺类药的化学结构特点，下列哪些是正确的？（　　　）
　　A. 为氨苯磺胺的衍生物
　　B. 对位氨基游离为抗菌活性所必需
　　C. 磺酰氨基的1个氢原子被杂环取代，抗菌活性增强，口服易吸收
　　D. 在取代的杂环上引进甲氧基，则药物与血浆蛋白结合率增加，作用时间延长
　　E. 对位氨基的氢原子被取代，则抗菌作用减弱或消失，且口服难吸收

279. 磺胺类药的不良反应有（　　　）

　　A. 肾脏损害　　　　　　　　　　　　B. 肝脏损害

　　C. 溶血性贫血和粒细胞减少　　　　D. 变态反应　　　　　　　E. 胃肠道反应

280. 关于磺胺类药的叙述，下列哪些是正确的？（　　　）

　　A. 细菌对磺胺类药有交叉耐药性

　　B. 患者对磺胺类药有交叉过敏反应

　　C. 中效磺胺可致肾脏损害

　　D. 葡萄糖–6–磷酸脱氢酶缺乏者使用磺胺类药可致溶血性贫血

　　E. 磺胺类药对人体细胞叶酸代谢无影响

281. 甲氧苄啶与磺胺类合用可使（　　　）

　　A. 抗菌活性增强　　　　　　B. 耐药菌株减少　　　　　C. 抗菌谱扩大

　　D. 作用时间延长　　　　　　E. 不良反应减少

282. 甲氧苄啶可增加哪些药物的抗菌作用？（　　　）

　　A. 红霉素　　　　　　　　　B. 庆大霉素　　　　　　　C. 四环素

　　D. 磺胺类　　　　　　　　　E. 氯霉素

283. 异烟肼的抗结核作用特点有（　　　）

　　A. 抑制分枝菌酸的合成　　　　B. 疗效高、毒性小

　　C. 杀灭结核杆菌，抗菌力强　　D. 单用不易产生耐药性

　　E. 与其他抗结核病药无交叉耐药性

284. 异烟肼的药动学特点有（　　　）

　　A. 口服1～2 h后血药浓度达高峰　　B. 脑脊液中药物浓度与血浆浓度相近

　　C. 穿透力强，可透入细胞内　　　　D. 在肝脏中乙酰化速率有明显的人种和个体差异

　　E. 60%经粪和尿排泄，粪、尿可染成橘红色

285. 异烟肼的不良反应有（　　　）

　　A. 周围神经炎　　　　　　　B. 中毒性脑病　　　　　　C. 中毒性精神病

　　D. 肝毒性　　　　　　　　　E. 肾毒性

286. 下列关于异烟肼的正确叙述有（　　　）

　　A. 对结核分枝杆菌选择性高，作用强　B. 对繁殖期和静止期结核杆菌均有杀灭作用

　　C. 对细胞内的结核杆菌无作用　　　　D. 单用易产生耐药性

　　E. 抗菌作用的机制是抑制分枝杆菌酸的合成

287. 利福平的抗菌作用特点有（　　　）

　　A. 对结核杆菌、麻风杆菌有杀菌作用　B. 对耐药金葡菌有抗菌作用

　　C. 对沙眼衣原体有抑制作用　　　　　D. 结核杆菌不易产生耐药性

　　E. 抗结核作用大于异烟肼

288. 利福平的药动学特点有（　　　）

　　A. 口服吸收迅速、完全　　　　B. 血药浓度个体差异大

　　C. $t_{1/2}$约4 h　　　　　　　　　D. 穿透力强，可进入细胞和结核空洞

　　E. 大部分在肝脏中代谢

289. 抗菌谱与利福平相同，抗菌效力大于利福平的药物有（　　　）
　　A. 异烟肼　　　　　　　　B. 氯法齐明　　　　　　　　C. 利福喷汀
　　D. 乙胺丁醇　　　　　　　E. 利福定

290. 可出现肝功能损害的抗结核病药有（　　　）
　　A. 吡嗪酰胺　　　　　　　B. 乙胺丁醇　　　　　　　　C. 链霉素
　　D. 异烟肼　　　　　　　　E. 利福平

291. 抗结核病新的药物治疗方案的优点有（　　　）
　　A. 治愈率高　　　　　　　B. 复发率低　　　　　　　　C. 耐药菌少
　　D. 疗程短　　　　　　　　E. 安全性高

292. 抗结核病一线药有（　　　）
　　A. 对氨基水杨酸　　　　　B. 卡那霉素　　　　　　　　C. 异烟肼
　　D. 利福平　　　　　　　　E. 乙胺丁醇

293. 主要用于深部真菌感染的药物是（　　　）
　　A. 制霉菌素　　　　　　　B. 氟康唑　　　　　　　　　C. 灰黄霉素
　　D. 酮康唑　　　　　　　　E. 两性霉素B

294. 不能与酮康唑同服的药物是（　　　）
　　A. 氢氧化铝　　　　　　　B. 丙胺太林　　　　　　　　C. 西咪替丁
　　D. 苯海拉明　　　　　　　E. 阿司匹林

295. 因毒性大而不能全身应用的药物是（　　　）
　　A. 碘苷　　　　　　　　　B. 酮康唑　　　　　　　　　C. 阿昔洛韦
　　D. 利巴韦林　　　　　　　E. 制霉菌素

296. 灰黄霉素可用于哪些癣病的治疗？（　　　）
　　A. 甲癣　　　　　　　　　B. 牛皮癣　　　　　　　　　C. 股癣
　　D. 头癣　　　　　　　　　E. 体癣

297. 属于多烯类抗真菌药的有（　　　）
　　A. 氟康唑　　　　　　　　B. 阿昔洛韦　　　　　　　　C. 利巴韦林
　　D. 制霉菌素　　　　　　　E. 两性霉素B

298. 在静脉滴注两性霉素B时，常须先服用或同时加用的药物有（　　　）
　　A. 阿司匹林　　　　　　　B. 氯苯那敏　　　　　　　　C. 地塞米松
　　D. 苯巴比妥　　　　　　　E. 庆大霉素

299. 有关两性霉素B的下列叙述，错误的是（　　　）
　　A. 肌内注射容易吸收
　　B. 口服易吸收
　　C. 首选治疗深部真菌感染
　　D. 静滴会出现高热、寒战、头痛、呕吐，为减轻反应，静滴液应新鲜配制
　　E. 滴注前预防性服用解热镇痛药和抗组胺药，静滴液应稀释，防止静滴过快引起惊厥
　　　和心律失常

300. 下列用于深部真菌感染的药物有（ ）
　　A. 两性霉素B　　　　　　　B. 特比奈芬　　　　　C. 氟康唑
　　D. 酮康唑　　　　　　　　　E. 伊曲康唑

301. 对RNA病毒无效的药物是（ ）
　　A. 碘苷　　　　　　　　　　B. 金刚烷胺　　　　　C. 阿昔洛韦
　　D. 利巴韦林　　　　　　　　E. 阿糖腺苷

302. 金刚烷胺对哪些病毒无效？（ ）
　　A. 甲型流感病毒　　　　　　B. 乙型流感病毒　　　C. 麻疹病毒
　　D. 腮腺炎病毒　　　　　　　E. 单纯疱疹病毒

303. 下列药物中属于抗病毒药的是（ ）
　　A. 利巴韦林　　　　　　　　B. 干扰素　　　　　　C. 齐多夫定
　　D. 阿糖腺苷　　　　　　　　E. 碘苷

304. 阿昔洛韦不用于治疗（ ）
　　A. 甲型肝炎　　　　　　　　B. 单纯疱疹性角膜炎　C. 牛痘病毒感染
　　D. RNA病毒感染　　　　　　E. 带状疱疹

305. 氯喹有哪些抗疟作用和用途？（ ）
　　A. 杀灭配子体　　　　　　　B. 杀灭红内期裂殖体
　　C. 杀灭继发性红外期裂殖体　D. 抗组织内阿米巴原虫
　　E. 有免疫抑制作用

306. 氯喹的不良反应有（ ）
　　A. 头痛、头晕　　　　　　　B. 视力模糊　　　　　C. 胃肠道不适
　　D. 金鸡钠反应　　　　　　　E. 兴奋子宫平滑肌，引起流产

307. 关于乙胺嘧啶的叙述，正确的是（ ）
　　A. 抑制间日疟某些虫株的原发性红外期
　　B. 杀灭血中配子体　　　　　C. 抑制红内期未成熟裂殖体
　　D. 杀灭良性疟继发性红外期裂殖体　E. 抑制蚊体内疟原虫的有性增殖

308. 可用于控制疟疾症状的药物有（ ）
　　A. 青蒿素　　　　　　　　　B. 青霉素　　　　　　C. 奎宁
　　D. 氯喹　　　　　　　　　　E. 乙胺嘧啶

309. 氯喹的临床应用（ ）
　　A. 阿米巴肝脓肿　　　　　　B. 全身性红斑狼疮　　C. 麻疹伤寒
　　D. 控制疟疾症状　　　　　　E. 阿米巴痢疾

310. 伯氨喹作用特点是（ ）
　　A. 对配子体有杀灭作用　　　B. 对疟原虫红内期有效
　　C. 对间日疟红外期有杀灭作用　D. 对原发性红外期有效
　　E. 缺乏G-6-PD者可致急性溶血

311. 可用于治疗恶性疟的药物有（ ）
　　A. 磺胺嘧啶　　　　　　　　B. 伯氨喹　　　　　　C. 氯喹
　　D. 奎宁　　　　　　　　　　E. 青蒿素

312. 甲硝唑正确的描述是（   ）
    A. 对肠内、肠外阿米巴病都有效
    B. 可用于治疗阴道滴虫病
    C. 可用于厌氧菌感染
    D. 对支原体肺炎也有良好的治疗作用
    E. 通过抑菌，减少肠道细菌产氨，可用于肝性脑病

313. 甲硝唑的临床适应证包括（   ）
    A. 急性阿米巴痢疾   B. 阿米巴肝脓肿   C. 无症状排包囊者
    D. 控制间日疟的症状   E. 类风湿性关节炎

314. 对肠内阿米巴感染有效的药物有（   ）
    A. 土霉素   B. 双碘喹啉   C. 甲硝唑
    D. 氯喹   E. 喹碘仿

315. 不能同时驱除蛔虫和绦虫的药物是（   ）
    A. 甲苯咪唑   B. 氯硝柳胺   C. 阿苯达唑
    D. 吡喹酮   E. 哌嗪

316. 甲苯咪唑可用于治疗（   ）
    A. 蛔虫病   B. 蛲虫病   C. 钩虫病
    D. 鞭虫病   E. 绦虫病

317. 广谱驱虫药是：（   ）
    A. 哌嗪   B. 噻嘧啶   C. 甲苯咪唑
    D. 槟榔   E. 阿苯达唑

318. 甲苯达唑和阿苯达唑作用的共同点是（   ）
    A. 作用明显   B. 抗虫谱广
    C. 抑制虫体对葡萄糖的摄取 D. 吸收迅速   E. 口服有效

319. 对蛔虫和蛲虫混合感染有效的药物包括（   ）
    A. 噻嘧啶   B. 哌嗪   C. 阿苯达唑
    D. 甲苯咪唑   E. 左旋咪唑

四、名词解释

1. 抗生素

2. 抗菌谱

3. 抗菌活性

4. 抑菌药

5. 杀菌药

6. 耐药性

7. 二重感染

8. 化疗指数

9. 抗生素后效应

五、简答题

1. 简述青霉素类药物引起过敏性休克的预防及抢救措施。

2. 青霉素最严重的不良反应是什么？如何防治？

3. 试述异烟肼的抗菌作用、抗菌机制、应用及主要不良反应。

4. 试述抗结核病药的用药原则。

5. 抗结核病药联合应用的目的是什么？

6. 简述两性霉素B、灰黄霉素、克霉唑及氟胞嘧啶的抗真菌作用机理。

7. 简述常用抗病毒药的分类及其代表药物。

六、案例分析题

患者，男，49 岁，患呼吸道感染，全身症状较严重，药敏试验结果表明其对青霉素与庆大霉素敏感。处方如下：

RP：青霉素钠注射液320万U

硫酸庆大霉素注射液24万U

10%葡萄糖注射液1000 mL

请问：1. 请分析用药的合理性。

2. 若处方不合理，应如何改进？

参考答案

项目一　总　论

一、单选题

1–5：EAAEE	6–10：DCEBC	11–15：DCDAD	16–20：CABAB
21–25：EDEDB	26–30：DACBA	31–35：ACDBE	36–40：EBDBB
41–45：BDCDB	46–50：DACBE	51–55：DBDAD	56–60：CCDCC
61–65：ABCEB	66–70：EDBDD	71–75：ADBCD	76–80：DDDEC
81–85：CBEDC	86–90：CAEBB	91–95：DDBBB	96–100：ECDAD
101–105：EDDBB	106–110：DBBBB	111–115：EEEBE	116–120：EBBDC
121–125：DEECC	126–130：DEBDC	131–135：BBCEB	136–140：DCBBC
141–145：CAEBD	146–150：DBBAD	151–155：ECACA	156–160：DEEED
161–165：DDAAA	166–170：ECACB		

二、配伍题

171–175：BACDE	176–180：BECAD	181–185：ACBAE	186–190：CCABB
191–195：DAEDA	196–200：CEABD	201–205：CBACD	206–210：EECAD
211–215：BACED	216–220：ABCEC	221–225：EABDE	226–230：EADCB
231–235：CBBCC	236–240：CDABB	241–245：CDECD	246–250：EABCE
251–255：DABCC	256–260：CACEE	261–264：CEBA	

三、多选题

265. ABCDE	266. ACE	267. ACDE	268. ABCD	269. ABCD	270. AC
271. DE	272. ACD	273. BCDE	274. BC	275. ABCDE	276. ABCD
277. ABCDE	278. BE	279. ABDE	280. BD	281. ABCD	282. ABDE
283. ACDE	284. ABDE	285. ABCDE	286. ADE	287. BD	288. ABCDE
289. ABD	290. BD	291. BCE	292. CD	293. ABDE	294. ABCD
295. ABCDE	296. BE	297. AD	298. ACDE	299. ABDE	

四、名词解释

1. 药效学：研究药物对机体的作用规律和作用机制的科学。

2. 药动学：研究机体对药物的处置过程（药物在体内的吸收、分布、代谢和排泄）和血药浓度随时间变化规律的科学。

3. 效能：药物的最大效应。

4. 效价强度：也称效价，是指能引起等效反应（一般采用50%效应量）的相对浓度或剂量，其值越小则强度越大。

5. 配伍禁忌：药物在体外配伍直接发生物理性或化学性相互作用而影响药物疗效或发生毒性反应。

6. 选择作用：是指药物在一定剂量下对某组织或器官产生明显作用，而对其他组织或器官作用不明显或无作用。

7. 不良反应：凡与用药目的无关，并为患者带来不适或痛苦的反应。

8. 副作用：由于选择性低，药理效应涉及多个器官，当某一效应用做治疗目的时，其他效应就成为副反应。也指药物在治疗量时出现的与用药目的无关的作用。

9. 毒性反应：是指在剂量过大或药物在体内蓄积过多时发生的危害性反应，一般比较严重。

10. 后遗效应：是指停药后血药浓度已降至阈浓度以下时残存的药理效应。

11. 停药反应：是指突然停药后原有疾病加剧，又称回跃反应。

12. 变态反应：是一类免疫反应。指非肽类药物作为半抗原与机体蛋白结合为抗原后，经过接触10 d左右的敏感化过程而发生的反应，也称过敏反应。

13. 特异质反应：少数特异体质患者对某些药物反应特别敏感，反应性质也可能与常人不同，但与药物固有的药理作用基本一致。

14. 受体激动药：是指与受体既有亲和力又有内在活性的药物。

15. 受体阻断药：是指与受体只有亲和力没有内在活性的药物。

16. 首关效应：是指由胃肠道吸收的药物，经门静脉进入肝，有些药物首次通过肝时就被转化灭活，使进入体循环的药量减少，药效降低。

17. 生物利用度：是指药物被机体吸收利用的程度。

18. 药酶诱导剂：有些药物能增强药酶活性或使药酶合成加速，从而加快其本身或另一些药物转化，使其作用减弱或缩短。

19. 一级动力学消除：又称恒比消除，是体内药物在单位时间内消除的药物百分率不变。

20. 零级动力学消除：又称恒量消除，是药物在体内以恒定的速率消除。

21. 血浆半衰期（$t_{1/2}$）：是指血浆药物浓度下降一半所需要的时间。

22. 坪值（稳态血药浓度）：按半衰期恒速恒量给药，血药浓度经过5个半衰期达到稳定水平称为稳态血药浓度，又称为坪值。

23. 清除率：是肝、肾等对药物消除率的总和，即单位时间内有多少容积血浆中所含药物被消除。

24. 表观分布容积：当血浆和组织内药物分布达到平衡后，体内药物按此时的血浆药物浓度在体内时所需体液容积。

25. 最小有效量：药物开始出现预防作用或治疗作用所对应的剂量称为最小有效量。

26. 极量（最大治疗量）：药物出现最大治疗作用而不产生毒性反应的剂量称为剂量或最大治疗量。

27. 最小中毒量：药物出现毒性反应的最小剂量称为最小中毒量。

28. 治疗量：药物最小有效量和极量之间的量称为治疗量。

29. 常用量：比最小有效量大而比极量小的量称为常用量。

30. 安全范围：最小有效量和最小中毒量之间的量称为安全范围。

31. 治疗指数：治疗指数是指半数致死量与半数有效量的比值。

32. 耐受性：连续用药后机体对药物的反应强度递减，程度较快速耐受性轻，出现时间也较慢，不致反应消失，增加剂量可保持药效不减。

33. 交叉耐受性：是指对一种药物产生耐受性后，应用同一类药物（即使是第一次使用）时也会出现耐受性。

34. 耐药性：也称抗药性，指病原体及肿瘤细胞等对化学治疗药物敏感性降低。

35. 习惯性（精神依赖性）：停药后患者主观感觉不适，需要再次连续使用药物，停药不致对机体形成危害。

36. 成瘾性（生理依赖性）：一些麻醉药品，用药时产生欣快感，停药后会出现严重的生理机能紊乱。

项目二 传出神经系统药物

一、单选题

1–5：ECDBC   6–10：DACDA   11–15：DABEC   16–20：ADAED

21–25：CCADB   26–30：EBBBD   31–35：CDAEB   36–40：BADAB

41–45：BDDDA   46–50：ABCCA   51–55：CCBAE   56–60：AECBC

61–65：BCBCD   66–70：BCBBC   71–75：ECAAB   76–80：ABABB

81–85：BBACE   86–90：DACDB   91–95：ADBDB   96–100：DABBD

101–105：DDCAB   106–110：BBCCD   111–115：ADBBC   116–120：BDBCD

121–125：DCBCE

二、配伍题

126–130：ACDBE   131–135：CDBEA   136–140：DBCAC   141–145：ECADD

146–150：ADAEC   151–155：BADAD   156–160：CBADE   161–165：BCAEC

166–170：DBAAB   171–173：ABC

三、多选题

174. ACD   175. BCD   176. ABCDE   177. ABCE   178. ACD   179. CDE

180. BCD   181. ACD   182. ABCDE   183. BC   184. ABDE   185. ABCE

186. ABCDE   187. AC   188. AD   189. ABD   190. ABDE   191. CDE

192. ABC   193. BCDE   194. ABCDE   195. ABCD   196. ACD   197. BDE

198. AB   199. ACDE   200. ABC   201. BCD   202. ABDE   203. ACD

204. ABCDE   205. ABCDE   206. BCDE   207. ABD   208. CD   209. ACDE

210. CDE　　211. ABCDE　　212. CD　　213. ABCD　　214. ACD　　215. ABCD

216. ABCDE　　217. ABC　　218. CDE　　219. ABCDE　　220. ACD　　221. ABCE

222. ABCE　　223. ABDE　　224. BCDE　　225. BE　　226. CD　　227. ABCDE

228. CD

项目三　中枢神经系统药物

一、单选题

1~5：BCBEC　　6~10：ECCED　　11~15：BDCCC　　16~20：ACABE

21~25：AECBE　　26~30：ADEED　　31~35：DBACE　　36~40：CCBCA

41~45：DCBCD　　46~50：EDCDA　　51~55：ACCCD　　56~60：CADAE

61~65：BBDBE　　66~70：CDADA　　71~75：AEEEE　　76~80：ECADD

81~85：BDCBE　　86~90：EDBEB　　91~95：EADDE　　96~100：BDCBD

101~105：DDCBD　　106~110：DDBCA　　111~115：AEDBA　　116~119：BDDB

二、配伍题

120~124：CBACB　　125~129：DADBC　　130~134：EBDBB　　135~139：ACDAD

140~144：EBBDC　　145~149：DCBEA　　150~154：CDBED　　155~159：ABCEB

160~164：EACDE　　165~167：ABD

三、多选题

168. ACDE　　169. ABDE　　170. ABC　　171. ABCDE　　172. ABCDE　　173. ABCDE

174. ABCDE　　175. ABCDE　　176. ABCDE　　177. ABCDE　　178. ABCDE　　179. ABCDE

180. ABCDE　　181. ABCDE　　182. ABCD　　183. ABCD　　184. ABCD　　185. ABCDE

186. AB　　187. ABC　　188. ABCDE　　189. AB　　190. ABCDE　　191. ABCDE

192. ABCDE　　193. ACD　　194. ABC　　195. ABC　　196. ABCD　　197. ABCD

198. ABDE　　199. ABCD　　200. BC　　201. CDE　　202. ABE　　203. ABC

204. ABCE　　205. ABD　　206. ACE　　207. ABCDE　　208. ABDE　　209. BD

210. ABC　　211. ACD　　212. ABCE　　213. BCDE　　214. BCDE　　215. BCD

216. ACDE　　217. ACD　　218. ACD　　219. AD　　220. ABCD　　221. BDE

222. ABCD　　223. ABC　　224. ABCDE　　225. ABCD　　226. ABCDE　　227. ACD

228. ABCDE　　229. AE　　230. BC　　231. ABCD　　232. BDE　　233. ABCDE

234. ABCD　　235. ACDE　　236. BCDE　　237. ABCD　　238. CD　　239. ACD

240. ACDE　　241. ACD　　242. ABCD　　243. ACDE　　244. AE　　245. ABCDE

246. ABCDE　　247. ABCDE　　248. ABCD　　249. ABCD　　250. ABCDE

项目四　心血管系统药物

一、单选题

1–5：DABAB	6–10：BCBAB	11–15：AABDB	16–20：CEBDD
21–25：BEABE	26–30：BACBE	31–35：DDEAC	36–40：BEEDE
41–45：EEECD	46–50：CBDED	51–55：ADECE	56–60：CCDCD
61–65：ADBEB	66–70：ACEEE	71–75：BECEA	76–80：BDCED
81–85：CBADE	86–88：AAD		

二、配伍题

89–92：ABCE	93–97：BDECA	98–101：ABBC	102–106：ABACA
107–110：BADC	111–115：ABBEA	116–120：ECBAD	121–123：BAE

三、多选题

124. BD	125. ABCE	126. AC	127. ABCD	128. ABCE	129. AB
130. ABC	131. ABCDE	132. AB	133. ABCDE	134. ABCD	135. CDE
136. BDE	137. ABCDE	138. ABE	139. BC	140. ABCD	141. ABCDE
142. ABCDE	143. CDE	144. AB	145. ABCDE	146. CD	147. ABDE
148. CDE	149. ABCDE	150. BCD	151. ABC	152. AD	153. ABCDE
154. BC	155. ABDE	156. AB	157. AC	158. ABDE	159. BCDE
160. CDE	161. ABC	162. ABCDE	163. ABCDE	164. ABCDE	165. DE
166. ABDE	167. ABCDE	168. ABCE	169. ABCDE	170. ABCDE	171. ABCD
172. ACE	173. ABC	174. ABCDE	175. AB	176. ABCD	177. ABCDE
178. ABCD					

四、名词解释

179. 首剂效应：是首次用药后出现严重的体位性低血压，晕厥、心悸。

180. 全效量：亦称洋地黄化量，即在短期内给予能充分发挥疗效而又不致中毒的剂量。

五、简答题

181. 答：治疗量强心苷与心肌细胞膜上的强心苷受体（Na^+-K^+-ATP酶）结合并抑制该酶的活性，使Na^+- K^+交换减少，导致细胞内Na^+增多、K^+减少继而Na^+- Ca^{2+}交换增多，导致心肌细胞内Ca^{2+}增多，从而增强心肌收缩力。

项目五　内脏系统及血液系统药物

一、单选题

1–5：ABCCA	6–10：DACCB	11–15：AECCE	16–20：BBBBB
21–25：ACDCA	26–30：DABAC	31–35：ACBDD	36–40：ACEDC

41–45：ACABC   46–50：DCBAC   51–55：CDAEA   56–60：EDCDB

61–65：EDBAA   66–70：CCCAD   71–75：DCECA   76–80：DCCCA

81–85：DDDEB   86–90：EBCAE   91–95：BCEED   96–100：EEAEB

101–105：CAAAD   106–110：BAACD   111–115：EACAB   116–120：ABEDD

121–125：CCCDB   126–130：BCCAD   131–135：AEAED   136–140：EAABB

141–145：CDCEC   146–150：ADCCC   151–155：BCCEC   156–160：ABAAA

161–165：BDCBA   166–170：CBEBB   171–175：CEEAB   176–180：DBCEA

181–185：BACAD   186–190：CEBDB

二、配伍题

191–195：BACDA   196–200：EBDBA   201–205：EADAB   206–210：BABDC

211–215：BDECB   216–220：DECAD   221–225：BECBA   226–230：BCABC

231–235：AACBD   236–240：ABCEB   241–245：BDBAD   246–250：CEDCE

251–255：BADBA   256–260：BACDE   261–265：CACBE   266–270：DABCD

271–272：AB

三、多选题

273. ABC   274. ACDE   275. ABDE   276. ABCD   277. ABC   278. ABC

279. AE   280. CDE   281. ABC   282. CD   283. BC   284. BCDE

285. ACE   286. AC   287. ACE   288. BCE   289. AD   290. ABDE

291. ABCE   292. BC   293. ABCD   294. ABCDE   295. ABC   296. AE

297. ABCD   298. ABCDE   299. CD   300. AB   301. ABCDE   302. CD

303. ABCD   304. CD   305. BD   306. ABCD   307. ABCDE   308. ABCD

309. ACD   310. ABCD   311. CE   312. ACDE   313. ABE   314. ABCD

315. ACDE   316. ABCE   317. BCDE   318. ABCE   319. ABCE   320. ADE

321. AC   322. ABCDE   323. ACE   324. ABCDE   325. ABD   326. ABCD

327. CD   328. ABDE   329. BE   330. AD   331. ABC   332. ABCD

333. ACD   334. ABCDE   335. ADE   336. ACDE   337. ABCDE   338. ADE

339. ABDE   340. ABCDE   341. ABCE   342. CD   343. AB   344. BCD

345. ABCD   346. ABCDE   347. ABCDE   348. AB   349. ABE   350. ABCDE

351. ABCDE   352. AB   353. ABCDE   354. ABCD   355. ABCD   356. ABCDE

357. BCDE   358. ABCE   359. ABE   360. ABCE   361. ABCD   362. ACD

363. ABCDE   364. ABCD   365. BCDE   366. ACDE   367. ABC   368. ADE

369. ABCD   370. ABDE   371. ABCDE   372. ACE   373. ABCD   374. BDE

375. ABD   376. AC   377. ABCD   378. ABCE   379. ABDE   380. ACE

381. BCDE   382. ABCE   383. ADE

四、简答题

284. 答：（1）抗酸药：碳酸氢钠。

（2）胃酸分泌抑制药：① H_2 受体阻断药：西咪替丁；② M_1 受体阻断药：哌仑西平；③胃泌素受体阻断药：丙谷胺；④质子泵抑制剂：奥美拉唑。

（3）胃黏膜保护药：①胶体类：硫糖铝；②前列腺素衍生物：米索前列醇。

（4）抗幽门螺杆菌药：甲硝唑、克拉霉素。

285. 答：缩宫素能用于催产、引产、产后止血、产后子宫复旧不全，而麦角新碱不能用于催产和引产，只能用于产后止血、产后子宫复旧不全。

286. 答：缩宫素的药理作用有：小剂量缩宫素（2～5U）使子宫产生节律性收缩，子宫体和子宫底出现节律性收缩，子宫口平滑肌松弛，有利于胎儿娩出；大剂量缩宫素（6～10U）则引起强直性收缩，对胎儿和母体不利。临床应用：催产和引产、产后止血、促进排乳。禁忌证：产道异常、胎位不正、前置胎盘、头盆不称、三次以上经产妇或剖宫史者禁用。

五、案例分析题

287. 答：倍氯米松为糖皮质激素类平喘药，它是慢性哮喘和哮喘发作间歇期的首选药，但对急性发作几乎无效，所以不宜用作哮喘急性发作。

288. 宜选用选择性 β_2 受体激动药吸入给药，因为其具有扩张支气管作用强，很少产生心血管不良反应等特点。

项目六　内分泌系统药物

一、单选题

1–5：ABCBA　　　6–10：EDDDD　　　11–15：ACBCD　　　16–20：BBBEA

21–25：DCCCB　　　26–30：DEDCD　　　31–35：DCCAD　　　36–40：BCBBD

41–45：ADEBE　　　46–50：DBDBC　　　51–55：DDBBE　　　56–60：DEEDA

61–65：DADAB　　　66–70：ABBEE　　　71–75：DEEED　　　76–80：EEDCE

81–85：CCBAE　　　86–89：BACA

二、配伍题

90–95：CABADE　　　96–100：BAECC　　　101–105：BABCA　　　106–110：ECEBA

111–115：CCDAB　　　116–120：CDBEB　　　121–125：CCDCD　　　126：C

三、多选题

127. ABCD　　128. BC　　　129. ABDE　　130. ABC　　　131. ABC　　　132. ABDE

133. ABC　　134. ABCD　　135. ABCDE　　136. ABCDE　　137. ACDE　　138. ABCE

139. ABCE　　140. AE　　　141. ABD　　　142. DE　　　143. AE　　　144. CE

145. ACD　　146. ABCE　　147. BDE　　　148. ACDE　　149. AD　　　150. AE

151. ABCD	152. ABE	153. ABD	154. BE	155. AB	156. BCE
157. AC	158. ABCD	159. ABE	160. BCDE	161. ABE	162. DE
163. ACDE	164. BC	165. BD	166. ABCD	167. CDE	168. ACDE
169. ACDE	170. DE	171. BC			

四、简答题

172. 答：（1）对物质代谢的影响：糖、蛋白质、脂肪；（2）抗炎作用；（3）抗免疫作用；（4）抗毒素作用；（5）抗休克作用；（6）其他：对造血和血液系统的影响、对中枢神经系统的影响、对胃肠道的作用、对骨骼的影响、退热。

173. 答：（1）长期大量应用引起的不良反应：①类肾上腺皮质功能亢进；②诱发和加重感染；③消化系统并发症；④心血管系统并发症；⑤骨质疏松及椎骨压迫性骨折、伤口愈合迟缓；⑥神经精神异常；⑦白内障和青光眼；⑧致畸胎。

（2）停药反应：①医源性肾上腺皮质萎缩和功能不全；②反跳现象。

174. 答：（1）严重感染；（2）治疗炎症并防止后遗症；（3）抗休克治疗；（4）自身免疫性疾病和过敏性疾病；（5）血液病；（6）替代疗法；（7）局部应用。

项目七　化疗药物

一、单选题

1–5：BADDB	6–10：ABECA	11–15：ACDDE	16–20：EEDAD
21–25：AEBAD	26–30：ECACD	31–35：DBEAA	36–40：DADCB
41–45：CBBBE	46–50：CBCCC	51–55：AABDD	56–60：CBBDC
61–65：CBBBD	66–70：DCCBD	71–75：CCCCD	76–80：ACDDA
81–85：BEBBA	86–90：DCECB	91–95：EDADE	96–100：CBCEE
101–105：DCDCB	106–110：ADECC	111–115：DECDA	116–120：ADACA
121–125：ACEAC	126–130：BAEBD	131–135：DBAAD	136–140：DEDCA
141–145：EBDCB	146–150：CDCBC	151–155：ABBDB	156–160：CCDBE
161–165：ABBBD	166–170：ADBDE	171–175：CBADE	176–178：EED

二、配伍题

179–183：DBAEC	184–188：DCABD	189–193：BDACD	194–198：BADAC
199–203：BAABC	204–208：DABCE	209–213：BBDED	214–218：ACBDB
219–223：ACECA	224–228：CABAB	229–233：CEBCA	234：B

三、多选题

235. ABCDE	236. BDE	237. ABCDE	238. ABCDE	239. ABCDE	240. ABCDE
241. BDE	242. ABCDE	243. BC	244. ABCDE	245. BC	246. BCDE
247. ABCD	248. ABCDE	249. ABCDE	250. ACD	251. ABCD	252. ABC

253. ABCDE	254. ACDE	255. CDE	256. AB	257. ABCDE	258. ABC
259. ABCDE	260. ABCDE	261. BCDE	262. CDE	263. BCDE	264. BCD
265. ABCD	266. ABCDE	267. CDE	268. ABCD	269. ABDE	270. ACDE
271. BCD	272. BCE	273. ABCDE	274. ABCDE	275. BCD	276. BD
277. ABCD	278. ABCDE	279. ABCDE	280. ABCDE	281. AB	282. BCD
283. ABCE	284. ABCD	285. ABCD	286. ABDE	287. ABC	288. ABCDE
289. CE	290. ABDE	291. ABCDE	292. CDE	293. ABDE	294. ABC
295. AE	296. ACDE	297. DE	298. ABC	299. ABD	300. ACDE
301. ACE	302. BCDE	303. ABCDE	304. ACD	305. BDE	306. ABC
307. ACE	308. ACD	309. ABD	310. ACE	311. CDE	312. ABCE
313. AB	314. ABCE	315. BDE	316. ABCDE	317. BCE	318. ABCE
319. ABCD					

四、名词解释

1. 抗生素：某些微生物在代谢过程中产生的，具有抑制或杀灭其他病原微生物的化学物质。

2. 抗菌谱：抗菌药物的抗菌作用范围。

3. 抗菌活性：药物抑制和杀灭病原微生物的能力。

4. 抑菌药：能抑制细菌生长繁殖的药物。

5. 杀菌药：具有杀灭病原微生物作用的药物。

6. 耐药性又称抗药性，系指微生物、寄生虫以及肿瘤细胞对化疗药物敏感性降低，药物作用减弱或消失。

7. 二重感染：长期使用广谱抗生素，可使敏感菌群受到抑制，而一些不敏感菌乘机生长繁殖，产生新的感染。

8. 化疗指数：一般用半数致死量（LD_{50}）与半数有效量（ED_{50}），或以5%的致死量（LD_5）与95%有效量（ED_{95}）的比值来表示。

9. 抗生素后效应：抗菌药物浓度低于最低抑菌浓度或被消除之后，细菌生长仍受到持续抑制的效应。

五、简答题

1. 答：其防治及抢救措施：

（1）询问药物过敏史，对青霉素有过敏史者禁用。

（2）凡初次注射或3 d以上未使用青霉素者以及用药过程中更换不同批号或不同厂家生产的青霉素均须做皮肤过敏试验。皮试阳性者禁用；皮试阴性者注射青霉素后也偶有过敏性休克发生，所以注射后须观察20 min后方可离开。

（3）一旦发生过敏性休克，应立即皮下或肌内注射肾上腺素0.5~1 mg，危重者可加入25%葡萄糖注射液20 mL中缓慢静注，并视情况选用糖皮质激素、抗组胺药等；必要时可采取人工呼吸、吸氧、气管切开等措施。

（4）青霉素必须现配现用。

（5）避免在饥饿状态下注射青霉素、避免局部应用。

2. 答：青霉素最严重的不良反应是过敏性休克；其防治措施：同上。

3. 答：异烟肼抗菌作用：对结核杆菌有高度的选择性，低浓度抑菌，高浓度杀菌。抗菌机制：抑制结核分枝杆菌细胞壁的分枝菌酸的生物合成，使细菌丧失细胞壁的完整性和抗酸性，并导致细胞组分丢失而死亡。临床应用：各种类型的结核病首选；是最安全有效的抗结核病药，和其他药物联合用于治疗各种类型的结核病，单独应用可作预防用药及轻症的治疗。不良反应：（1）神经系统毒性；（2）肝毒性；（3）过敏反应；（4）中枢神经系统损害。

4. 答：抗结核病药的用药原则：早期用药；联合用药；足量、规律用药；全程督导治疗。

5. 答：抗结核病药联合应用的目的是增强疗效，降低毒性，延缓细菌耐药性的产生。

6. 答：（1）两性霉素B的抗真菌作用机制是与真菌细胞膜的麦角固醇选择性结合，在细胞膜上形成孔道，增加细胞膜通透性，导致细胞内许多小分子物质外漏，造成细胞死亡。

（2）灰黄霉素的抗真菌作用机制是与微管蛋白结合而抑制真菌细胞的有丝分裂。

（3）克霉唑的抗真菌作用机制是与真菌细胞膜上细胞色素P450依赖性的14α-去甲基酶选择性结合，从而抑制细胞膜麦角固醇合成，改变细胞膜通透性，导致胞内重要物质外漏而使真菌死亡。

（4）氟胞嘧啶的抗真菌作用机制是其在真菌细胞内，经胞嘧啶脱氨酶转化为氟尿嘧啶（5-FU），影响DNA和RNA生成。

7. 答：常用抗病毒药分为四类：第一类是抗DNA病毒的药物，代表药有阿昔洛韦、阿糖腺苷、碘苷；第二类是抗RNA病毒的药物，代表药有金刚烷胺；第三类是作用于DNA和RNA病毒的药物，代表药有利巴韦林、吗啉胍；第四类是提高机体免疫功能的抗病毒药，代表药有干扰素、聚肌胞。

六、案例分析题

1. 答：此处方不合理。原因：①青霉素的β-内酰胺环可使庆大霉素部分失活，从而使庆大霉素的疗效显著降低，凡氨基糖苷类抗生素，如链霉素、庆大霉素、卡那霉素等，与青霉素、羧苄西林、氨苄西林等在体外混合时，均产生类似结果；②青霉素钠在近中性（pH：6~7）水溶液中较稳定，若pH<5或>8极易分解而失去活性，10%葡萄糖注射液的pH为3.2~5.5，且葡萄糖是一种具有还原性的糖，能使β-内酰胺类（青霉素钠）分解；③处方未写清药物的用法用量、给药方法。

2. 答：两药应根据临床需要分别注射，可将庆大霉素肌内注射，青霉素静滴。溶液不宜用葡萄糖注射液，而应用生理盐水。